来吧，更年期！

[意] 莉萨·莫斯科尼（Lisa Mosconi） 著

胡小锐 译

The Menopause Brain

中信出版集团 | 北京

图书在版编目（CIP）数据

来吧，更年期！ /（意）莉萨·莫斯科尼著；胡小
锐译 . -- 北京：中信出版社，2025.2. -- ISBN 978-7-
5217-7254-8

I. R711.75-49

中国国家版本馆 CIP 数据核字第 2024P4Z287 号

来吧，更年期！

著者： ［意］莉萨·莫斯科尼

译者： 胡小锐

出版发行：中信出版集团股份有限公司

（北京市朝阳区东三环北路 27 号嘉铭中心 邮编 100020）

承印者： 三河市中晟雅豪印务有限公司

开本：787mm×1092mm 1/32 印张：11.5 字数：220 千字
版次：2025 年 2 月第 1 版 印次：2025 年 2 月第 1 次印刷
京权图字：01-2024-5980 书号：ISBN 978-7-5217-7254-8
定价：69.00 元

献给所有女性——

我们的前辈、后代

以及此时此刻正和我一起披荆斩棘的你

目　录

　　短短两周时间，在小小地铁车厢的一方天地中，《来吧，更年期！》这本书宛如一位贴心挚友，为我揭开了一段被时光尘封的女性生命密语。

　　更年期，这一占据女性 40% 生命时长的特殊旅程，如同一场无法避免的潮汐，会将每一位女性温柔而坚定地卷入其中，我亦不能例外。

　　这本应是一段被呵护、被珍视的时光，是女性生命从热烈盛放走向醇厚静美的优雅过渡。然而，现实会告诉你，潮热、盗汗、关节疼痛，心理上的焦虑、抑郁，以及失眠，种种不适或多或少都会找上你，而当你怀揣着不安与希望，鼓起勇气踏入医院的大门，渴望从专业人士那里寻得慰藉与解脱时，你却常常只能收获妇科医生两分钟的匆匆面诊——一张单薄的药方，几句例行公事的言语，仿佛就是为这个复杂且艰难的生命阶段写下的全部注脚。可我们内心的惶恐与迷茫，那些在生活中因更年期而遭遇的种种困境，岂能如此轻易就被抚平与解决？

更年期，是大脑和激素造就的风暴

刚放下的物品，转瞬间便忘了存放之处，眼神中满是迷茫与疑惑；和家人朋友正愉快交谈时，思路却突然如断了线的风筝，前言不搭后语，徒留尴尬与窘迫；想要沉浸于书中的世界，或是专注处理重要文件，却难以集中精力，那些文字和信息像是故意在眼前闪躲，反复读好几遍才能艰难地捕捉到其中的含义……

如果说女性的生命长河是跌宕起伏的乐章，更年期就是其中一段被长久误解、蒙上阴影的旋律。长久以来，更年期总是被幽禁在偏见的暗室，摆脱不了那层负面的刻板阴霾，让人们对其望而生畏，却又知之甚少。只要提及更年期，情绪暴躁、无端发火、喜怒无常的画面，便会如鬼魅般浮现于人们的脑海。

"你更年期了吧！"更年期已俨然成了女性衰老后"失控"的醒目标志，是情绪"脱缰"的代名词，仿佛处于这一阶段的女性不再是她们自己，而是被某种莫名的力量驱使着走向"疯狂"的边缘。

在科学知识得到更广泛普及的当下，"脑雾"这样的标签又如影随形地接踵而至，似乎更年期女性所遭遇的记忆力衰退、偶尔混乱的思维，都成了理所当然被诟病、叹息的事情，却鲜有人去探究背后的真相。

神经科学家莉萨·莫斯科尼，一位学者和勇者，凭借脑科学的敏锐视角，透过她的研究，聚焦更年期这段被忽视却又至关重要的时光，剖析了女性生命中激素和大脑经历的复杂转变。从最直观的身体体征到复杂的临床症状，女性特有的围绝经期、绝经后期以及人工绝经背后的隐秘世界，在书中被毫无保留地细腻呈现出来：潮热盗汗的身体不适，焦虑抑郁的情绪波澜，心灵在暗潮涌动中的苦苦挣扎，日常的平静和安宁被无端扰乱……更年期是一场来势汹汹的身体与心理上的双重风暴，但科学可以指引我们穿越它，找到风暴背后宁静的神秘花园。

更年期，是凤凰浴火重生的火种

感谢与这本书的不期而遇，温柔地开启了通往神秘花园的门扉，引领我探寻了大脑与女性激素背后隐藏已久的秘密。我第一次明白了，女性大脑作为智力的起源，精心指挥着人生各个阶段；它身为感官的解释者，赋予生活无尽的诗意与美感；它担当着行为的监督者与发起者，把控生活的节奏和方向。尤其是在面对卵巢和雌激素的变化时，女性大脑的深刻作用，串联起新生儿期的懵懂、孩童期的纯真、青春期的悸动、成年期的奋进、生育期的艰辛、老年期的沉淀，每一个片段都因这独特的生理变化而被赋予炫目的色彩，绵延成完整的女性成长轨迹。更有趣的是，历经岁月沧桑的祖母们，在度过更年期之后，凭借着独特的温柔与智慧，成为家庭的核心，凝聚着家人的情感，传承着家族的故事。

如莉萨所言，更年期绝不应该是女性生命的衰退期，而是女性生命历程中的必经之路、蜕变之旅。那些所谓的标签和令人困扰的症状，绝非"失态"，而是反映了体内激素水平的微妙变化，是身体在悄无声息地自我调整，是机遇和希望的新生契机。当大脑通过新鲜的蔬果和肉类、饱满的谷物，感知太阳的馈赠、大自然的奇迹时，当大脑感知到厨房中飘出的饭菜香气时，生活的烟火气便是最好的疗愈良方，滋养着我们的身心，而大脑和雌激素这对"灵魂伴侣"，就这样在动态变化中陪伴着女性健康的一生。

《来吧，更年期！》打破了对更年期女性的刻板印象，让我们不再于黑暗中独自摸索，而是能更笃定地走过更年期这段特殊旅程。无论是男性想要读懂身边的女性，还是女性想要勇敢直面自身变化，都能从书中汲取无尽力量。

这是每一位女性了解自己的宝典。在生命长河中与这本书注定般的相遇，于我而言是喧嚣纷扰生活中的恩赐，让我迫不及待地深入这片未知之境，去挖掘那些被岁月尘封的真相与智慧。

我相信，你与这本书的相遇，一定也会让你拥抱更加从容、笃定的自己，感知到一个更加多元、丰富的世界。

宋峻

上海疾控中心营养学家、《我的血糖我做主》作者

序

很高兴你选了这本书。恭喜，你刚刚做了一件对你自己和你的大脑都有益的事情！有了这本书，你将不必独自面对更年期的生活，而是随时可以了解你的大脑和身体的最新动态及其背后的原因。这简直就是上天的恩赐！

这本书非常重要，因为女性只要活得足够长，都会在她生命中的某个时候进入更年期。此时所有女性应该都想知道，为什么除了停经和丧失生育能力，她还有可能出现突发性心悸、焦虑、抑郁、注意力不集中、潮热、盗汗、情绪波动和睡眠障碍等五花八门的症状。更年期表现会随着大脑的差异而有所不同，有可能对女性的身体和人生态度造成严重破坏。事实上，如果不能让女性确信所有这些不稳定情绪和症状都是正常的，她有可能觉得自己快发疯了。这本书就是要解决这个问题。

我多么希望这本书在我经历更年期时就已经存在了，因为对数百万名像我这样的女性来说，当这个被我称为"大M"的家伙来敲门时，我们几乎得不到任何专业的指导。因此，我们这一代女性都觉得自己被没有受过这方面培训的医护人员忽视了，而且在出现那些令人困惑的、乱七八糟的症状后，也没有什么研究能为我们提供指导。虽然我们经受住了纷乱的考验，但是我们的文化暗示中年女性容易发疯。由此可见，这本书是进步的见证。

几年前，我荣幸地为莉萨的书《她脑使用手册》作序。现在，我又要为她的这本新书写序，我的心情十分激动。这本书中有最新的科学知识和最好的实用指导，作者不仅是一位富有创新精神和远见卓识的思想家，而且现在被我视为一生的朋友。

我第一次见到莉萨是在 2017 年，当时我正在四处寻找，看看有什么研究可以帮助我回答诸多疑问：为什么女性患阿尔茨海默病的可能性是男性的两倍？为什么有色人种女性患这种疾病的风险更高？在发现几乎没有相关研究之后，我创办了非营利组织"女性阿尔茨海默病运动"（WAM）。从那以后，它一直推动着我去研究女性大脑在整个生命周期中的变化。认识莉萨后，我的研究之旅发生了彻底的转变。她最早证明绝经会影响中年女性大脑，也是最早讨论大脑对绝经有哪些总体反应的科学家之一。在她刚刚发表的一项研究中，莉萨第一个证明了女性大脑在绝经前后的几年里更容易患阿尔茨海默病。她还和其他研究人员一起完成了一项开创性工作：不仅描述了女性大脑在更年期发生的生理变化和萎缩现象，还研发了技术来展示这一过程。正是因为莉萨和一些志同道合的科学家对女性大脑健康研究不足的状况感到不满，一场旨在研究性激素（如雌激素）对女性健康独特影响的运动开始了。我很高兴能够通过 WAM 研究基金资助其中的一些研究，WAM 研究基金的宗旨就是为研究阿尔茨海默病性别风险因素的科学家提供资助。

令人遗憾的是，尽管更年期症状普遍存在，并且有可能对长期健康造成严重后果，但就像对女性整体健康状况的研究一样，对更年期的研究一直以来也面临资金不足和受重视不够的问题。尤其是对黑人女性来说，这种忽视造成的健康后果更加可怕，她们走过更年期的道路也往往更漫长、更艰难。我们没有借口去忽视这样的现状。

我现在的任务是弥补浪费的时间。对这类研究资助方面的忽视，导致我们对女性健康的理解出现了历史性空白。这就是为什么我们在 2022 年与世界一流的医疗系统之一合作，在克利夫兰医学中心成立了 WAM 预防中心。我可以自豪地说，WAM 一直是关注女性健康和阿尔茨海默病的卓越组织，而在和这些居于医学研究领域领先地位、在临床护理方面表现出色的伙伴开展合作之后，它变得更加强大了。2020 年，我们共同创造了历史，在拉斯维加斯的卢鲁沃脑健康中心开设了第一个专门针对女性的阿尔茨海默病预防中心。现在，我们正致力于共同的使命，使克利夫兰医学中心成为关注女性整体健康状况的精准医疗中心，让每位患者都能感受到有人看到她的存在、听到她的诉求。

我将关注并继续支持世界上所有像莉萨一样研究中年女性大脑变化的人，以确保世界各地的女性在这关键的几十年里，能够得到掌控自身健康状况所需的宝贵信息。不仅女性需要了解这些信息，她们的医生、朋友和家人也需要了解。这本书是我们所有人的指南，我希望从事医学教学和实践的人都能研读它。请记住，女性可以改变自己的健康状况。我希望她们带着这本书和相关的研究成果去拜访她们的医生，共同拟定计划，以便为她们提供所需和应得的最佳医疗服务，为她们的终身健康筑牢基础。

用这些知识赋予自己力量和信心，并与你遇到的女性分享吧。做一个我所说的"变革的建筑师"，为她们带来她们希望看到的变化吧。你的大脑是你最大的资源，好好照顾它，让它能一直发挥作用。我保证，这将是你对未来健康最好的投资。

玛丽亚·施赖弗

第一部分
大 M

第 1 章
你没有疯

"我疯了吗？"

在 30 岁到 60 岁之间，许多女性会在某天早上醒来后发现不对劲，要么是止不住地出汗，要么是接踵而来的"脑雾"和焦虑。总之，所有女性身上都有可能发生一些奇怪的变化，而且非常突然，让她们困惑不已。

你可能会有一种思维混乱的感觉，做事时越来越心不在焉，比如在进入一个房间后，你想不起来自己为什么要进来。物品可能被你放错了地方，牛奶盒进了橱柜，麦片盒进了冰箱。沟通也会成为一种挑战。你惊慌地发现，你的头脑好像短路了，无论你怎么绞尽脑汁，都说不出就在嘴边的那个词，或者想不起你刚刚说了什么。情绪可能会随时变化，好似有沉重的黑暗让你无缘无故地哭泣，但在片刻之后又被一波接一波的烦躁甚至愤怒取代。你希望睡个好觉可以解决这些问题，但睡眠变成了一个难题。它就像变幻不定的幽灵一样，整个晚上要么偶尔来访，要么根本不出现。这些突如其来的剧烈变化接连发生，难怪许多人觉得身体背叛了自己。任何女性遇到这些状况都可能会陷入混乱，怀疑自我和自身的健康，甚至怀疑自己失去了理智。

也许你还没发现自己有这些症状（到目前为止）。不过，你以前很可能听说过它们，从你的女性朋友那里，从你的母亲那里，或者又一次因为不能成眠而在深夜上网浏览时看到了它们。

我们现在给这种情况起了个名字：更年期大脑。

大多数情况下，对于许多中年女性遭遇的这类现象，答案无非是也只能是更年期。

更年期是我们社会中保守得最好的秘密之一。这是所有女性都要经历的重大事件，但它不仅没有得到适当的教育或文化支撑，而且即便是家庭成员之间通常也不会讨论这个话题。值得注意的是，就算有人分享了一些信息或知识，通常也不是关于这个转变期最突出的方面——更年期对大脑的影响。

从整个社会的角度来看，我们对更年期的理解通常只涉及一半的内容——与我们的生殖器官有关的那一半。大多数人都知道绝经标志着女性不再有月经周期，也标志着她不再有生育能力。但是，当卵巢"停业"时，这个过程的影响远不止于与生育有关的方面，而是要广泛得多、深刻得多。人们通常没有关注到的事实是，绝经对大脑的影响和它对卵巢的影响一样大，一样直接和显著，而我们才刚刚开始收集有关的真实数据。

我们知道，所有这些令人困惑的症状（如体温突然上升、焦虑和抑郁、失眠、思绪烦乱、短时记忆缺失等）实际上都是更年期症状。但最出乎意料的是，它们根本不是源于卵巢，而是全部由另一个器官引发——大脑。事实上，它们都是更年期大脑变化导致的神经系统症状。虽然卵巢在这个过程中发挥了重要作用，但掌控权在大脑。

这会让你最担心的事情变成现实吗？你真要发疯了吗？

根本不会。我在这里向你保证，你不会发疯。最重要的是，有这些症状的不仅限于你，你会没事的。虽然绝经确实会影响大脑，但这并不意味着我们遇到的问题"只存在于脑海中"。事实恰恰相反。

更年期的隐性规模和影响

我们崇尚青春的文化没有彻底忽视更年期，而是要么认为它很可怕，要么对它嗤之以鼻。不仅没有人承认更年期是女性生命中值得关注的里程碑，而且一直以来人们对它的认知都是极度消极的，这导致更年期与那些老年歧视相关的污名、个人活力的消亡乃至女性身份的终结联系在一起。不过，在大多数情况下，人们都闭口不谈更年期，有时甚至视其为秘密。一代又一代女性因错误的信息、羞耻感和无助而饱受痛苦。由于担心被人评头论足，很多女性不愿意讨论她们的症状，或者极力隐瞒。大多数人甚至根本没有意识到，她们所经历的一切与更年期有关。

所有这些困惑不仅不公平，还造成了一个影响深远的重大公共卫生问题。让我们看看下面这些数字：

- 女性占人口的一半。
- 所有女性都会经历更年期。
- 更年期女性是增长最快的人口统计群体。预计到 2030 年，全世界将有 10 亿女性进入或即将进入更年期。[1]
- 大多数女性一生 40% 的时间是更年期。
- 所有女性，无论是否绝经，都有一个在很大程度上被忽视的器官：大脑。
- 有超过 3/4 的女性在更年期出现脑部症状。

仅仅从数字就能看出，更年期是一个重大的社会文化事件，应该对它进行广泛调查和深入了解。但一方面，无论我们是继续关注那些令人不愉快的症状，还是对女性力量的减弱感到害怕，目前对更年期的认识都集中在这一生活事件带给我们的诸多困难上。另一方面，从科学和医学的角度来看，这是一个不出名的学科。

由于相关知识匮乏，有太多女性在更年期到来时猝不及防，感觉身体和大脑都背叛了自己——更不用说她们那些有同样感受的医生了。虽然潮热通常被认为是更年期的"副作用"，但大多数医生根本不会将更年期与它的其他症状（焦虑、失眠、抑郁或脑雾等）联系起来。对 50 岁以下的女性来说尤其如此，医生通常会认为她们的担忧是类似于女性存在危机的心理作用带来的副产品，因此会给她们开一些抗抑郁药，然后打发她们回家。为什么会这样呢？

西方医学以其非整体的筒仓式框架结构而闻名。在这种框架下，人体是根据其各个组成部分来评估的。例如，眼睛有问题就去看眼科医生，心脏有问题就去看心脏病专家，哪怕是心脏问题导致眼睛出了毛病。由于这种极端的专化，更年期症状一直被归类为"卵巢问题"，并被划入妇产科的范畴。但是，任何看过妇产科的人都知道，妇产科医生不关注脑部问题。和所有其他医生一样，他们接受的是针对特定身体部位的培训——妇产科医生接受的是针对生殖系统的培训，而没有接受过诊断或处理脑部症状的培训。不仅如此，许多妇产科医生也完全没有接受过更年期管理的相关培训。目前，只有不到 1/5 的妇产科住院医师接受过正式的更年期医学培训，[2] 而且这些培训加起来通常只有几个小时。因此，出现更年期症状后寻求医疗帮助的女性中有 75% 的人最终没有得到治疗，这也许并不令人吃惊。

另一方面，脑科医生（包括神经科医生和精神科医生）也不处理更年期问题。考虑到这种各自为战的医学框架，更年期对大脑健康的影响遭到忽视，进而导致这些问题掉进了泾渭分明的医学学科间隙中，也就不足为奇了。

这时候，轮到脑科学家一展身手了。我就是一名脑科学家，拥有神经科学（研究大脑如何工作）和核医学（放射学的一个分支，使用成像技术检查大脑）的博士学位。但是，让我的工作真正变得与众不同的是，我把研究和支持女性大脑作为毕生使命。具体来说，我是纽约市威尔康奈尔医学院神经科学副教授，从事神经学、放射学和女性健康的交叉研究。为了实现这一目标，我在 2017 年发起了"女性大脑计划"（Women's Brain Initiative）。这是一个临床研究项目，专门致力于了解女性和男性大脑健康的不同方面。我的团队每天都在研究女性大脑：它们是如何工作的，是什么让它们如此强大，又是什么导致它们如此脆弱。与此同时，我还是威尔康奈尔医学院/纽约长老会医院阿尔茨海默病预防项目的总负责人。从长远看，这个身份可以将我对女性大脑的研究同评估、支持认知和心理健康的临床实践整合起来。

多年的研究让我清楚地认识到，管理女性大脑的健康需要认真了解它随激素水平波动而发生的变化，尤其是在更年期。所以，在启动这些项目后，我的当务之急之一就是给妇产科打电话。从那天起，我们与身边最优秀的更年期专家，以及最杰出的妇产科外科医生和肿瘤学家展开了合作，致力于研究一些专业人士的探索尚显不足的问题：更年期对女性大脑有什么影响？

更年期的女性大脑

开启更年期研究后，我很快就意识到两个重要的事实。首先，很少有脑科学研究会关注更年期。其次，为数不多的更年期大脑研究关注的都是已绝经的、年龄通常在六七十岁的女性。换句话说，他们研究的是女性在绝经之后大脑受到的影响——更像是研究一个结果，而不是一个过程。

相反，我和我的团队关注的是导致所有更年期症状的原因。在我们着手研究之前，没有任何一项研究对女性绝经前后的大脑进行调查，可见当时的情况有多么糟糕。于是我们卷起袖子，打开脑部扫描仪，开始探索这个新领域。时至今日，我们已经取得了重大进展，不仅证明了女性大脑的衰老过程与男性大脑不同，还发现更年期在其中发挥着关键作用。我们的研究表明，更年期其实是一个神经系统活动过程，会对大脑产生极不寻常的影响。

为便于理解，我在这里展示一种脑扫描图像。它是通过一种叫作正电子发射体层成像（PET）的功能成像技术产生的，可以测量大脑的能量水平。浅色表示大脑能量水平较高，深色表示能量流转率较低。

图 1 中左边的图像显示的是一个能量水平较高的大脑。它色泽明亮，富有活力，完美地体现了你在 40 多岁时希望拥有的大脑状态。它的主人是一名 43 岁的女性。这是她第一次接受扫描，当时她月经规律，没有更年期症状。

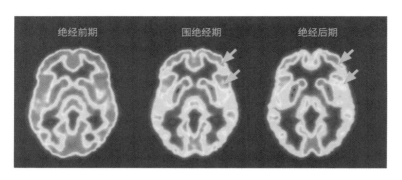

绝经前期　　　　围绝经期　　　　绝经后期

图 1　绝经前后的脑扫描图像对比

再来看看绝经后期的图像。这是同一个大脑在 8 年后（也就是这名女性绝经后不久）的扫描图像。你有没有注意到这幅图像比第一幅暗？显著的亮度变化表明，大脑能量水平下降了 30%。

这一发现并非个案。参与我们这个研究项目的女性有很多都表现出类似的变化，同龄的男性则没有。[3] 所以，你在这里看到的是更年期女性大脑特有的剧烈变化。虽然这些变化可以解释为什么你感到疲惫或者心情不好（正如许多女性证实的那样，更年期疲劳绝不是不值一提的小事），但它们不仅会消耗你的精力，还会影响你的体温、情绪、睡眠、压力状况和认知表现。你肯定猜不到，大多数女性都能切实感觉到这些变化。一旦明显的生理变化导致大脑化学机制发生显著改变，人们就肯定会注意到它们。

上述研究只是冰山一角。随着时间的推移，我们通过调查获取的宝贵数据表明，不仅是大脑能量水平会在更年期发生变化，大脑的结构、区域连通性和整体化学结构也会受到影响。[4] 所有这些都会带来刻骨铭心的身心体验。这些变化还有一个不做脑部扫描就没那么明显的特点：它们并不是在绝经后发生的，而是在绝经前的围绝经期就开始了。围绝经期是绝经前的热身阶段，在这个时期，有时月经不会如期而至，潮热等症状开始出现。我们的研究表明，这也是大脑经历最深刻变化的时候。关于这一现象，我认为最合理的解释就是更年期大脑处于一种调整甚至重塑的状态，就像曾经靠汽油运转而现在切换到电力驱动的机器一样，它正面临着寻找变通之法的挑战。但最重要的是，这些发现为众多女性一直认为的"绝经会改变大脑"提供了科学证据。所以，如果有人说你的症状与压力有关或者是"女性的一部分"，那么这些发现可以证明你经历的一切都是有科学依据的。问题的症结在于大脑，而不是因为你在胡思乱想。

求助于科学

多年来，我和无数因更年期症状而饱受折磨的女性交谈过，尤其是那些痛苦经历与大脑症状有关的女性（无论她们能否说清楚这些症状）。许多人告诉我，她们面临的最大挑战之一是，找到她们愿意接受并且相信的信息。在倾听她们对知识和支持的需求后，我意识到所有女性都需要准确全面地了解更年期。同行评议的科学论文可以确保观点的真实性，但学术期刊并不是向现实世界中数十亿女性提供这些信息的有效途径。

我致力于为女性提供她们需要的信息，用知识和信心陪伴她们度过更年期，而这本书就源于我的这一承诺。了解你的身体和大脑在更年期之前、期间和之后发生了什么，对于了解更年期之前、期间和之后的自己至关重要。同样重要的是，在这个重要的人生过渡阶段，你必须管理好不断变化的医疗保健需求，并重新掌握主动权。

到目前为止，更年期的症状一直被描绘成注定让你痛苦、疲惫的路障，它们接二连三地朝我们袭来。包括科学文献和网络资源在内的大多数相关文章，关注点即便不是如何与之抗争，也是如何应对更年期。关于这个话题的绝大多数研究都集中在更年期会出现什么问题，以及如何"治愈它"。你可能会问："这有什么不对？"这种处理方法背后的假设是，对于更年期我们最好的预期就是熬过去。西方医学将这一生活事件严格地置于生物学框架中，此举强调了它的负面影响，并将其重要性降到了最低。但是，当你从综合视角来看更年期时，你就会发现其中涉及更多的因素。事实上，导致更年期及其症状的激素水平变化同时也促进了新的、有趣的心智技能的发展，而我们的社会公然选择忽视这些技能。所有女性都应该知道，更年期最重要的方面是那些隐藏的精神力量，虽然这些力量从来没有成为新闻头条。知道这一点会引导我们用新的方法来驾驭更年期，乃至驾驭我们的整个人生。

因此，本书分为四个部分：

第一部分提供一些必需的基本知识，帮助我们从临床角度理解更年期、它对大脑的影响，以及我们为什么未能认识到这一至关重要的关系。

第二部分讨论激素对大脑健康的影响，以及它们之间的相互作用对我们理解更年期所起的关键作用。在这一部分，我们将深入了解更年期身体和大脑的内部运作机制，不仅回答更年期"是什么"的问题，还要将其置于更广阔的背景下，回答"为什么"的问题。为此，我们将研究我所说的"3P期"：青春期（puberty）、怀孕期（pregnancy）和围绝经期（perimenopause）。在这几个关键时期，我们的大脑、激素以及它们之间的相互作用都会发生巨大的变化。了解3P期之间的相似之处，对于我们重新认识更年期是女性生命中一个自然阶段至关重要。更年期就像其他时期一样，既会让人变得脆弱，又能激发适应性，带来积极的变化。不过，如果你迫切希望找到让自己感觉更好的方法，那么你可以直接跳到侧重于实用策略和指南的第三部分，等到你想了解的时候再来阅读第二部分。

第三部分深入介绍激素替代治疗及更年期护理的其他激素和非激素方法。然后，我们将讨论乳腺癌和卵巢癌的抗雌激素疗法及"化疗脑"效应。最后,我要说明一个问题:在本书中,我用"女性"一词指代出生时有女性生殖系统(乳房和卵巢)的人,但并不是所有经历更年期的人都是女性,也不是所有女性都会经历更年期。鉴于在更年期背景下人们的经历和身份各不相同,我们也将讨论跨性别者的性别肯定治疗,包括抑制雌激素产生的方法。

第四部分讨论一些重要的且被证实有效的生活方式和行为实践。采取这些生活方式和行为实践,你即使不使用处方药,也可以应对更年期症状,还能维持认知和情感健康。虽然你可能觉得自己的大脑乱成一团,但你真的可以控制你的生活方式、环境和心态——所有这些都会反过来影响你的更年期生活。我们可以欣然接受更年期,做好照护工作,由此增强我们的力量和信心。一旦如此,就会有大量新的可能性呈现在我们眼前。

总之,这是一封写给女性的情书,也是呼吁所有女性抛开恐惧和尴尬去坦然接受更年期的战斗口号。这是庆祝我们的标志性"脑力品牌"的基础,是欣赏我们的身体和大脑在一生中做出的智能适应的基础,也是我们纵情享受终生保持最佳健康状况的人生旅程的基础。我希望这本书中的知识能引发广泛讨论,不仅要讨论更年期的多个方面,还要讨论被忽视和排斥的人类社会的各个重要方面。这一点至关重要,不仅有助于改变关于更年期的论调,而且有助于"被遗忘的性别"(无论是作为个人还是作为世界人口的一半)再一次发出自己的声音。

第 2 章
打破对女性和更年期的偏见

性别歧视和神经科学性别歧视

这本书是一位神经科学家对更年期的酸甜苦辣生活的解读。但在揭示该领域的研究前景之前，我们有必要先回顾一下迄今为止文化与临床视角下的更年期（尽管这有点儿令人沮丧）。我要提醒你注意，回顾与这个话题相关的一些关键性社会历史阶段，一开始可能会让你感到失望。毕竟，文化和传统医学的结合是导致我们把更年期视同于"卵巢功能衰竭""卵巢功能障碍""雌激素枯竭"和其他一系列负面结果的原因。但是，请继续听我讲下去。我保证，如果我们借鉴现代科学，情况就会大不一样，而且会是一个更加和谐的故事。

不过，从文化的角度来看，前景无疑是暗淡的。稍微深入挖掘一下我们就会发现，许多贬低更年期的刻板印象都源于认为女性①是"弱势性别"的更广泛的负面认识。如果我们从一开始就接受了这个古老观念，认为女性的身体比男性的脆弱，这种参照关系就会通过我们现在所说的神经科学性别歧视（认为女性大脑不如男性的错误认识）这种形式，同样应用于我们的大脑和智力。所以，在讨论更年期医学框架的复杂性之前，我们需要先讨论女性群体的医学框架复杂性。

无论男优女劣学说有多么惊人的缺陷，它都是现代科学的支柱。"现代生物学之父"查尔斯·达尔文认为："男性无论从事什么工作，都能取得比女性更高的成就——无论是需要深思、推理或想象的工作，还是只需要运用感官和双手的工作。"[1] 这一理论在整个 19 世纪迅猛发展并传播开来，没有任何人质疑它，因为男性科学家取得了一个"令人瞩目的发现"：女性不仅头部结构比男性小，大脑也比男性轻。在那个时代，"越大越好"的生物学假设占据了至高无上的地位。因此，女性大脑较小的现象被随意解释为智力低下的标志。当时的权威人士很快将这一发现与女性不能胜任各种任务的偏见联系起来。例如，当时著名的演化生物学家、生理学家乔治·J. 罗马尼斯说："鉴于女性大脑的平均重量

---

① 在这本书中，为了简单起见，并基于长期以来对雌性的生物学定义，我用"女性"一词来指代出生时有两条XX染色体和女性生殖系统（包括乳房和卵巢）的人。不过，有些符合这一生物学框架的人并不被认为是女性，还有一些人不具备这些特征，却被认为是女性。本章讨论的生物反应与性别认同无关，而是根植于生理学。第 12 章重点讨论超越传统生物学定义的个体的不同经历。

比男性轻约 5 盎司①，仅从解剖学角度来看，我们应该能预料到女性的智力明显不如男性。"² 这些假设并非绝无仅有，因为当时大多数知识分子都很乐意接受一种符合现状的解释。因此，他们利用女性大脑"短缺的 5 盎司"，辩称男女社会地位存在差异是合理的，从而进一步剥夺了女性接受高等教育及其他有助于她们独立的权利。

在这里，我大胆猜测下面的事实是不言而喻的：平均而言，男性的身体比女性更高大、更重；我们或许可以因此认为，男性的头更大、更重，或多或少是为了与其身体匹配，这是一个浅显易懂的道理。事实上，一旦考虑到头部大小，传说中的大脑重量差异就不复存在了。

在长达几百年的时间里，人们一直对女性的大脑吹毛求疵，导致她们不能上大学，也不能从事享有声望的工作。后来，女性科学家和人权活动家终于联合起来，谴责这种存有偏见的解释不过是阻挠女性争取公平和平等权利的政治武器。在他们的努力下，关于大脑重量的智力理论在 20 世纪初被彻底推翻。随后，脑成像技术的问世进一步消除了神经科学性别歧视背后的许多基本假设，让竞争环境变得公平。

果真如此吗？

今天，虽然公开的性别歧视言论在科学界不再有立足之地，

---

① 1 盎司约合 28.35 克。——译者注

但许多人认为神经科学性别歧视仍然存在。问题在于，女性的大脑在很多方面确实与男性不同，[3] 我们稍后会详细讨论这个问题。现在我想指出的是，性别之间的差异很少被用来推动医疗护理的现代化，而是经常被用来强化有辱人格的性别刻板印象。无论有意无意，我们从出生起就被灌输了性别偏见，随后又接受了大众科学的进一步熏陶。大众科学宣称，我们的"男人来自火星／女人来自金星"行为因大脑差异而有所不同。它可能始于我们用粉红色和蓝色来区别装扮婴儿的古老传统，但最后它会传播刻板的、带有贬义的偏见，无情地将女性视为次等性别。

目前，我们面临着三重挑战：性别歧视、年龄歧视和更年期歧视。从我们出生的那一刻起，社会就告诉我们，仅仅因为男性更高大、更强壮，就注定了女性是次等性别。当我们从游乐场、教室走进工作场所时，这些基本信念会以微妙或不太微妙的方式不断扩散，并在中年时期达到顶峰。在这条时间线上，更年期是最后一击。在承受了几十年的破坏性信息灌输之后，女性再一次遭遇不幸，又一个女性基本生理过程沦为她们体弱多病的证据。除了普遍认为女性年老后会失去吸引力，在黑暗的父权视角下，丧失生育功能是又一个令人厌恶的文化重负，只会在身体、心理、性格甚至职业等方面火上浇油，让自卑的火焰熊熊燃起。

关于更年期这个话题，虽然没有可靠的科学研究，但肯定不乏误导性甚至是厌恶女性的观点。流行文化经常从情绪不稳定和暴躁易怒这个令人痛苦的角度来描述更年期女性。我们对更年期女性冲动好斗的刻板印象实在太熟悉了：她们饱受潮热和情绪波动的折磨，让不幸又恼怒的丈夫备受煎熬。这种观点并不是现在才有，而是源于几百年甚至几千年来父权制对女性身体根深蒂固的不信任。你为了解这些内容做好准备了吗？

更年期和"对抗更年期"运动

关于更年期最早的科学文献来自公元前 350 年前后，亚里士多德第一个观察到女性会在 40 到 50 岁之间的某个时候停经。[4] 但是，鉴于那时候人的寿命较短，没有多少女性有机会经历整个更年期并亲口讲述这个过程。此外，在古希腊及其他众多古代文明中，女性的价值与她们的生育能力联系在一起，不再拥有这项能力的女性显然不值得关注和研究。

19 世纪之前的医学资料中，除了些许地方模糊地提及更年期，基本上看不到这方面的内容。就在男性医生"发现"女性大脑轻于男性大脑的同时，他们还偶然发现了另一个令人不安的现象：更年期。这可能是因为科学研究整体上取得了进步，也可能是因为越来越多的女性活得足够长，导致更年期引起了人们的注意。医学界最终意识到，更年期并不是什么怪异的意外事件。当时，欧洲各地都有一些关于更年期的俗语，比如"女性的地狱""精力充沛的晚年""性的终结"。[5] 不过，"menopause"（绝经）

这个词直到 1821 年才进入我们的词汇表，它由当时的法国医生夏尔·德加尔达讷从希腊语中借用的 *"men"*（月）和 *"pauein"*（终止、停止）两个词组成，表示这是女性不再来月经的时间。

在意识到更年期是一个值得关注的问题后，当时临床医生的反应颇具时代特点。他们将其描述成一种真正的疾病，并且毫不犹豫地把包括坏血病、癫痫和精神分裂症在内的大量疾病归咎于这种令人困惑的新疾病。这应该不足为奇，那时候人们普遍认为子宫和大脑之间存在某种说不清道不明的联系，所以女性容易发疯或者变得歇斯底里（hysteria，来自希腊语中的 *hystera*，意思是"子宫"）。例如，我们现在所说的经前期综合征（PMS），当时就被认为是由子宫充满血液后"窒塞不通"导致的，甚至是因为子宫在女性体内向上移动而使女性呼吸困难。他们认为，在女性绝经后，这种不健康的联系显然还会导致"更年期精神错乱"。

于是，临床医生开始采用极端的而且往往有高度危害性的方法来对付不安分的子宫，包括催眠、使用振动装置和用水冲洗阴道（这些方法都有详细的记录），让更年期女性服用鸦片、吗啡，以及向阴道注射含铅药物等。随后，他们又想出了一个更激进的解决方案：手术。他们认为，既然子宫有病，就应该切除它。现在我们知道，子宫切除术（切除子宫和卵巢的手术）几乎会在一夜之间导致女性进入更年期，甚至有可能加重所有更年期症状。所以，手术只会加重症状，如同疯人院发出的召唤。出现更年期症状的女性被错误地诊断为"发疯"或"精神错乱"，[6] 并因此被关进精神病院，这样的报道比比皆是。事实上，这些女性之所以有如此悲惨的结局，很可能是因为她们的医生采取了错误的治疗方法。

我们快进到 20 世纪。随着女性寿命延长并拥有了选举权和受教育权，人们终于意识到更年期值得引起医疗领域的关注，而不是交给精神病院处理。促使人们转变观念的一个非常重要的因素是，科学家在 1934 年发现了雌激素。"estrogen"（雌激素）这个词来源于希腊语 oistros，意思是"狂乱或疯狂的欲望"——这进一步助长了从精神不稳定的角度来描述女性生理机制的历史趋势。尽管如此，随着科学的发展，雌激素减少和更年期之间的联系也被发现了。但是，这也仅仅促使人们将更年期的定义修改为一种"雌激素缺乏"导致的疾病。[7] 于是，雌激素被人们想象成一种神奇的长生不老药，进而变成了一种利润丰厚的药物。制药公司抓住了这个机会，雌激素替代治疗也迅速成为缓解更年期症状的首选。就在 1966 年，全美畅销书《芳龄永继》（Feminine Forever）的作者、医学博士罗伯特·A. 威尔逊宣称更年期是"一种自然瘟疫"，更年期女性则是"被阉割的残疾人"。[8] 威尔逊说，采用雌激素替代治疗后，女性的"乳房和生殖器官不会萎缩，和她一起生活的人会愉快得多，她自己也不会变得沉闷乏味"。后来，有证据表明这本有影响力的书得到了制药公司的支持。这或许并不令人意外，但并非所有宣传都得到了明确的赞助——它就像野火一样席卷了各种文化。戴维·鲁本在 1969 年出版的《羞于启齿的性问题大全》中说道："一旦卵巢停止工作，女性最本质的特征就不复存在了。"他补充说，"绝经后的女性会最大程度地趋近于男性"，并纠正说"不是真的男性，但也不再是一名功能正常的女性"。就这样，更年期是一种雌激素缺乏综合征的观点逐渐得到了人们的认可，在今天的医学教科书和实践中仍然很常见。

另一方面，雌激素影响心理健康的实际机制是现代社会的一项惊人发现。直到20世纪90年代末，科学家才取得重大突破：性激素不仅是生殖的关键所在，也是大脑正常运转的关键所在。[9]换句话说，激素与我们的生育能力密不可分（其中雌激素是最大的功臣），对大脑的整体功能来说同样至关重要。为了让你知道这是一项多么新的发现，我举一个事实为例：人类开始在月球上行走比取得这一发现早30年；在这30年里，地球上还有许多女性一直在服用激素，尽管没人知道雌激素如何在脖子以上的部位起作用。

医学和比基尼医学

这让我们回到了21世纪。今天，更年期被严格划归妇产科领域，生殖系统和大脑之间的联系不再被妖魔化，但大部分问题仍未得到解决。奇怪的是，与此同时，大多数科学家现在都承认性激素对大脑健康来说很重要，并且他们认为除了涉及生殖的一些功能存在差异，男性和女性的大脑大致相同。

接下来，我们谈谈当代医学面临的一个重大挑战：比基尼医学。比基尼医学将女性健康归结为比基尼覆盖的那些身体部位。也就是说，从医学角度来看，使女性成为"女性"的是我们的生殖器官，仅此而已。除了这些器官，对男性和女性的研究、诊断和治疗完全相同——就好像所有人都是男性一样。事实证明，这不仅违背现实，也不利于引导医学和科学保护女性大脑（包括更年期女性的大脑）。

简言之，绝大多数医学研究都将男性身体作为唯一的原型，尽管他们没有"乳房和输卵管"。最重要的是，20 世纪 60 年代，美国食品和药物管理局（FDA）还曾规定禁止育龄女性使用试验性药物和参与临床试验，并声称此举可以避免对胎儿产生任何潜在的不利影响。[10] 不过，"育龄女性"一词指"任何有可能怀孕的女性"，而不仅仅指已经怀孕的女性。这意味着从青春期到更年期的所有女性，不管是否有性行为、是否使用避孕药具、性取向如何、是否想要孩子，都被排除在临床试验之外。几百年来，女性的大脑一直被认为有缺陷，而现在出于其他一些原因，女性的大脑被彻底忽视了。

这项针对全体女性的禁令一直执行到 20 世纪 90 年代，导致这几十年间的医学研究几乎都基于男性样本进行。令人震惊的是，直到今天这种情况依然存在，市场上有无数种药物从未真正在女性身上进行过测试。[11] 事实上，这些药物甚至没有在雌性动物身上进行过测试。绝大多数临床前研究仍然只使用雄性动物，因为性激素的变化可能会"混淆实证研究结果"。[12] 医疗领域一直通过这种带有刻板偏见的单性别系统获取数据，但他们得到的数据并不适用于全世界的一半人口，或者说至少对这些人口的适用程度有所不同。

以男性为主体的医疗体系长期以来一直在诋毁更年期，轻视对女性大脑的研究，并且大多数医学研究都是针对男性进行的，而男性不会绝经。鉴于此，更年期对大脑健康的影响仍然是一个谜就不足为奇了，因为"解谜"时使用的工具是污名和刻板印象，而不是事实和信息。显而易见，这对整个医学研究领域，特别是女性健康相关领域，产生了灾难性影响。

当涉及我们大脑的健康时，其后果尤为明显，因为女性的大脑和男性的大脑不一样，表现在激素、能量水平和化学特性等各个方面。虽然这些差异对智力或行为没有决定性影响，也不应该用来强化性别刻板印象，但它们对支持大脑健康至关重要，尤其是绝经后的大脑健康。[13] 以下是大多数人不太了解的女性相关统计数据：[14]

- 被诊断患有焦虑症或抑郁症的概率比男性高一倍。
- 患阿尔茨海默病的概率比男性高一倍。
- 患自身免疫病（包括多发性硬化等攻击大脑的疾病）的

概率比男性高两倍。

- 患头痛和偏头痛的概率比男性高三倍。
- 更容易患脑膜瘤等脑肿瘤。
- 更有可能死于（脑）卒中。

值得注意的是，绝经前女性患这些脑部疾病的概率与男性大致相等，但绝经后女性与男性患病率的比率变成了 2 : 1，甚至比率更高。受这一变化影响，50 多岁的女性一生中患焦虑症、抑郁症甚至痴呆的概率是患乳腺癌概率的两倍。然而，乳腺癌被明确认定为女性健康问题（理应如此），而上述的脑部疾病没有得到这种认定。由于乳腺癌符合比基尼医学的框架，研究乳腺癌的治疗及在这方面投入资源都是合理的，但几乎没有人花费精力去研究更年期的大脑健康护理问题。

让我们明确一点：更年期不是一种疾病，也不会引起上述任何疾病。不过，隐秘的激素水平变化会对包括大脑在内的许多器官造成针对性的压力，尤其是在没有引起注意或没有得到处理的情况下。对大多数女性来说，这会导致各种众所周知的症状，比如潮热和失眠。对一些人来说，更年期可能会引起严重的抑郁、焦虑甚至偏头痛等症状。对另一些人来说，这可能增加她们患痴呆的风险。因此，尽管歇斯底里和子宫窒塞不通的概念都是编造出来的，但这些风险也是真实存在的。这要求我们做出明确、紧急的回应：全面研究并制定有效的策略，这是应对更年期对女性大脑的影响所必需的。我们不仅要帮助更年期女性最大程度地消除这些初期症状，还要加速理解它们，以防止未来发展成更严重的问题。女性医学必须打开眼界，不仅要超越比基尼医学的范围，还要打破将生殖作为唯一目标的世俗桎梏。是时候用诚实且严谨的整体眼光来看待女性的身体和大脑了：不仅要了解这个整体内部的情况，还要充分了解更年期对该整体的影响。

我们的身体，我们的大脑

到目前为止，我们一直在系统性和文化的高度讨论科学知识（和无知）的影响。纵观历史，女性在生理和心理上都受到了更年期的折磨。我们一直被灌输绝经可能会导致女性发生医学意义上的精神失常，但处在绝经年龄及年龄更大的女性被社会忽视了。这是很危险的，因为文化会对我们如何理解和度过更年期产生巨大的影响，而西方文化已经让我们习惯性地将更年期症状视为这个过渡阶段唯一重要的方面。虽然随着时间的推移，情况确实有所改善，但这种创伤已经深深植根于集体无意识，这不仅会影响人们对女性的看法，有时还会影响我们对自己和自我价值的认知。

很多女性都对上述影响有过直接体验，而且不仅仅是在更年期。在虚假观念和过时习俗的双重作用下，女性的健康问题通常被淡化处理或遭到忽视。例如，有充足的资料表明，在心脏护理和疼痛处理方面，女性患者没有接受任何治疗就被打发回家的可能性远高于男性患者——这会导致更糟糕的结果。[15] 这是怎么回事呢？当女性患者感到疼痛时，与男性患者相比，他们更可能被告知疼痛由心理因素、过分担心或压力导致。[16] 这听起来像是发生在 19 世纪的事情，但它目前正在发生，最终医生给她们开出的是抗抑郁药或心理治疗处方，而不是针对性的护理方案。

考虑到这些倾向，我相信你可以想象（或者回忆），将与更年期有关的问题视为捏造或不重要的问题，会引发什么样的反应。总体而言，医疗保健专业人员常常表现出一种令人沮丧的淡漠态度，这是因为他们历来轻视女性的健康问题，特别是忽视女性对心理健康状况的关注。因此，作为患者，出于担心自己显得很愚蠢或过于敏感的考虑，甚至为了避免有人摆出一副同情的模样，我们有可能逐渐习惯低估自己的症状。遗憾的是，忽视女性的这些症状会导致诊断和治疗不及时，降低我们的生活质量；运气不好的话，情况会更糟。

作为女性，我们被教导要担心自己体内的激素，怀疑自己的大脑。女性的大脑健康至今仍是医学领域中研究、诊断和治疗最不足的部分之一，更不用说资金不足了。尤其是更年期女性，她们未被充分代表，得到的照顾不足，不仅在医学领域如此，在文化领域和媒体报道中同样如此。而且，这种状况迟迟没有改变。我希望科学能推动改革，这一次是支持女性，而不是伤害她们。

在本章中，我们探讨医学中持续存在的性别偏见问题，特别是将女性排除在外的问题，以及女性在现有研究涉及的各种人口统计数据中代表性不足的问题。科学研究明显忽略更年期女性的现象进一步加剧，造成这种问题的原因有很多，例如，没有将有色人种女性、有不同社会经济背景的女性和有不同性别认同的女性充分考虑在内。代表性不足对我们大家来说都是有害的。就像认为女性和男性在医学上并无不同的观点本质上就是错误的一样，认为所有女性都有同等的机会去看医术精湛的医生、去健身中心锻炼或选择营养丰富的食物也是错误的。就医和资源方面的差距可能会给大脑健康造成负面结果，进而影响更年期生活。尽管这些因素很重要，令人惊讶的是，关于这些因素对现实生活影响的研究却很少。理想情况下，我们能便利地获取准确的信息、必要的资源和专家的帮助，使我们终此一生都能得到最佳护理。然而，鉴于我们的世界远非完美，本书希望能弥合这些差距，帮助女性应对与更年期有关的潜在挑战。作为一名科学家，我努力确保自己的研究能够解决这些问题，并积极倡导其他研究人员采用类似的方法去关注类似的问题。我们希望消除这些差异，帮助所有人更广泛、更全面地了解更年期相关的神经科学。

秉持着这种宗旨，我要提醒大家，女性健康领域会随着女性权利的发展而进步。为了让她们获得医疗服务、参与临床试验、接受高等教育，让她们做出的贡献得到全社会的承认和称赞，一代又一代的女性付出了努力。尽管如此，收入、权力、代表性和医疗等方面的差距仍然让女性背上了沉重的枷锁。是时候消除关于女性身体和大脑的最后禁忌，创造一种理解、接受和支持更年期生活的文化氛围了。虽然消除耻辱感的任务并不只落在女性肩上，但全体女性一起大声疾呼定能产生重大影响。我们可以自豪地把这一遗产传给我们的女儿和孙女，减轻一代又一代女性的负担。

第3章
没有人曾帮助你做出的改变

什么是更年期?

在与患者、医疗保健人员和媒体进行了多年的讨论之后，我意识到关于更年期有很多令人困惑的问题和错误的信息。有两个办法可以帮助我们了解情况，减少担忧：一是明确什么是更年期症状，什么不是；二是区分事实和虚构。我们的想法通过语言产生并传递，所以让我们从介绍术语开始。它们不一定是我们在对话中经常使用的表达，但临床实践会这样使用。表1总结了一系列重要的概念，并对它们进行了说明。

表1　词汇表：关于更年期你需要知道的术语

术语	意义
绝经前期/生殖期	绝经过渡期之前的整个生殖期
绝经过渡期	绝经前月经周期摇摆不定、绝经相关激素变化和临床症状开始出现的一段时间

术语	意义
绝经	月经周期终结。在临床上，连续 12 个月不来月经就表明绝经过渡期结束了。绝经有多种可能的原因，包括自然绝经和人工绝经（见下文）。所有女性都会出于这种或那种原因绝经
围绝经期	从绝经过渡期快结束时开始，持续到最后一次月经后一年。如果连续 12 个月没来月经，就表明围绝经期结束，绝经开始
绝经后期	最后一次月经的 12 个月后开始的阶段
自然绝经	衰老过程中，卵巢中的卵细胞耗尽，雌激素和孕酮分泌减少而导致的绝经。全世界绝大多数女性都会在 49~52 岁绝经。绝经的年龄可能会因地理位置和种族背景各异而有所不同
提前绝经 / 过早绝经	过早绝经指 40 岁前绝经，提前绝经指 45 岁前绝经。原因包括： • 遗传因素 • 多囊卵巢综合征（PCOS） • 自身免疫病 • 感染 • 手术 • 药物治疗
人工绝经	卵巢被手术摘除（卵巢切除术）或化疗、放疗等治疗过程导致生殖功能丧失而引起的绝经
手术后绝经	由外科手术导致的绝经。可在任何年龄发生，原因包括： • 双侧卵巢切除术：切除双侧卵巢 • 双侧卵巢输卵管切除术（BSO）：切除双侧卵巢和输卵管 • 子宫全切术：切除子宫、子宫颈、卵巢和输卵管 注意：子宫部分切除术（切除子宫但不切除卵巢）、卵巢囊肿切除术和子宫内膜切除术都不会导致绝经，但会影响卵巢血流量，使更年期症状提前出现

术语	意义
药物性绝经	药物治疗导致卵巢暂时或永久损伤而引起的绝经。可在任何年龄发生，常见原因包括： • 放疗或化疗 • 雌激素阻断剂（他莫昔芬）：阻断雌激素在特定组织中发挥作用的药物 • 芳香化酶抑制剂：阻断全身雌激素分泌的药物 • 促性腺激素释放激素激动剂：阻止卵巢分泌雌激素和孕酮，进而停止排卵的药物

在医学术语中，判定绝经的时刻是最后一次月经（FMP）的一周年纪念日。简言之，只有一年或更长时间没来月经才会被确定为绝经，这意味着你需要等待一年方能确定最后一次月经真的是最后一次。也只有到那时，你才正式进入了绝经后期。

虽然从临床角度来看这有一定道理，但这样的判定规则在现实生活中可能相当令人困惑。这种描述绝经的方式，意味着一个人会从某一天开始经历一个异常的时刻，就像几十年前月经来潮一样。你会想到有一天自己突然就不来月经了，但许多经历过绝经的女性可能会对这种想法报以苦笑，因为她们更了解实际情况。实际上，绝经不是一天的事情，而是一个动态过程，有时可能会持续多年。在这段时间里，无论你以前的正常感觉是什么样的，现在你都处于一种变化不定的状态。

更年期的发展过程：年龄和阶段

　　医学教科书刚刚开始明确绝经过渡期的复杂性，其中一些将更年期划分为几个阶段。[1] 简单地说，它分为三个主要阶段：绝经前期、围绝经期和绝经后期。

　　如图 2 所示：

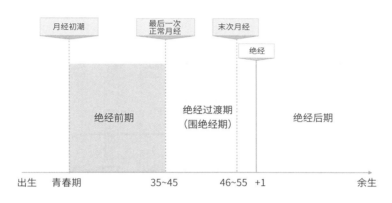

图 2　更年期的三个主要阶段

● 　绝经前期

　　只要月经正常，女性就处于"生殖期"，即绝经前期。它始于青春期，随着绝经过渡期开始而结束。

● 　围绝经期

　　一旦女性的月经周期开始变得不规律，就表明进入了绝经过渡期，这通常被称为围绝经期。一开始，月经可能稍微有点儿不稳定，可能出现得或早或晚，持续时间或长或短，疼痛程度或重或轻，出血量或多或少。换句话说，它不是始终如一，而是有可能出现任何情况。之后，到了某个时候，它会连续两个月甚至更长时间不出现。与此同时，潮热等症状很有可能不期而至，睡眠质量、情绪和认知方面也很有可能突然发生变化，即便是最勇敢的女性也可能会觉得这种状态持续得太久了。围绝经期开始的平均年龄是 47 岁，但根据种族、基因和生活方式的差异而有所不同。[2] 这个过渡期通常会持续 4~8 年，但也可能会长达 14 年。

● 绝经后期

末次月经过去一整年后，就可以认定为进入了绝经后期。然而，假设你一年都没来月经，之后它又突然不期而至，那么你需要重新计时，同时你再次进入了围绝经期，并又一次朝着绝经后期前进。重要的是，在末次月经过去几年后，更年期症状通常会逐渐消退或彻底消失，不过并非所有人都是如此。大多数女性在 40~58 岁绝经，平均绝经年龄是 51~52 岁。[3] 然而，确切的时间因人而异。此外，这组数字只适用于自然绝经的女性，她们会因为内分泌系统的逐年老化而在中年停经。出于各种各样的原因，许多女性在更年轻的时候就绝经了。

● 提前绝经或过早绝经

有些女性在 45 岁之前就绝经（提前绝经），还有些女性甚至在 40 岁之前就绝经（过早绝经）。约有 1%~3% 的女性会提前绝经或过早绝经，这是由于她们的卵巢产生的生殖激素过少，这种情况被称为早发性卵巢功能不全（POI）。还有些女性是因为自身免疫病、代谢性疾病、感染或遗传因素而过早绝经或提前绝经。不过，导致过早绝经或提前绝经的最常见原因是手术和某些药物。这一类绝经被称为人工绝经，在许多方面都不同于自然绝经。

● 人工绝经

很多女性由于卵巢被手术摘除（卵巢切除术），或者药物或放射治疗致使其卵巢功能丧失而结束排卵，进而经历人工绝经。手术切除卵巢而仍有月经的女性，在接受干预后很快就会绝经。卵巢出于其他医学原因停止工作的女性也可能会提前绝经，这种情况被称为药物性绝经。手术后绝经可能很快就会发生，而药物性绝经可能会在几周或几个月后发生。要注意的是，切除子宫但保留卵巢的子宫部分切除术（或者子宫切除术）会导致女性停经，但不会阻止排卵。因此，它不会导致提前绝经。不过，激素分泌可能会减少，卵巢的血流量也可能会减少，从而导致绝经时间早于预期。

为了充分了解女性的身体在绝经期间经历了什么，我们首先要弄清楚，绝经前激素是如何在女性体内起作用的。当我们处于育龄期时，大约每28天就会完成一次复杂的激素反馈循环，涉及的性激素主要有雌激素（专业名称是雌二醇）、孕酮、卵泡刺激素（FSH）和黄体生成素（LH）。正如你在图3中看到的，在月经周期（从月经来潮的第一天到下次月经的前一天）的不同时间点，这些激素的水平会起伏不定。

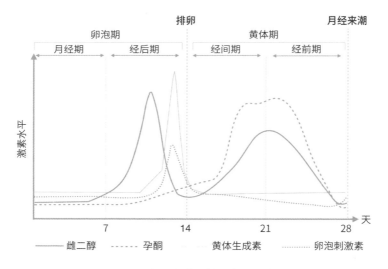

图3　月经周期中的性激素水平波动

月经周期的前半段被称为卵泡期。此时，卵泡刺激素和黄体生成素水平上升，刺激卵巢皮质长出若干个卵泡，每个卵泡中都有一个来自卵巢的卵细胞。在卵泡生长的同时，雌激素促进子宫内膜生长，为卵子提供孕育胎儿所需的支持。雌激素上升到足够高的水平后，黄体生成素水平激增，导致优势卵泡破裂，将成熟的卵子释放到输卵管中。这个过程被称为排卵，发生在月经周期中期。此时，怀孕的可能性最高。

月经周期的后半段被称为黄体期。如果女性此时已经受孕，为了让胎盘发育，雌激素和孕酮就会保持高水平，以防子宫内膜脱落。反之，如果没有受孕，这些激素水平就会下降，促使子宫内膜脱落，月经来潮。

尽管月经周期比较复杂，但只要这些激素相互支持、协调一致，一切就都会按计划进行。也就是说，直到一个重大事件发生，才会破坏这种微妙的平衡：更年期的到来。当女性向更年期过渡时，她的卵巢不再产生卵子，分泌的雌激素也会减少。然而，这不是一个线性或稳定的过程，因为雌激素不会轻易放弃。

从图4可以看出，雌激素水平不会骤然下降，但有可能在下降过程中发生剧烈波动。然而，并非所有女性都会表现出这些变化。图中"绝经前期"的部分看起来基本上是平的，这是因为雌激素水平会随月经周期推进而有规律地起伏，在这个阶段它基本保持不变。图中"绝经后期"的部分也几乎是平的，因为这个阶段的雌激素水平一直很低。相比之下，"围绝经期"的部分看上去就像地震仪在地震期间的输出。随着月经周期的长度和频率在围绝经期变得越来越没有规律，雌激素水平会形成明显的高峰和低谷，波动幅度非常大。水平起伏不定的激素不仅限于雌激素。当精细调节所有性激素的反馈循环不同步时，孕酮水平最终会到达最低点，而卵泡刺激素和黄体生成素的水平升高。许多女性在更年期发生看似随机且往往不可预测的生理和心理变化，有可能就是激素水平的过山车式变化导致的。

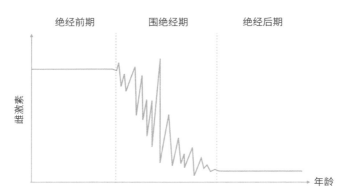

图 4　绝经之前、期间和之后的雌激素水平

由此可见，更年期的临床框架可能有两个让人疑惑的地方。第一，绝经并不是一朝一夕的事。第二，虽然所有女性都会绝经，但并非所有人都会有同样的经历。每个女性的激素特征、生殖系统和大脑都各不相同。虽然医学还没有正式确认这种个体特征，但显而易见，不同人的更年期时间线和症状可能大相径庭。所有这些不仅会导致患者对更年期缺乏了解，还会导致患者普遍产生一些不准确的认知。接下来，我们将指出这些错误认知。

　　　　　　　　　来吧，更年期！

更年期常见疑问

● 更年期是一种病吗?

更年期是人生的一个生理阶段。虽然它有一些让人感觉自己不正常的症状,但更年期不是一种疾病,也不是一种病理状态,而是一个过渡性过程,不需要治疗或修复。不过,它确实需要认真应对,并在必要时加强管理。

● 人老了就会绝经吗?

大多数女性会在四五十岁时绝经。女性绝经的平均年龄是51~52 岁,以任何标准来看都不算老。此外,近期的研究表明,全球女性绝经的实际平均年龄更小——49 岁。[4] 前面说过,确切的绝经时间会因人而异,从三十八九岁到六十出头,变化范围很大。

● 诊断更年期需要进行血液检测吗?

由于在围绝经期月经频率降低,女性越来越习惯于不来月经,因此很难确定是什么时候彻底停经的,这导致很多人不清楚自己是否处于更年期。经常有人问我,是否可以通过简单的激素测试,了解自己是正在接近更年期还是已经过了更年期。答案是否定的。血液检测可能有助于诊断更年期,但不是必要的。如果你怀疑自己正处于围绝经期,或者想知道自己是否已经过了更年期，最好的办法是让有资质的卫生保健专业人员为你做全面的医学检查，并根据你的年龄、病史、症状和月经频率做出诊断。血液检测结果可以作为支持性信息，但通常情况下它不是必需的。

一般来说，没有必要通过激素测试来判断一个月经不规律的 47 岁女性是否处于围绝经期（很有可能是），或者一个多年没有月经的 58 岁女性是否进入了绝经后期（很有可能是）。相反，判断生育或提前绝经（如早发性卵巢功能不全导致的绝经）问题时，建议患者接受测试。应该进行测试的另一种情况是判断患者是否患有多囊卵巢综合征，这种激素问题会影响月经周期的规律性和生育能力。实验室也可以帮助确定由于接受医疗干预而停经的女性的绝经状态。这些医疗干预包括子宫部分切除术（切除子宫但不切除卵巢）和子宫内膜切除术，它们会阻止月经来潮，但不会阻止排卵。在这种情况下，更年期症状的出现是判断更年期的第一指征，而血液检测仅能提供支持性证据——雌激素及其他一些激素（主要是卵泡刺激素和抑制素 B）的水平。抑制素 B 调节卵泡刺激素的产生，可以作为评估卵巢功能和卵泡含量的指标。这些激素水平的常规值见表 2。如果某个女性的雌激素和抑制素 B 水平较低，卵泡刺激素水平较高，而且停经一年，一般就会认为她已进入更年期。然而，只做一次实验室测试可能很难下结论，因为这些激素的水平可能今天低明天高，变动幅度非常大。此外，女性有潮热表现、月经停止且卵泡刺激素水平很高，并不能排除她仍处于围绝经期的可能性。为围绝经期女性做血液检测的难度尤其高，因为激素水平在整个月经周期中都在变化，而围绝经期的月经周期不规律，这只会使检测结果充满不确定性。此外，与普遍看法相反，雌激素水平在围绝经期波动很大，有时甚至会高于（而不是低于）预期水平。还要记住一点，激素避孕法（如避孕药）和某些宫内节育器会使月经停止，影响卵泡刺激素测试的准确性，从而难以判断一个人是否已经过了更年期。

表 2　更年期实验室测试结果参考范围

	绝经前期			绝经后期
	卵泡期	排卵	黄体期	
雌二醇（pg/ml）	12.4~233	41~398	22.3~341	<138
孕酮（ng/ml）	0.06~0.89	0.12~12	1.83~23.9	<0.05~0.13
黄体生成素（mIU/ml）	2.4~12.6	14~95.6	1~11.4	7.7~58.5
卵泡刺激素（mIU/ml）	3.5~12.5	4.7~21.5	1.7~7.7	25.8~134.8
抑制素 B（pg/ml）	10~200	10~200	10~200	<5

● 　血液检测能预测绝经时间吗？

　　血液检测不能预测你什么时候会绝经。说到绝经，我们只知道一个事实：在某个时候，你的卵巢不再产生卵泡，你就会绝经。其他的一切都像随机出现的修理工一样，有点儿难以预料。所以，没有任何确定的方法可以预测你什么时候会绝经，血液检测肯定也不行。相反，最好的指标是……你的母亲。如果你母亲绝经的时间较早、较晚或介于两者之间，你就可以相对有把握地查看日历，来预测自己可能进入更年期的时间。母亲和女儿的更年期经历和症状也有一定程度的相似性，所以和母亲谈谈这个问题对你有帮助。不过，更年期的另一个重要指标是你自己。你的青春期和孕期（如果你怀过孕）的体验，可以为你预测更年期生活状态提供重要的信息。我们将在第二部分探讨这个概念，但现在请思考这样一个问题：如果你在青春期出现过情绪波动、易怒或情绪状态的变化，而且这种情况在你怀孕或产后变得更加严重，那么你在更年期也很有可能出现情绪障碍。同样，如果你在生殖期的这些重要阶段出现过潮热、睡眠困难或脑雾，那么你在围绝经期再次遇到这些问题的可能性更高。也就是说，有多个因素影响并有可能改变你的更年期生活，比如你的生活方式、环境、病史和文化信仰。[5]

● 需要通过血液检测来确定是否要采用激素替代治疗吗？

对那些想用激素缓解症状的人来说，血液检测是不必要的。这是因为我们要处理的不是激素水平，而是更年期症状，后者与激素水平无关。即使你的激素水平在正常范围内，你也可能出现某些症状；即使你的激素水平很低，你也可能没有任何症状。

● 唾液检测、尿液检测的效果和血液检测一样好吗？

血液检测是准确检测激素水平的唯一方法。唾液检测和尿液检测通常用于评估生殖激素，但不如血液检测精确，不建议在临床实践中使用。知名度较高的DUTCH检测（干尿综合激素检测）也不如血液检测可靠。

● 绝经前可以使用激素替代治疗吗？

绝经前后都可以使用激素替代治疗。绝经前使用激素替代治疗通常是为了解决一些特定的问题，如早发性卵巢功能不全和其他医学指征异常。遗憾的是，当没有这些异常指征时，医护人员往往只会让绝经女性使用激素替代治疗，而不让围绝经期女性使用。从科学的角度来看，激素替代治疗应该在有活动性症状时使用，而这些症状在绝经前可能出现得更频繁也更具有破坏性。是否使用激素替代治疗、使用时机和持续时间，应根据每位患者的个人情况和需要而定。

● 绝经有不同的类型吗？

绝经有不同的类型，主要有自然绝经和人工绝经两种。人工绝经的原因有多种，如手术、放疗、化疗。本章开头的表1总结了这方面的内容。

● 切除卵巢安全吗？

卵巢切除术通常是子宫切除术的一部分，后者是美国女性接受的第二大常见手术，[6]仅次于剖宫产。卵巢切除术是治疗卵巢癌的一线治疗方案。仅在美国，每年平均有 14 700 名女性死于卵巢癌。确诊卵巢癌后，通过双侧卵巢输卵管切除术切除卵巢和输卵管已被证实有临床获益。[7] 有卵巢癌家族病史或已证实有遗传倾向（如特定的 *BRCA* 基因突变）的女性，以及患有林奇综合征和黑斑息肉综合征的女性，也可以采取预防性手术。我们将在第 11 章详细讨论。

值得注意的是，目前大约 90% 的子宫切除术（通常包括卵巢切除术）是出于癌症以外的原因进行的。[8] 这些"良性病变"情况包括子宫内膜异位、子宫肌瘤、良性肿瘤、囊肿、卵巢扭转和输卵管卵巢脓肿（一侧输卵管和一个卵巢形成了一个充满脓液的肿包）。当卵巢功能正常的女性因为这些情况而接受子宫切除术时，只要有可能，医生通常的做法都是保留她们的卵巢。[9] 这是因为卵巢切除术会不可避免地导致人工绝经，尽管手术本身的风险较低。这种干预有潜在的长期健康风险，必须在接受专业咨询并全面权衡风险和获益后再谨慎做出决定。此外，越来越多的证据表明，卵巢癌可能起源于输卵管，切除输卵管而保留卵巢已被证明可以大大降低这种风险，并且不会导致绝经。表 3 总结了现行的卵巢保留指南。

关于预防性卵巢切除术是否对绝经后期女性有益的问题，也有一些令人疑惑的地方。虽然这是一个有争议的话题，但卵巢在绝经后的几年里仍会产生少量的雌激素。此外，卵巢还会继续产生睾酮和雄烯二酮。肌肉和脂肪细胞可以将睾酮和雄烯二酮转化成更多的雌激素。一些研究表明，如果没有禁忌证，绝经后保留卵巢仍有可能降低晚年患骨质疏松症、心脏病和卒中的风险。[10] 因此，现行指南建议，没有遗传风险或其他风险的绝经后期女性出于良性病变原因接受子宫切除术时应保留卵巢（见表 3）。[11]

表 3　双侧卵巢输卵管切除术（BSO）相关的现行指南

BSO 手术适应证	怀疑或确定患有妇科恶性肿瘤
	降低病变风险（*BRCA1* 和 *BRCA2* 基因突变、林奇综合征、黑斑息肉综合征及严重的卵巢癌家族病史）的手术仅限于 35 岁以上的已育女性
其他 BSO 手术适应证	慢性盆腔痛
	盆腔炎性疾病
	重度子宫内膜异位
考虑保留卵巢	没有癌症遗传倾向的绝经前女性
	没有明确的卵巢癌家族病史的女性
	附件和盆腔没有发生病变（指子宫附近的组织中有肿块，通常位于卵巢或输卵管中）的女性
	没有其他风险因素的绝经后期女性

　　尽管如此，但出于良性病变原因接受子宫切除术的美国女性中仍有超过半数的人被切除了卵巢。[12] 在因为良性病变（非癌症）接受子宫切除术的情况下，仍有 23% 的 40~44 岁美国女性和 45% 的 45~49 岁美国女性被建议接受可做可不做的双侧卵巢输卵管切除术。[13]

　　因此，如果你需要做子宫切除术，而医生建议你同时切除卵巢，但你没有卵巢癌或遗传倾向，那么你一定要和医生讨论这个手术的利弊，充分考虑你的病史和家族病史，问清楚他们为什么推荐你这样做。记住，有时候即使没有癌症或癌症风险，也有必要接受卵巢切除术，但有时候保留卵巢是更恰当的做法。

需要明确的是，没有人会建议患者拒绝必要的治疗。问题是，患者常常没有被明确告知这些手术可能带来的风险。"我要是早知道就好了"这句话我听过太多次了。所有女性都一定要了解这些手术会造成什么结果（包括短期和长期结果），除此之外还可以选用哪些治疗方案。只有这样，你才能为自己和自己的健康做出明智的选择。

● 更年期对女性的影响只是生理上的吗？

当然不是。更年期涉及身体和心理两个方面。当激素水平发生变化时，我们的身心状态也会发生变化。绝经不仅仅是一种生理现象，它还会影响女性的思维、感觉、自我认知和行为。在下一章中，我们将阐明哪些更年期症状实际上是大脑对绝经过程做出的反应。

第 4 章
更年期大脑并不是你的凭空想象

更年期经历各不相同

在更年期,"烦躁不安"这个词有了一个全新的定义。虽然人们通常认为更年期是一个单一事件,但它更像是有 30 多种症状的综合征,而症状的出现与消失因人而异。更令人困惑的是,有些人可能只有部分症状,甚至没有任何症状。一般来说,有 10%~15% 的女性运气不错,除了月经不规律(绝经后就结束了),没有其他任何症状。[1] 然而,绝大多数更年期女性会经历几百种独特的症状组合中的某一种。

此外,有的症状是身体上的,影响颈部以下的部位;有的症状则是神经系统方面的,或者说来自大脑。值得注意的是,更年期的大脑症状至少和身体症状一样多,尽管两者很容易混淆。

例如，许多女性认为潮热表明皮肤出了问题，但皮肤与潮热其实没有任何关系。潮热是由大脑触发的，是标准的神经症状。接下来，我们深入研究这些症状类型之间的区别。

更年期最常见的身体症状不仅涉及范围广，还会产生严重影响。这些症状包括：月经频率变化，阴道干涩、性交疼痛，以及压力性尿失禁或膀胱过度活动症等泌尿生殖系统症状。肌肉变化表现为关节僵直、肌肉紧张和疼痛，骨相关症状包括骨脆性、骨质疏松症风险增加。乳房也可能发生相关变化，如乳房疼痛、不充盈和肿胀。人们对更年期的某些身体症状讨论得比较少，但千万不能忽视它们，因为它们会严重影响女性的生活和健康。这些症状包括心律不齐和心悸（非常吓人），还有身体成分的变化、体重增加、新陈代谢减慢，以及消化问题、腹胀、胃酸反流和恶心。其他变化包括：头发稀疏、指甲脆弱、皮肤干燥和瘙痒，体味变化，口味变化，口干或口灼，耳鸣、听觉模糊或对噪声敏感，以及出现新的过敏症。面对这些症状不应掉以轻心，因为听之任之会造成严重后果。有些症状甚至会让你误以为自己的身体背叛了你，或者让你觉得自己要发疯了或失去控制了。

更年期女性之所以面临各种各样的问题，主要原因在于大脑受到了更年期的影响。虽然有些症状听起来很熟悉，如潮热，但还有一些症状可能是你意想不到的（或者你没有想到它们竟然也源于大脑）。中年阶段的激素紊乱不仅会引起体温的变化，还会引起情绪、睡眠模式、压力水平、性欲和认知能力的变化。重要的是，即使没有潮热症状也有可能发生这些变化。此外，有些女性还会出现神经系统症状，如头晕、疲劳、头痛和偏头痛。与此同时，也有一些人报告了更极端的症状，如严重抑郁、强烈焦虑、惊恐发作甚至是电击感。所有这些症状都不是源于卵巢，而是源于大脑。尽管我们在对更年期身体症状的了解上取得了重大进展，但对于这个过渡阶段可能出现的情绪、行为和认知转变，我们才刚刚开始了解它们的整体影响。遗憾的是，充分了解这些症状有多普遍的女性非常少，而了解它们的医生可能更少。许多人也没有充分了解这些症状的破坏性、强度和严重性。因此，我们将在本章讨论最重要的更年期"大脑症状"。

潮热

虽然月经逐渐消失的现象可能不会立即引起你的注意，但潮热症状是很难被忽视的。潮热被认为是更年期的主要特征，85%的更年期女性都有这种症状。[2]潮热的医学术语是血管舒缩症状，说明它是血管收缩或扩张引起的。这会导致突然发热，通常面部、颈部和胸部有这种感觉。你的皮肤可能会变红，就像脸红或发烧时一样，而且你经常会大量出汗。如果一次失去太多的身体热量，你可能就会感到寒冷。

然而，用"潮"来描述这种现象有一定的误导性。这一分钟还在，下一分钟就不见了？那是不可能的。更年期的这个标志性特征至少会持续几分钟，也可能会持续一个小时，想必任何人都不会用浪潮来形容它。潮热一旦发作，就不会很快退去，而且它会在你的生活中停留很长一段时间。女性一般会经历 3~5 年的潮热，但这一症状在不少人身上也会持续 10 年甚至更长时间。[3]

科学家确定了潮热的四种模式：[4]

- 少数幸运者：有大约 15% 的女性从未出现潮热症状。
- 迟发性潮热者：在末次月经前后才发生第一次潮热的女性。约有 1/3 的女性属于这一类。
- 早发性潮热者：在末次月经的前几年就开始出现这种症状的女性。幸运的是，潮热往往会随着绝经而结束。
- 超级潮热者：在生命早期就开始发生潮热，而且绝经后症状仍会持续一段时间的女性。约有 1/4 的女性属于这一类。吸烟者（包括有过吸烟史）和超重者更有可能成为超级潮热者。

种族、生活方式和文化因素也可能与潮热症状有关。与白人女性相比，非裔美国女性和散居世界各地的非洲女性往往会发生更频繁、更严重的潮热，而亚洲女性报告的潮热症状较轻，原因正在调查中。

潮热轻则令人不适，重则让人无法忍受。夜间发生的潮热还会给人造成双重打击，通常被称为盗汗。大多数人只有在经历了这些之后才会意识到其中的区别。医学教科书指出，盗汗是在睡眠中反复大量出汗的现象，其严重程度足以浸透你的睡衣或床上用品。但是，现实中的盗汗完全不同。有过盗汗经历的女性更有可能用"五级火警"来形容它，那种感觉就像掀开被子后立刻用冰冷刺骨的水从头淋到脚一样。盗汗会让人非常虚弱，尤其是当它经常发生，有时一晚上甚至超过两三次的时候。[5] 这也在很大程度上解释了为什么更年期女性的情绪波动很大。如果连续几个月都不能好好睡一觉——更不用说连续几年如此，你不仅要面对潮热，还要面对足以引发明显症状的睡眠剥夺……心情不好似乎不可避免。

尽管女性的血管舒缩症状令人担忧，但大多数医生坚持认为它只不过是关乎生活质量的问题。事实并非如此。例如，一些确凿的证据表明，过早出现潮热症状的女性患心脏病的风险更高。[6] 此外，盗汗与脑白质病变有关，这种病变是由脑白质（连接神经元的结缔组织）磨损造成的。[7] 有证据表明，一个人的盗汗情况越严重，病变的脑白质就越多，可能会导致更严重的问题。简言之，潮热是非常真实的更年期症状，我们必须加以注意，防止它发展成实际问题。至少，当患者报告自己有严重且频繁出现的血管舒缩症状时，医生应密切关注她的心脏和大脑健康状况。幸运的是，有一些方法可以缓解、逆转甚至预防血管舒缩症状，我们将在后面的章节中介绍。

情绪过山车

大约 20% 的女性在围绝经期和末次月经后的几年里会经历情绪波动和抑郁。[8]虽然更年期不会直接导致抑郁,但它是抑郁情绪的一个很强的诱因。激素变化会引起情绪波动,使你无法处理你通常不屑一顾的那些事情。此外,激素水平的下降真的会使某些女性产生抑郁情绪,尤其是那些过去经历过严重抑郁症的女性。在这种情况下,她们有可能在绝经过渡期再次出现抑郁症状。此外,即使是从未有过抑郁症的女性,也可能在围绝经期开始与抑郁症的第一次斗争。

更年期最常见的情绪变化包括易怒、焦虑,以及在日常生活中处理麻烦事的能力下降。更年期女性还有可能产生悲伤、疲劳、缺乏动力、难以集中注意力的感觉,以及遭遇情绪低落、难以调动积极性或茫然不知所措等问题。哭泣等释放情绪的活动变得更频繁、更强烈或者更加突如其来,这样的现象并不罕见。有些女性甚至会出现惊恐发作(虽然不是普遍现象),有些女性则称她们感觉怒火中烧。所有这些都很容易授人口实,强化更年期女性"疯狂、恶劣、危险"的刻板印象。考虑到持续潮热对女性生活的影响,这种情绪多变的状态也就不难理解了。不过,发生更年期抑郁症时没有潮热或其他症状的病例也很常见。

如果你正在经历情绪波动或抑郁,那么你可以告诉医护人员,他们会帮助你诊断这些症状是更年期所致,还是其他因素导致的。更年期抑郁症和重度抑郁症有部分相同的症状，所以最好先找到问题的根源，再接受适当的治疗。好消息是，情绪波动是可以医疗干预的。如果围绝经期的情绪起伏影响了你的日常活动或人际关系，你可以咨询医生。值得庆幸的是，治疗方法有很多，包括更年期激素治疗和（或）抗抑郁药。你还可以调整生活方式，比如采用量身定制的饮食和锻炼计划，我们将在本书的第三部分和第四部分讨论这些内容。还要记住，一旦绝经后激素水平稳定了，情绪波动往往就会减弱。

更年期会让你夜不能寐

在人生的这个阶段，你也有可能遭遇睡眠质量变差和睡眠障碍。这两个变化为人们熟知的程度要低一些，但仍然非常普遍。睡眠质量会随着年龄的增长而自然下降，而更年期可能会火上浇油，将这个渐进的过程迅速推向睡眠剥夺。因为盗汗而在半夜醒过来，运气好的话，它会导致你睡眠质量差；运气不好的话，它会让你彻底失眠。当然，前面说过，如果睡不好，情绪和心理平衡就必然会受到影响。长期的睡眠障碍不仅会引发情绪低落、焦虑和潜在的抑郁，还会导致脑雾和疲惫。雌激素水平降低会进一步扰乱你的大脑，削弱你对抗压力的能力。更令人担忧的是，睡眠对于形成记忆、消除炎症甚至降低老年认知障碍的风险都十分重要。[9]从长远来看，让我们忙碌的大脑得到休息至关重要。

因此，我们必须解决更年期这个过渡阶段发生的睡眠障碍。围绝经期和绝经后期女性报告的睡眠问题比其他人群都多（也许这不足为奇）。[10] 与其他人相比，她们还更有可能报告诸如焦虑、压力、脑雾和抑郁等附带问题。[11] 根据美国疾病控制与预防中心（CDC）的数据：[12]

- 超过 1/2 的围绝经期女性每晚睡眠不足 7 小时；相比之下，超过 70% 的绝经前女性睡眠时间超过 7 个小时。这是一个显著的变化。
- 1/3 的围绝经期女性不仅难以入睡，而且难以保持睡眠状态，每晚都会醒几次。

好消息是，虽然一些女性在整个围绝经期都有睡眠问题，但其中很多人最终都会找到一个新常态——过渡到绝经后期后，她们的睡眠质量会在几年内迅速改善。然而，还有相当多的人不得不继续面对睡眠质量差和经常失眠的困扰。更糟糕的是，绝经后期女性出现新的睡眠问题的可能性是绝经前女性的 2~3 倍，如睡眠呼吸暂停。虽然这种疾病通常被认为是常见于男性的健康问题，但从更年期开始，女性出现这种状况的风险也会增加，这可能是因为肌张力发生了变化。睡眠呼吸暂停是一种慢性呼吸障碍，患者在睡眠中发生反复停止呼吸的现象。[13] 通常，这是由上呼吸道部分或完全阻塞（或塌陷）并影响舌底和软腭，或者是大

来吧，更年期！

脑发出的启动呼吸的信号被抑制造成的。[14] 睡眠呼吸暂停每次可以持续 10 秒钟或更长时间，有时每晚甚至会发生数百次，导致严重的睡眠中断。

睡眠呼吸暂停比你想象的要普遍得多。美国国家睡眠基金会报告称，它可能影响多达 20% 的美国人口，但其中多达 85% 的人有睡眠呼吸暂停的问题而不自知。女性尤其如此，原因有二。第一，许多女性将睡眠障碍的症状和影响（如白天疲劳）归咎于压力、过度工作或更年期，而不是睡眠呼吸暂停。第二，女性的睡眠呼吸暂停症状通常比男性更隐性（换言之，女性打鼾较少）。因此，女性往往不会做睡眠呼吸暂停方面的评估，这导致她们得不到及时诊断和治疗。

考虑到睡眠对身心健康的重要性，如果你担心自己的睡眠症状可能是更年期或睡眠呼吸暂停所致，抑或两者兼有，那么我强烈建议你进行适当的睡眠评估。睡眠呼吸暂停是可以治疗的，常见方法包括改变生活方式和在夜间使用呼吸辅助设备，如持续气道正压通气（CPAP）设备。更年期导致的睡眠障碍问题同样需要得到解决。与之前讨论的其他症状一样，它也是可以治疗的，我们将在第四部分进行相关讨论。

脑雾：是更年期现象还是痴呆的早期症状？

除了潮热和睡眠质量差，很多更年期女性还会出现意想不到的症状：脑雾。当你感觉大脑不再是你习惯的那个锋利而有用的工具，而是像一团糨糊时，或者当你的记忆力突然变差时，你肯定会非常不安。虽然脑雾不是一个医学术语，但它贴切地表述了更年期的一个常见现象：迷迷糊糊，思维混乱，处理信息有困难。最能准确形容这个现象的说法可能是，感觉自己被棉絮包裹着，很难吸收和记忆信息，也很难集中精力，以致完成日常任务时需要更努力地集中注意力，并付出更多的时间和精力。最常见的表现包括：忘记进入房间要干什么，很难记起熟悉的名字，或者在脑力活动中不能集中注意力。我们的一位患者是这样形容这种经历的："我感觉自己状态很差，丢了魂似的，只剩下一副躯壳。"另一位患者告诉我，她感到昏昏欲睡、筋疲力尽："不管我做什么，我的大脑都兴奋不起来。"

根据最近的统计数据，超过 60% 的围绝经期和绝经后期女性有脑雾现象。[15] 这是一种十分明显的体验，会干扰一个人的效率意识，尤其是突然发生短时记忆缺失时。我们必须意识到，健忘程度有可能在围绝经期迅速加剧，让人不仅担心自己会发疯，还会忧心这是痴呆的早期症状。[16] 换句话说，数以百万计风华正茂的女性突然觉得自己正面临意想不到的变化：她们的身体和大脑打了她们一个措手不及，她们的医生也让她们失望（医生可能也没有意识到这些都是更年期的症状）。

以下是脑雾发生时的一些感受：

- 短时记忆问题；忘记人名、日期等具体信息，有时甚至会忘记事件；忘记通常很容易想起来的事情（短时记忆缺失）；记混日期和约会。
- 难以集中注意力；集中注意力的能力减弱或持续时间变短（注意力容易分散）。
- 感觉思考速度比平时慢（精神疲劳）；做事情需要花费更多时间，或者有杂乱无章的感觉，思考和处理问题的速度变慢。
- 一心多用时（比如一边打字一边接电话）很容易顾此失彼，同时处理多项任务的难度增大。
- 说话词不达意；想不到合适的词语，难以说出完整的句子；思维不连贯。
- 跟不上谈话的进展。
- 感觉身体无力、疲惫或缺乏活力。

以上是坏消息。好消息是，更年期的脑雾或健忘表现并不一定是痴呆的早期症状。作为这一领域的专家，我向大家保证，感知到智力下降和临床上的智力受损之间存在很大的区别。虽然上述症状带来的不便和挑战可能让你无法忍受，但脑力下降和说话词不达意的经历并不意味着生命之光即将熄灭（尽管手机上的"找回手机"应用程序可能会成为你的新密友）。严肃地说，在医学上，脑雾被称为精神疲劳，或者更专业地说是主观性认知能力下降。其中的关键词是"主观性"。用于中年女性时，这一定义表明患者"意识到认知功能较以前的水平有所下降，但没有客观损伤"。换句话说，尽管你可能觉得自己的表现不如平时（这涉及主观感受），但客观上你的表现可能处于适当的参考范围内，或者与同龄人的表现一致。[17]

为了帮你更好地理解这是怎么回事，假设我让你参与一个名为"精神状态简易检查"（MMSE）的测试。这个测试通常用于检测认知能力，最高分数为 30 分。25 分及以上表明认知能力正常，24 分及以下表明可能存在认知障碍。得分越低，患痴呆的风险越高。

假设在更年期之前，你的测试得分是 30 分。进入绝经过渡期后，测试得分可能降至 29 分或 28 分。虽然这是一个很小的变化，但人们完全可以感觉到。你有可能错过约会，或者把钥匙放错了地方，或者想不起以前能轻松记起来的名字。不过，尽管你的表现相较于你自己的基线确实有所下降，但这种变化并未达到"智力受损"的程度，因此不代表你存在认知缺陷。为便于理解，我们可以考虑第 1 章讨论的脑成像，它显示了绝经前后的大脑变化。尽管这些变化看起来很剧烈，但它们不代表大脑有缺陷，而是展现了大脑能量水平在之前基础上发生的变化。这些扫描图像显示的不是痴呆相关表现，而是更年期带来的变化。

那么，到底是怎么回事呢？虽然针对更年期脑雾的研究不多，但一些有力的证据表明，这通常是一种暂时性变化，过了更年期，精神敏锐度就会恢复如常。美国全国妇女健康研究（SWAN）是迄今为止覆盖范围最广泛的研究之一，它很好地描述了脑雾现象。这项研究追踪了 2 300 多名中年女性多年间的认知表现。研究开始时，这些女性中有很多人处于绝经前期阶段。因此，研究人员可以比较同一位女性在绝经前后的认知表现，就像我们观察脑扫描图像那样。比较结果表明，随着时间的推移，参与研究的绝经前期女性绝经后，她们的认知测试得分确实有所下降。[18] 具体来说，与绝经前相比，参与者更难记住某些信息，完成某些测试所需的时间也更长。重要的是，几年后，随着这些女性进入绝经后期，认知能力得分几乎恢复到了以前的水平。

你将在下一章看到，我们最新的研究表明，在很多情况下，围绝经期大脑能量水平的下降最终也会稳定下来。也就是说，女性的大脑有能力适应更年期并继续正常运行。

总之：

- 女性担心自己的认知功能下降是有充足理由的。如果即将停经或已经绝经的女性感到自己的记忆力出了问题，就绝不应置之不理，或者将其归咎于日程安排太满，或者更糟的是认为"身为女性就应该是这样"。
- 在围绝经期和绝经后的头几年，认知能力有一定程度的减退确实很常见。在大多数情况下，这些问题都是暂时性的，会随着时间的推移而消失。虽然你可能会在一段时间内感觉自己头脑不清醒或思维混乱，但通常在过渡期结束后，你就会看到云消雾散。

坦率地说，即便是在这个阶段，女性在这些检测记忆力、表达流畅性和能否集中注意力做某些事情的认知测试中取得的成绩也会优于男性。而且，绝经前后都是如此。[19] 在绝经过渡期，女性的认知能力测试得分可能会下降，但这也只是让她们的表现进入了男性正常表现的范围内。换句话说，更年期女性的平均表现和同龄男性一样好。（接招吧，达尔文！）

话虽如此，还有一个重要问题要引起我们注意：这些发现代表的是平均效应。也就是说，女性的平均认知能力在绝经过渡期可能会有一定程度的下降，要么稳定地下降，要么下降后再反弹。但"平均"这个词掩盖了一个事实，即并非所有女性都是如此。事实上，有些女性的认知能力没有任何变化（这非常好）。还有一些女性则显示出更剧烈的变化，这可能是一个警告，表明未来的形势严峻。沿用上面的示例，如果精神状态简易检查得分从 30 分左右下降到 24 分甚至更低，就说明发生了不寻常的变化，需要做进一步评估。女性并非不会出现认知障碍，正如我们所讨论的，有 2/3 的阿尔茨海默病患者是女性。有些女性绝经后认知能力的确发生了退化，后来被诊断为痴呆。同样，在我们的脑成像研究中，有些女性在更年期表现出的变化较少，而有些女性的大脑能量水平和其他一些重要功能发生了剧烈的变化，这确实是晚年患痴呆风险较高的一个危险信号。所以，对那些担心中年脑雾问题的女性来说，这意味着她们必须十分认真地对待这些信息，在更年期及以后的岁月里悉心照顾好自己的大脑。

阿尔茨海默病会导致思路模糊，还有记忆困难、词不达意、考虑问题缺乏条理性等表现。我们应该如何区分更年期和痴呆引起的认知能力下降问题呢？一般来说，更年期导致的记忆力下降不会造成功能障碍，也就是说，它不会严重干扰你的日常生活。它要么保持稳定，要么在一段时间之后消退。阿尔茨海默病与更年期脑雾有所不同，它是一种进行性疾病，会随着时间的推移变得越发严重，还会损害患者的身体机能和照顾自己的能力。为便于理解，你可以认为痴呆不是忘记钥匙放在哪儿了，而是忘记钥匙是干什么用的。

如果更年期的认知问题对你的日常生活产生了负面影响，并且在过了一段时间或者接受治疗后（无论是药物治疗还是改变生活方式）也没有什么改善，那么你可能需要咨询神经科医生或者神经心理学家。例如，如果你已经绝经三四年了，可认知问题仍然很严重，那么你应该做一些相关测试，即使只是为了让自己安心。我还建议你加入像我负责的这样的阿尔茨海默病预防项目。我们的患者会定时接受全面的医学检查、认知测试和脑部扫描，从而有针对性地评估是否有需要关注的风险。在此基础上，我们会提出干预建议，为他们的认知健康提供支持，降低他们患痴呆的风险。我们在实践中采取的各种疗法和生活方式也可以用于照护更年期大脑，在这本书中你可以找到相关介绍。如需进一步了解，你可以在网上查找我们的科学论文，我的书《她脑使用手册》也专门讨论了女性痴呆的预防方法。

没兴致

最后但也同样重要的是性。无论男女，性欲都会随着年龄的增长而下降。然而在这方面，女性受到影响的可能性是男性的两三倍。[20] 性欲下降背后的原因可能很复杂，但这是更年期的一个普遍问题，多达 20% 的女性在这个人生阶段经历了性欲下降 [21]——这种影响通常在围绝经期和绝经后期的早期阶段达到顶峰。然而，尽管长期以来人们一直认为更年期是性欲的低谷，但最近的研究表明，中年人的性生活并不严格遵循这个规律。的确，一些更年期女性可能会为了睡眠或巧克力而甘愿放弃性生活，但另一些人的情况恰恰相反，她们对性重新燃起了兴趣和欲望。这往往发生在绝经后期的晚期阶段，通常在 60~65 岁之后。[22]

虽然研究持续发现这种变化背后有各种各样的原因，但我们也发现有一些稳定的因素在起作用。例如，阴道干涩或萎缩（更年期可能出现的阴道壁变薄、干燥和炎症）会导致女性性交疼痛。更年期的其他症状，如潮热、失眠和疲劳，也可能会减弱女性的性动机和性兴趣，有时还会对自尊产生负面影响。在某些情况下，性欲低下可能源于大脑本身，这是激素紊乱的一个常被忽视的标志。让我们面对现实吧：疲惫、压力、睡眠剥夺和潮热可能不会增强性欲。

然而，科学家发现心态也很重要。性欲的变化至少在一定程度上与女性绝经前对性的态度有关。在美国全国妇女健康研究项目的另一项研究中，调查人员对 1 390 名中年女性进行了长达 15 年的研究，要求她们评价性在她们的更年期生活中的重要性。[23]大约 45% 的受访女性表示，随着她们进入更年期，性对她们来说确实变得不那么重要了。但剩下 55% 的女性要么一直认为性非常重要，要么从一开始就认为性不太重要，并且在整个更年期都坚持这一观点。有趣的是，声称从情感和身体这两个角度看对性生活都比较满意的女性，在任何年龄都更有可能认为性生活"非常重要"。在绝经后更有可能认为性生活"不太重要"的女性也常常出现抑郁症状，这凸显了情绪健康对性欲的影响。此外，手术后绝经的女性表现出更明显的性欲下降，这可能是由于她们经历了更突然的激素水平变化。围绕这个问题有很多需要考虑的方面，我们将在后面的章节讨论解决办法并给出一些建议。在这里先做一个简单的预告：一些激素疗法和非激素疗法似乎确实有效，认知疗法也是如此。如果你认为性健康是你在更年期需要注意的一个方面，那么无论现在还是将来，从源头上解决问题都是明智的。健康的性生活（如果你愿意拥有），可以在更年期及以后成为你生活中一个充满活力的方面。

基于迄今为止所有的证据，我们今天在这里介绍并正式建立更年期大脑的概念。我们必须从有亲身体验的女性角度，而不是从狭隘的社会观念或过时的临床实践角度来重新定义和理解它。

更年期大脑包括女性在绝经过渡期经历的体温调节、认知、情绪、睡眠、能量和性欲等方面发生的一系列变化。它的严重程度和持续时间因人而异，并不是所有女性都会经历这些变化。更年期大脑的最常见症状包括：

- 潮热：突然感到猛烈发热，并伴有出汗、心跳加快、面部和上半身潮红现象。
- 睡眠困难：睡眠模式紊乱，失眠或睡眠碎片化。
- 情绪变化：情绪波动、易怒、焦虑，感到悲伤或抑郁。
- 短时记忆缺失：遭遇记忆力下降问题，如健忘或想不起名字、日期或细节。
- 难以集中注意力：注意力不够集中或持续时间缩短，注意力更容易分散。
- 认知处理速度变慢：思维模糊或迟钝，思路不清晰，难以处理信息或做出决定。
- 词语检索问题：找不到合适的词语或词不达意。
- 多任务处理能力下降：难以同时处理多个任务或在多个

任务之间切换，以致茫然失措。

- 精神不振：感觉疲惫，缺乏动力，整体精神状态不如以前。
- 性欲低下：性欲或对性生活的兴趣降低。

我们已经确定，更年期大脑绝不可掉以轻心。在这个人生阶段可能突然出现的问题是实实在在的，需要予以解决。不过，我们不仅提出了问题，还找到了解决办法！女性不必因为更年期而遭受不必要的痛苦。我们欣慰地发现，这个过渡期出现的若干症状在更年期过去之后常常会自然消失。这不仅证实了我们各种各样的经历和担忧，其本身也会给我们带来力量和安慰。女性人生的绝经后阶段并不是社会错误暗示的"就此结束"。相反，它可以让我们轻装上阵，重新焕发活力，甚至还能拓展我们的人生观。

消除这个疑虑之后，我们将逐一阐明更年期如何影响大脑、为什么会影响大脑，以及这种影响对女性健康的重要性。这些信息是了解更年期并选择最合适的方式来管理这一重要过渡期的关键。事实上，通过后面章节中介绍的方案，我们不仅可以减缓更年期症状，在大多数情况下还可以完全消除它们。此外，通过医生给出的治疗方案，辅以适当的自然疗法和生活方式的改变，我们还可以得到进一步的安慰。这些指南已被证明可以帮助任何年龄的女性保持和振奋精神，对绝经后期女性也有极大的帮助。

第二部分
大脑和激素的联系

第 5 章
大脑和卵巢：步调一致的伙伴

大脑和卵巢的联系

人脑可能是地球上最复杂的生物结构。据估计，大脑有1 000亿个神经元和100万亿个神经连接，是我们这个物种"皇冠上的宝石"，也是使我们成为人的所有特质的来源。它是智力的所在地，是感官的解释者，是行为的监督者，也是身体运动的发起者。

为了实现这一切，大脑与身体的其他部分紧密联系并整合在一起，也在很大程度上受到所有这些相互作用的影响。对女性来说，大脑和卵巢之间的联系是最特别、最重要的联系之一。我们只需粗略地回顾一下演化过程，就能清楚地看出它的深远意义。物种的生存最终依赖于繁殖和将其基因传给后代。为了支持这种能力，我们的身体进行了优化处理，大脑占据了驾驶员的位置。这一点很重要，因为人类的生殖过程很复杂，涉及许多生理、情感和行为上的相互作用，这是选择生殖伴侣和维持关系以便抚养后代所必需的。因此，女性大脑不仅为了繁殖而演化出复杂的连接，还与卵巢深度结合，以确保所有这些机制都能正常运行。[1]

神经内分泌系统及其路径

这些至关重要的联系是由神经内分泌系统维系的。神经内分泌系统是一个连接大脑与卵巢及内分泌系统其他部分的网络，它的复杂性表明这些器官之间有一定程度的协同合作。不过，人们对这些合作知之甚少，而这恰恰是我们的切入点。正是由于这些区域对雌激素的密切监控，大脑才能协调繁殖和其他活动所必需的无数生理和心理功能。下面是我为大家准备的神经内分泌系统解剖学入门课。

路线 1：下丘脑-垂体-性腺轴

我们可以把这个系统想象成一张包含若干站点的地铁线路图，一头是大脑，另一头是卵巢。然后，我们重点关注最重要的路段和站点。卵巢（性腺）与大脑紧密相连，与垂体和下丘脑的联系尤为紧密，以至于医学教科书认为这些连接构成了一个实体：下丘脑-垂体-性腺轴（简称HPG）。HPG是神经内分泌系统的支柱，它的作用是调节生命各个阶段的生殖行为。如图 5 所示，HPG 由 8 个主要腺体组成，我们把每个腺体都想象成路线 1 上的一个站点。

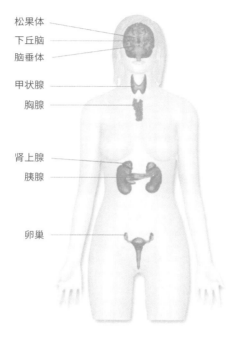

图 5　神经内分泌系统

松果体
下丘脑
脑垂体
甲状腺
胸腺
肾上腺
胰腺
卵巢

1. 脑垂体。HPG 的第一站是脑垂体。这个豌豆大小的腺体个头虽小，但功能强大。它有一项重要的职责：分泌激素，调节包括卵巢在内的其他所有腺体的活动。事实上，脑垂体分泌的最重要的激素是卵泡刺激素和黄体生成素——这两种激素在我们处于育龄期时促进排卵。脑垂体还参与产生催产素（负责分娩时和哺乳期间的子宫收缩）、血管升压素（负责调节血液和水的体积）和生长激素（促进人体的全面发育，包括大脑）。

2. 下丘脑。这个腺体代表脑垂体监视整个神经系统，并标记任何需要它特别注意的事件。下丘脑很重要，因为它负责通过脑垂体刺激黄体生成素和卵泡刺激素的产生，从而在卵巢中产生雌激素和孕酮。你也可以说它是负责体内稳态的首脑，通过控制体温、睡眠模式、食欲和血压，维持人体的整体平衡。

3. 松果体。这个腺体位于大脑正中央，负责接收和传递当前环境明暗周期的信息，并相应地分泌褪黑素。我们依靠它发出睡眠信号，它就像"睡魔"一样。

4. 甲状腺。这个漂亮的蝴蝶状腺体位于颈部，负责调节新陈代谢和体温。甲状腺产生 T3（三碘甲状腺原氨酸）和 T4（甲状腺素），你可能经常在血液检测结果中看到这两种激素。甲状腺上附着有 4 个一粒米大小的腺体，它们被称为甲状旁腺。这些小腺体负责钙调节，对骨骼健康很重要。

5. 胸腺。胸腺位于胸腔上部，就像一个保镖，它会产生白细胞来抵抗感染，灭杀畸变细胞。

6. 胰腺。这种器官-腺体复合体在激素和消化系统之间起着联络作用。胰腺产生酶帮助消化，同时还会产生两种必要的激素（如胰岛素），以控制血糖浓度。

7. 肾上腺。这对充满活力的腺体位于肾脏之上，会产生激素，调节新陈代谢、免疫系统、血压和应激反应。它们出名的原因是肾上腺素，一种在逃跑或战斗时防止身体崩溃的激素，但也会让你精疲力竭。

8. 卵巢。我们到达了终点站——卵巢。除了保存生殖所需的卵细胞，卵巢还在下丘脑的监督下产生雌激素、孕酮和睾酮。

通过查看 HPG 路线及其关键站点，我们会发现：这个复杂的系统不仅会让整个身体做好怀孕的准备，还会对一系列助推这一重要时刻到来的行为提供支持，例如在谈恋爱时让你紧张不安或觉得自身充满活力。此外，雌激素被证明可以通过作用于这个系统，促进新陈代谢，保护我们免受体重增加、胰岛素抵抗和 2 型糖尿病的影响。[2] 雌激素还有助于维持骨骼强健，[3] 保持血管健康（可能是通过控制炎症和胆固醇水平[4]）并支持心脏。不利的一面是，这种联系也是更年期到来时身体出现多种症状的原因。例如，患糖尿病、骨质疏松症和心脏病的风险在绝经后都会增加。尽管雌激素对女性身体有很多好处，但与它对大脑的作用相比，这些好处都不值一提。接下来，我们讨论另一条知名度低得多的大脑激素路线，它位于大脑内部。

路线 2：大脑-雌激素网络

神经内分泌系统并不仅限于 HPG。如图 6 所示，它与其他许多关键脑区也有联系（被称为大脑–雌激素网络），因为这些脑区也容易受到雌激素水平影响。路线 2 的主要站点有：

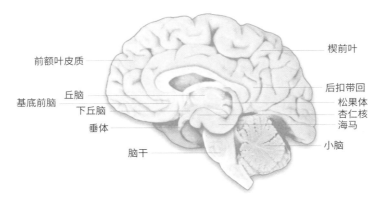

图 6　大脑–雌激素网络

1. 边缘系统和脑干。边缘系统位于大脑深处，紧挨于脑干上方（脑干连接大脑和贯穿身体其他部位的脊髓）。追溯人类的演化起源，就会发现这些古老的大脑部位接受了本能行为和情绪反应的训练。这些冲动包括压力、食欲、睡眠/觉醒、感觉和养育本能。

2. 海马。这个海马状结构被认为是大脑的记忆中心。它位于大脑边缘系统中，负责形成情景记忆，即你过去所做事情的记忆，如童年或第一天工作的经历。海马还会在记忆和感官之间建立联系，如将夏天与玫瑰的气味联系起来，也会帮助我们学习新事物，提供方向感。

3. 杏仁核。杏仁核是海马永远的好朋友。它在快乐、恐惧、焦虑、愤怒等情绪反应中起核心作用，还能加强我们对情感内容的记忆。

4. 扣带回皮质和楔前叶。大脑皮质的这些邻近区域对情绪处理、学习、社会认知和自传体记忆来说都很重要。自传体记忆指我们回忆个人经历和事件的能力，如我们在特定日期、特定时间做了什么。

5. 前额叶皮质。这是大脑中一个高度演化的部分，它帮助我们设定和实现目标。前额叶皮质评估来自多个脑区的信息，并相应地调整我们的行为。这有助于实现多种执行功能，包括集中注意力、控制冲动、协调情绪反应和规划未来。前额叶皮质是一个非常重要的大脑部位，它还与记忆和语言能力有关。

总之，高度专业化的 HPG 和大脑-雌激素网络确保我们的大脑和卵巢时刻紧密相连，这种联系不仅对身体有广泛的影响，对我们的情绪、感觉、思考和记忆能力也有广泛的影响。因此，卵巢的健康与大脑的健康息息相关，反之亦然。西方医学将女性的大脑和卵巢拆分为不同的学科和临床实践领域，但全世界没有任何女性能在自己的身体里把它们拆分开。激素在它们之间来回流动，刺激这些器官携手发育：它们一起成熟，一起跨越里程碑，也一起衰老。正是因为这种相互联系具有深远的意义，激素数量和质量的任何变化不仅会深刻影响女性的生殖健康，还会影响她的身心健康。

女性的大脑靠雌激素运转

在这本书中，我始终竭力强调一个观点：雌激素的重要性绝不仅限于生殖能力。除了在生殖方面的作用，身兼多职的雌激素还会参与多个大脑过程。近几十年来，科学家了解到，女性的大脑经过遗传改造后，会优先对卵巢产生的雌激素做出反应。

事实证明，每天都有雌激素分子直接进入大脑，寻找专门为这种激素打造的特殊受体。这种受体就像一把小锁，等待合适的分子钥匙（雌激素）来打开它。这个比喻生动地表述了一个重要概念：女性的大脑天生就会接受雌激素。一旦到达目的地，雌激素就会锁定这些受体，还会意外地激活细胞活动。因为有这些受体，我们的大脑已经做好准备，等着雌激素为它提供能量了。

了解这一点及神经内分泌系统的工作原理后，你就更容易理解更年期如何引发接踵而来的剧烈脑部反应。如果你是一名典型的四五十岁女性，那么你一生的卵子供应即将用完；一旦卵子供应耗尽，复杂的多激素生殖信号回路就会发生混乱，其触发因素也会因为生物学变化而改变。与此同时，当大脑和卵巢开始误读对方的活动需求时，大脑会疯狂地分泌雌激素，或者在无意中出错，把大脑-卵巢回路搅成一锅粥。最终，卵巢停止分泌雌激素，这段长期关系就此结束。因此，充斥着大量雌激素受体的大脑，因为脑活动所需的能量越来越难以得到满足而必须面对更年期症状的挑战。

值得一提的是，女性的大脑会对雌激素的激活做出反应，男性的大脑则会对睾酮做出类似的反应。这一点很重要，因为男性和女性的激活激素在数量和寿命这两个方面互不相同，而睾酮通常要到男性晚年才会耗尽。睾酮分泌量以更缓慢的速度逐渐减少的过程会导致男性更年期（andropause）。然而，正如通俗小报提醒的那样，大多数男性的生育能力能维持到 70 岁——简言之，这意味着男性大脑中的睾酮受体有更多的适应时间。然而，女性的大脑没有这样的机会。

科学已经告诉我们，雌激素和女性大脑之间的相互作用非常复杂，并且容易遭到破坏。雌激素本身并不像它看起来的那么简单。雌激素其实不是一种激素，而是具有类似功能的一类激素。在第 3 章中，我提到过血液中检测到的雌激素叫作雌二醇。雌激素主要有三种，雌二醇是其中之一，另外两种是雌酮和雌三醇。

- 雌二醇是育龄女性体内效力最强、数量最多的雌激素，也是生殖发育所需的主要生长激素。它主要由卵巢产生，绝经后其水平显著降低。
- 雌酮是由富含脂肪的脂肪组织产生的，功效比雌二醇弱。绝经后，雌酮是女性体内继续产生的主要雌激素。
- 雌三醇是孕期雌激素。只要没有怀孕，就几乎无法在血液中检测到它的存在。

医生说到雌激素时，通常是指这三种类型的综合作用。但是当我们说到雌激素与大脑的相互作用时，我们主要是指雌二醇。

雌二醇：女性大脑的主调节器

雌二醇在数不胜数的大脑活动中发挥着非常重要的作用，以至于它获得了"女性大脑的主调节器"的称号。[5] 我总是不由自主地把雌二醇看作女性大脑这家公司的首席执行官（CEO），因为它就是一位天赋异禀的总司令，方方面面、里里外外的业务都在它的掌握之中。雌二醇最重要的功能包括：

- 神经保护。[6] 雌二醇能增强免疫系统，帮助我们构筑健康防线，还会赋予脑细胞克服损伤和衰老的能力。
- 细胞生长。雌二醇不仅能保护已有的脑细胞，还能帮助新的脑细胞生长，同时促进细胞修复和新的神经连接形成。
- 大脑可塑性。雌二醇可以增强大脑对各种变化的响应和适应能力，包括更新我们学习和记忆相关的神经网络，以及让损伤的大脑保持正常运转。
- 沟通。这种激素是个多面手，能影响多种神经递质（如大脑中传递信号、交流和处理信息的化学信使）。[7]

- 心情。雌二醇对血清素有积极作用（血清素即 5-羟色胺，是一种平衡情绪的化学物质，能让我们快乐和愉悦，更不用说促进睡眠了）。它还是"天然的百忧解"，在整个人体系统中发挥抗抑郁作用。
- 保护。雌二醇支持免疫系统，保护大脑免受有害自由基引起的氧化应激影响，而自由基会引发炎症、癌症和痴呆等疾病。[8]
- 心血管健康。雌二醇对血压和血液循环有积极作用，保护大脑和心脏的血管免受损伤。
- 能量。这种激素还能确保大脑的主要食物葡萄糖有效燃烧，并释放能量。因此，当雌二醇水平高时，大脑能量水平也随之增加。通过激活大脑功能，雌二醇可以影响包括行为能力、认知能力在内的一切能力。

到目前为止，这些功能都没有任何问题。但绝经后，雌二醇就会消失。它宣布退休，并设定好逐步退出的程序，然后尽情享乐。这样一来，任务就落在了雌酮肩上。不幸的是，雌酮不能起到雌二醇的作用。若没有雌二醇，大脑就会分心。神经元之间的连接也不像以前那样有效，速度往往会减缓。慢慢地，损失的连接数量超过了新生的连接数量。脑细胞的磨损增加，修复的机会减少，这导致它们衰老得更快。那些轻松愉快、有宁神效果、让我们的身体系统保持平衡的化学物质，不再像以前那样经常出现。自由基也变得更难控制，导致大脑更容易受到炎症、衰老和各种疾病的影响。归根结底，雌二醇的消失会造成很大的影响，至少会暂时扰乱大脑对思想、情感和记忆的曾经很成功的管理。

更年期的酸甜苦辣

雌二醇反复无常的行为对它驱动的脑区的影响尤其明显，因为这些脑区会直接受到雌二醇的影响。下丘脑是这种关系的中心节点，受到的冲击最大。由于这个腺体控制着体温，雌二醇供应的不稳定会导致大脑不能正确调节体温。还记得潮热吗？科学家认为潮热的原因是下丘脑"发疯"了。

除了失去对体温的控制，大脑调节睡眠和清醒的能力也会减弱。这导致我们遭遇睡眠困难，睡眠节奏和模式发生变化。所有这些脑区都会相互交流，所以两者之间的问题可能会结合起来，引发盗汗。掌管情感的杏仁核和它的邻居——掌管记忆的海马，也会轮流发动，导致情绪波动、健忘或两者兼有。负责思考和推理的前额叶皮质也是如此。也许脑雾会滚滚而来，让你难以集中注意力，或者说话不像以前那么流利。不要忘了，还有那部位置飘忽不定、每次都让我们到处寻找的手机！

一旦我们看清绝经后大脑内部发生的变化，它的一些更奇怪的症状就会突然变得不那么奇怪了。我们在本书开头讨论的大脑变化可能也变得更好理解了，它们表明大脑正在尝试处理激素大动荡和同时发生的脑结构变化。它们还表明，当大脑忙于应对雌二醇消失带来的后果时，它的防御机制会暂时性地减弱。因此，大脑中化学物质和新陈代谢的巨大变化可能会引发更年期症状，也会使一些女性的大脑更容易受到各种健康压力的影响，如抑郁和认知能力下降。

综上所述，更年期并非只有坏处。事实上，我们已经总结了在更年期哪些方面可能会出差错。接下来，是时候探索有哪些方面可以朝着正确的方向发展了。

更年期不仅是一个通向脆弱的窗口，也会带给我们机会，因为我们可以在这个关键时期检测是否有健康风险的指征，并采取一些策略来减少或预防风险。了解了应该何时关注（在更年期）和关注什么（大脑的变化和随之而来的症状）之后，我们不仅可以确认女性的更年期经历是真实的，还可以找出应对的办法。在这几年里，女性更好地照顾自己的大脑将有助于控制更年期症状，还将大大减少未来遇到麻烦的潜在风险。

同样重要的是，虽然很多女性在更年期容易受到神经系统变化的影响，但其中大多数人都能顺利度过这一人生阶段，没有出现严重的长期健康问题。正如我们在前一章所讨论的，脑雾、潮热等症状往往会缓解，并在绝经后的几年内完全消失。就我个人而言，这些因素改变了我研究更年期的方法和侧重点。像大多数其他科学家一样，刚开始研究更年期时，我的目标是了解更年期可能引起哪些症状和健康风险。我一直在寻找有哪些方面可能会出问题，如能量水平下降、灰质丧失、阿尔茨海默病斑块……所有这些都是我们希望解决的问题。毕竟，几乎所有文学作品都把更年期与混乱的健康状况等同起来。但是，如果更年期真的是一场灾难，那么所有女性都无法在接下来的 30 年乃至更长时间内保持身体机能。于是，我和我的团队开始了我们自己的研究。

我们招募了更多的参与者，并为她们做了更多的脑部扫描。我们收集和筛选数据，志在掌握更全面的信息。随着研究的深入和视野的拓展，我们慢慢了解到更年期也有好的一面，而不是只有人们看到的坏的、丑陋的一面。我们取得了一个更广泛、更大胆的发现，在很多方面它都令人鼓舞。我将在后续章节中进一步介绍这个发现，但现在，我想先展示我们在近期研究中发现的可以证明更年期不仅仅会让人脆弱的证据。

不知道你是否记得我在第 1 章中说过，我们取得的第一项发现是在绝经过渡期大脑能量水平会下降。我很高兴地告诉大家，自从第一次进行绝经前后脑部扫描以来，我们已经取得了重大进展。在扩大研究的规模、延长研究的持续时间之后，我们发现至少某些脑区的能量变化是暂时的。[9] 例如，虽然大脑能量水平在围绝经期和绝经后期的早期阶段有下降的表现，但在几年后就会趋于稳定或有所改善。如图 7 所示，大脑的某些部位在绝经后期的晚期阶段（大约从末次月经的 4 年后开始）甚至表现出能量水平反弹的迹象。注意观察图中箭头指向的额叶皮质，记住，这是大脑负责思考和多任务处理的区域。

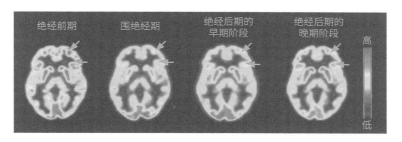

图 7　从绝经前期到绝经后期阶段的大脑能量变化

　　更年期的前景随着大脑灰质在绝经后期的晚期阶段得以恢复而变得更加光明。虽然从绝经前期到绝经后期灰质往往会减少，但有相当多的女性在更年期刚结束后，她们某些脑区的灰质减少速度会趋于平稳。[10] 这也与绝经后记忆力更好有关。你还记得记忆力有可能在围绝经期下降，后来又恢复到接近基线的水平吗？我们的数据与这条时间轴完全同步。

　　我要强调的是，这些都是最近的研究发现，并且正在全球范围内得到证实，以便得出精确的结论。在我们努力实现这一目标的同时，我得到了一点启示：更年期是神经系统的一个动态变化过程，它会通过独特的方式重塑女性大脑。有迹象表明，这种重塑可能包括有利于补偿和维持大脑功能的适应性变化，尽管雌激素水平会有所下降。换句话说，卵巢可能会停止工作，但大脑有办法维持正常运转。多项证据表明，女性大脑具有非凡的、被大大低估的、值得称颂的适应更年期的能力。掌握这些知识只是一个起点，预示着我们必将揭开更年期的秘密，提升所有女性在这一重要人生阶段的体验。

第 6 章
对照理解更年期：一体的 3P 期

青春期、孕期和围绝经期

　　作为女性，我们已经对激素水平的变化习以为常了。在一生的大部分时间里，无论是青春期、月经周期、产后期、围绝经期还是绝经后期，我们都会经历激素水平的变化。我们已经讨论了神经内分泌系统和它的主要激素，现在我们来谈谈令该系统备受瞩目的这个至关重要的生命过渡期，以及它们两者之间的联系。我喜欢把女性一生中几乎都会经历的三个阶段称为"3P 期"：青春期（puberty）、孕期（pregnancy）和围绝经期（perimenopause）。它们是我们的大脑和激素以女性特有的方式相互作用和变化的三个里程碑时期。虽然我们都知道女性的身体会随着人生阶段的转变而变化，但我们并不能轻而易举地了解女性的大脑在多大程度上也与这些变化有关。接下来，我让大家一睹为快。

女性的雌激素水平在青春期急剧上升，进入成年期后趋于平稳，并随着月经周期上下波动，直至孕期才会再次达到峰值。更准确地说，一旦女性怀孕，雌激素水平就会骤升；一旦分娩，雌激素水平又会急剧下降。之后，雌激素水平再次上升，然后基本保持稳定，直到进入3P期中最动荡的围绝经期。在围绝经期过去后，雌激素将会减少，而其他激素有所增加。我们通常认为这种激素活动是由卵巢驱动的，但我们的大脑不这么认为。这么多年来，我们的大脑都系着安全带，和我们的卵子一起坐在激素过山车上，也让我们的身心坐上了刺激的过山车。

事实上，3P期就像一个豆荚里的三颗豌豆，它们是一个连续体的一部分，有很多共同点。观察它们的共同点，特别有助于我们对照理解更年期。通过观察，我们发现更年期并不像我们一直认为的那样陌生，而是女性生殖和神经系统旅程的另一个阶段。此外，当我们从脑科学家的视角看待这些阶段时，就会注意到它们中的每一个都代表了一个脆弱（表现出症状和医疗风险）和恢复（包括症状恢复和个人成长）的时期。当我们探索关于3P期的最新科学认知时，让我们记住这句古老的格言：玫瑰皆有刺。

从出生到青春期的大脑

大多数人认为新生儿的大脑就像一张白纸，为这个世界在上面涂涂画画做好了准备。然而，大量科学证据表明，情况并非完全如此。在DNA（脱氧核糖核酸）的推动下，大脑的发育始于子宫，早在我们出生前就已经开始了。有趣的是，所有孩童的大脑一开始看起来都一样，都是女性大脑。[1] 是的，你没听错，女性大脑是大自然对大脑的默认设置。（你也接受这一点吧，达尔文。）直到睾酮水平激增，男孩的大脑才开始呈现男性特征，如果你还记得前一章的内容，就会明白这意味着它们开始对睾酮做出更强烈的反应。

随着属于神经内分泌系统的结构在解剖结构、化学组成甚至对压力情境的反应等方面慢慢地表现出性别差异，雌激素和睾酮开始在大脑的性别分化中发挥决定性作用。[2] 虽然这些差异并不决定性偏好或性行为，但它们很重要，因为它们会影响大脑成熟和最终衰老的过程。

新生儿的大脑有800亿~1 000亿个神经细胞，[3] 而神经元之间的新连接以每秒200万个的速度爆发式发展，促使大脑体积迅速增加近一倍。随着这个壮观的激增过程结束，脑密度达到最大值并开始下降。当大脑开始对生活经历和我们周围的世界做出反应时，它会启动一个完善、简化的过程——修剪。这是一个深度重组的过程，让细胞之间最常用的连接得到加强和巩固，而那些不那么重要的连接会逐渐消亡。作为对"用进废退"原则的完美体现，很多原始的大脑神经元会被舍弃，而随着孩童开始与环境接触，更多的新神经元形成并生长。记住这个过程，这对于了解更年期也非常重要。

到六七岁时，随着孩童掌握了新的认知能力，如阅读、系鞋带、社交等，这支由生长和消除编排而成的复杂舞蹈变得明晰起来。此时，大脑尺寸已经达到了正常尺寸的90%左右，在性能方面也具备了一定的稳定性。不过，尽管此后大脑可能不会有太大的尺寸增长，但它远未成熟。事实上，大多数脑区此时仍处于生长和变化的状态，这一过程正好在我们列出的第一个"P"期达到顶峰，这个大写的"P"代表满脸粉刺、经常情绪失控的青春期！

青春期是如何改变大脑的？

一旦进入青春期，激素中枢的大门就会打开。在这个阶段，男孩的体内会产生更多睾酮，而女孩身体中雌激素与睾酮的水平升高。激素的激增会促使身体朝着拥有成熟生殖系统的成年人身体发展。但变化远不止于此，激素的混乱状况也让大脑为成长和新的学习形式做好了准备。

令人惊讶的是，大脑并不会在成熟过程中继续长大，它的体积反而会在青春期变小。一旦性成熟，神经元修剪过程就会进入超速状态：大脑会去除大约一半的原始神经元，神经连接也会急剧减少。[4] 虽然这个精简过程乍一看似乎违背直觉，但这不仅是正常的，也是必要的。这一切都是为了让大脑变得更加高效、干练。保持神经元的活力和功能需要消耗大量的能量，所以在理想情况下，大脑不是更辛苦地工作，而是更聪明地工作，用尽可能少的神经元来实现它的目标。大脑还通过同样的方式，开始自动执行某些特定动作。例如，青少年可以自己系鞋带和骑自行车。最初负责将这些技能分解成合适的步骤并指导学步儿童的神经元不再是必不可少的，而是可以被丢弃。"就像骑自行车一样，学会了就不会忘记"这句话用在这里很恰当。因此，这个系统整合的过程为一举实现除旧布新的目标腾出了空间。

然而，这个过程并不是那么简单，因为大脑不同部位的变化速度各不相同。[5]在大脑发育过程中有一个重要的前后不匹配现象：负责情绪和记忆的杏仁核与海马早早进入了高速运转的状态，而前额叶皮质（这个脑区负责控制冲动和执行能力，比如足够冷静地说"我最好不要那样做"）却迟迟不见动静。因为青少年的额叶皮质仍处于发育阶段，[6]所以他们并不像父母期望的那样可以随时调用自我控制能力，这也让我们窥见了青少年莽撞行事、喜怒无常背后的原因。不要害怕，这些也都会过去的。随着前额叶皮质进一步发育，青少年能够更好地对抗冲动和评估潜在风险。与此同时，他们也学会了设身处地为他人着想，这通常被称为心理推测能力，这种人类独有的"超能力"可以让我们了解他人的意图和信念。因此，我们可以通过这些数据去推断、理解和预测行为，从而更好地融入社会。今天，科学家把这种非凡的能力归功于青春期推动的大脑改造。[7]（提示：这一观点也让我们提前对接下来的两个"P"期有了一定的认识。）

有趣的是，男孩和女孩的大脑成熟时间有些不同。[8]大脑的发育在接近性成熟时达到顶峰，女孩大约在 11 岁，男孩大约在 14 岁。也许正因为如此，青春期的女孩往往比同龄的男性更早地表现出这一特征：与冲动有关的杏仁核和与谨慎思考有关的额叶皮质之间存在更紧密的联系。[9]无论是先天的、后天的，还是两者兼有，这些差异都被视为女孩比男孩成熟得更快的证据，[10]解释了为什么她们在心理推测能力、同理心[11]、社交技能和社会理解方面[12]的表现略占优势。她们还表现出更好的沟通能力，[13]通常表达也更流利——这种差异可能会持续一生。为了避免形成刻板印象，让我们明确一点：我们回顾这些数据不是为了推动竞争，而是为了更好地了解女性的天然优势、这些能力在生命早期是如何发展的，以及在生命后期年龄和生殖变化会对它们产生什么样的影响。这是因为，尽管这个阶段打造的是一些令人兴奋的新技能，但肯定也要付出代价。

经期大脑

青春期标志着月经周期的开始，它可以深刻地改变十几岁女孩的大脑回路，月复一月地影响她的思考方式、感觉和行为。认为月经周期会让女性大脑犯糊涂的观念是流行文化的主要内容之一，像"她肯定有经前期综合征"这样轻蔑的、带有贬义的说法，如今已成为日常用语的一部分。尽管这些表达可能缺乏同情心，但很多女性确实会经历月经期消极的一面。不过，月经期积极的一面并没有得到关注。事实上，关于"经期大脑"，也不全是坏消息。

由于一种极其复杂的神经系统现象，大脑的大小、活动和神经连接每月（不是每周的话）都会与女性的月经周期同步变化。虽然这些大脑微周期通常很微妙，但它们是相当真实的。例如，当雌二醇在月经周期的前半段处于较高水平时，脑细胞会明显地长出新的棘状突起，向外延伸并与其他细胞连接，从而使所有区域的神经元对话变得更加清晰。[14] 杏仁核和海马明显膨胀，[15] 它们与前额叶皮质的连接似乎变得更强了。[16] 这与更好的执行能力有关，让我们的注意力更集中，整体状态也更好。特定的认知能力也会在这个时候得到提高，比如语言流畅性、沟通能力和社会响应。[17]

另一方面，当雌二醇水平在月经周期后半段减退时，神经元之间的一些连接也会减退。这与一些女性情绪低落、易怒、头痛甚至疲劳或困倦有关，[18] 还有一些女性会感到悲伤或想哭。这些每月一次的往复变化很重要，因为它们表明了育龄女性的大脑和激素之间联系的本质，也让我们提前了解到一旦月经周期永久性结束，我们将会面临什么样的非育龄期生活。此外，青春期激素激增和月经期间激素水平的波动，会使女孩的大脑更容易受到压力、焦虑和情绪多变的影响。这预示着抑郁、焦虑和饮食失调的发病率将从青春期之前男女比例相当，转变为青春期之后男女比例为 1：2。[19] 此外，1/4 的女性有经前期综合征临床表现。[20] 经前期综合征的特征是，在每月特定时间有易怒、紧张、情绪低落、流泪和情绪波动等表现，症状通常比较轻微，但严重时足以影响日常活动。[21]

成年女性的大脑

从青春期向成年过渡，大脑继续发育，其精简（修剪）过程会一直持续到我们 20 多岁。前额叶皮质也在这个阶段进一步发育。在美国，21 岁是购买含酒精饮品的最低法定年龄。很多人发现，到这个时候我们的大脑具备了规划未来的能力，因此在很多方面（无论是保持初始信用额度，还是让一棵植物存活超过几周），我们都拥有了超出自己想象的能力和前所未有的判断力。

成年后的大脑——尤其是女性大脑，回忆某些具体语言信息（如对话的精确细节）[22] 和情景记忆[23] 的能力都很强，后者指回忆个人过去经历的细节（主要是发生了什么、在哪里、什么候）。这一事实或许可以解释，为什么那么多女性能清晰地记起她们的丈夫发誓称从未发生过的谈话！玩笑归玩笑，但年轻的成年女性确实拥有成熟的大脑、敏锐的记忆力和流利的沟通技巧。

与此同时，打造和重塑大脑的内部过程（神经元的死亡和诞生，以及它们的活动性）将终生陪伴着我们，并随着每一次月经周期而起起伏伏。[24] 事实上，即使大脑达到成熟状态，它也仍然具有可塑性，并且能够根据我们的生活经历做出改变。女性在怀孕期间，这些大脑与身体的改变最为明显。

现在，我们说说怀孕。我知道，不是所有育龄女性都会选择这条路，有些人会把她们的勇气和魔力用到别处。我希望，每位女性都能在适当的时候因为她们的标志性光芒而受到赞扬。在本章中，我要谈谈母性的潜能，母亲是一个需要获得适当尊重的默默无闻的角色。在我看来，科学做出的最重要贡献可能就是强调怀孕和做母亲对女性大脑的改变。虽然这些改变在某种程度上会使我们变得脆弱，但它们也会在女性身上挖掘出一种尚未被理解的适应性。认识到 3P 期中的每一个都兼具脆弱性和适应性，这不仅是理解和接受更年期的关键，也是全面理解和接受女性这个性别的关键。

怀孕如何改变大脑？

成为母亲的过程，无疑是女性及其身体所能拥有的最具纪念意义的经历之一。一系列变化发生了，其中有很多都显而易见：肚子变大了，乳房也变大了，晨吐可能一直持续到下午才会放过你。但所有这些变化都掩盖了一个基本事实：把一个新生命带到这个世界上，它对你大脑的影响丝毫不亚于对你身体其他部位的影响。激素对身体内外的影响再一次达到了同样的强度。雌激素和孕酮水平急剧上升，比正常值高出 15~40 倍；被人们亲切地称为"爱情激素"的催产素也会加入其中。你应该还记得，大脑参与了所有这些激素的产生，并受它们影响。因此，女性的大脑在孕期和产后的变化可能比她生命中的其他阶段（包括青春期）都要快得多、猛烈得多。然而，就像青春期一样，你的身体在生长，你的大脑却在缩小。

研究表明，孕期的一个特点是大脑灰质大量减少。在迄今为止最全面的研究中，研究人员对 25 位初次怀孕的女性进行了孕前脑部扫描，[25] 在她们分娩后的前几周再次进行了脑部扫描。由于孕期她们的大脑灰质会持续减少，计算机算法只需要观察她们的大脑就可以准确无误地判断她们是否怀孕了！

这些发现让科学家备感困惑，于是他们决定换一种方式：给母亲们看她们的婴儿的照片，以便窥探她们的大脑是如何运作的。数据带来了一个出人意料的新发现：在孕期灰质减少的那些脑区中，有几个正是母亲看自己孩子照片（而不是其他婴儿的照片）时脑活动最剧烈的区域。对数据的全面研究清楚地表明，孕期灰质减少得越多，分娩后母亲和婴儿之间的联系就越强。尽管这些结果看起来很奇怪，但有一个合理的解释。从大脑的角度来看，孕期和青春期并没有太大的不同。记住，在青春期，性激素的激增会导致灰质减少，因为不必要的大脑连接会被修剪，这是将青少年大脑变为成人大脑的塑造过程。灰质减少带来的收获是成熟，青少年大脑变小的直接表现是脑回路更加流畅。科学家认为，怀孕会引发类似的发育。[26] 随着神经元之间的某些连接消亡及更有价值的新连接形成，瘦身后的大脑效率会再一次得到全面提升。

我喜欢以这种方式思考这个问题：对于那些已经成为第二天性的技能（数学基础知识应用、烹饪、驾驶），大脑不再需要保留神经元空间来支持它们。这种"自动驾驶"功能可以让大脑丢弃多余的东西，重新生成新的神经通路，让新手妈妈可以更好地应对母亲这个身份引发的无数需求和紧急情况。果不其然，上述研究在参与者分娩两年后进行的另一轮脑部扫描结果显示，某些大脑部位仍有灰质减少的现象，但海马和杏仁核已经恢复了，[27]它们的大小又回到了怀孕前的水平。额叶皮质也显示出类似的恢复迹象。[28] 这些脑区的功能非常出色，尤其是杏仁核。它与爱和情感体验有关，但作为动机和情感的发生器，它还控制着亲体本能（parental instinct），包括喂奶、保护孩子及与他们玩耍的冲动。青春期是一个平衡本能和理性的阶段，怀孕则让女性回归本能，为我们激活本能并给予它们应得的荣誉腾出了新的空间。

超人妈妈的大脑

虽然我们很少看到母亲们穿着亮闪闪的披风或挥舞着魔法

护盾，但在我的书中，称职的母亲就是超级英雄。随着时间一天天、一周周、一年年地流逝，众多新手妈妈发现她们很快就掌握了很多在成为母亲之前闻所未闻的技能。这些"超能力"不仅被妈妈们普遍掌握，还得到了科学证明。作为一个新手妈妈，你首先发展的技能之一是敏锐的嗅觉（我们不是在拿脏尿布开玩笑）。根据研究，几乎90%的新妈妈都能通过气味辨识自己的婴儿（这要归功于我们的大脑与婴儿之间建立的原始联系）。[29]虽然在蒙着眼睛的情况下，你没能从一排孩子中找出你的孩子，但请放宽心，你实际上可以做到。你的大脑知道该怎么做。

让我们来看看"爱的魔咒"。这种魔法会赋予妈妈一种释放大量催产素（尤其是在哺乳和发生肌肤接触的时候）的新天赋。[30]这种敏感又体贴的激素会促使子宫在分娩时收缩，然后与催乳素一起促进母乳分泌。与此同时，催产素增多会强烈影响大脑的情感中心，使新手妈妈与她的婴儿之间建立起一种难以用语言形容的相互依恋关系。催产素激增，加上血管升压素激增，会促使一种叫作母性攻击（maternal aggression）[31]的非常原始的本能开始发挥作用。这个术语指为保护孩子免受威胁，母亲在具有"虚拟GPS（全球定位系统）"以随时跟踪和保护孩子的全新大脑驱动下，表现出"熊妈妈"①行为。我们都有过这种表现。沙坑里可能有另外5个同样穿着紫色连体衣的孩子，但每个妈妈都有一种

---

① "熊妈妈"（mama bear）一词常用于形容母亲在保护孩子时的勇敢和坚定。——编者注

不可思议的能力，可以在几秒钟内扫视并找出自己的孩子，随后跑过去救援。我们还能借助肾上腺素及一些必要手段，在紧急情况下沉着地完成我们的任务。肾上腺素激增的变化同样是从大脑发起的。

母亲的天赋不止于此。就像青春期一样，孕期影响的脑区与心理推测能力有关。这也许是最重要的技能升级，也是我们上面讨论的"母亲专属技能"（观察和识别他人的精神状态、感受和非言语线索，以及预测需求和可能反应的更强能力）的长期副产品。能够理解别人的想法（尤其是没有用语言表达出来的想法）是一项有用的技能，无论是理解婴儿的肢体语言还是各种哭声和咿呀，都能派上用场。当这些认知技能被激活时，我们可以更好地形成对他人的依恋——这是与孩子建立亲密关系和在家庭内部发展亲密关系的关键。很多母亲发现"第六感"是非常有用的补充技能，这让她们学会了读心术。母亲们就是知道什么时候可能会有不好的事情发生在孩子身上，因为她们觉得有些事情就是不对劲——这是母性本能、母亲的"蜘蛛侠超感能力"和母婴朝夕相处的综合效应。母亲们会注意到一些她们在其他人身上永远不会注意到的东西，以至于她们经常能在孩子哭泣或发烧之前预判他们的需求。

为人母当然是一个女性一生中经历的最复杂、最高难度的事件之一。要生养、培育一个人，不仅我们的身体需要经历蜕变，我们的优先事项和日常生活也需要做出相应的改变。我们的大脑本能地（更可能是有意地）理解了这些，并在这个过程中改变了自己。好消息是，怀孕会促进大脑的变化，增强关键的母性本能，还会增强社会认知能力。坏消息是，你的大脑刚刚完成的升级可能是要付出相应代价的。大脑的改变不仅会带来闪亮的新功能，还会重新整理你的记忆和注意力文件夹，引发情绪变化，让我们的新操作系统不得不面对陡峭的学习曲线。

"妈妈脑"和产后抑郁

"妈妈脑"又名"孩子脑""孕脑"，是指一种头脑迷糊、更容易遗忘或更加心不在焉的另类意识状态。不管你怎么称呼它，只要你是一位母亲，你就会有切身体验。激素的变化，加上大脑内部正在广泛发生的"重新布线"，再加上一定程度的压力和睡眠不足，就会引发这个问题——超过80%的孕妇意识到自己的认知能力下降。[32] 这些变化会在产后持续存在，几乎半数的新手妈妈在分娩后的几个月里都会出现健忘、注意狭窄和脑雾等问题。[33] 这是可以理解的，因为至少在产后两年内，母亲们的大脑都会保持其以孩子为中心的新架构。这些感觉可能会让新手妈妈觉得她的大脑机能相比产前有所不同。

多项研究表明，一些认知能力（首先是记忆力）确实会在孕期和产后受到影响，主要包括多任务处理能力和空间记忆（回忆事物所在位置的能力）。[34] 例如，如果你每周都去逛当地的杂货店，空间记忆让你无须搜索整个商店，就能直接找到你最喜欢的咖啡在哪里。如果你发现自己需要反复思考咖啡究竟摆在哪一排货架上，那么你可以把它归咎于"妈妈脑"。

这是怎么回事呢？

首先，孕妇和新手妈妈并没有编造故事。有时候，你会觉得你的小宝宝不仅劫持了你的身体，还绑架了你的思想，这种感觉很常见。所以，在这个过程中保持冷静是值得称赞的做法。其次，也是最重要的一点：这些变化只是暂时的，一段时间之后状况就会大幅改善。[35] 再次，研究表明，虽然很多孕妇和新手妈妈感觉自己的思维不像以前那么敏捷，但可以肯定的是她们的智力水平没有变化。[36] 尽管这些失误可能会让人感到不安，但它们主要表现为轻微的暂时性失忆或脑雾，可能会扰乱我们对自己的正常认知，但绝不是一种疾病。（注意，这种经历与围绝经期的脑雾非常相似。）对无法摆脱这个问题的人来说，没有证据表明这些心理上的波动可能与患痴呆有显著的相关性。

怀孕和产后的迷糊精神状态可能是一种短期表现，是为发育新的高度专业化的大脑而做出的妥协。不如把它当作成长的烦恼吧。实际上，认知失误很可能是神经系统优先级发生变化导致的结果。生命在按照一套新的规则和要求运转，你和你的大脑也是如此。这也有可能很美妙，而且有回报，但这个事实并不会降低它的挑战性。专家认为，母亲的大脑高度专注于孩子的安全和需求，以至于其他日常活动都退居次要地位。忘记拿牛奶或者忘记把洗好的衣服放进烘干机，会让你很懊恼，但记得凌晨 3 点起来喂奶、关注并回应新生儿的各种复杂需求才是最重要的事情。更令人不安的是，在这个新的岗位上，履行职责可能会被视为意料之中或理所当然的事，因此会在很大程度上遭到忽视，而没能满足旧任务清单上的要求似乎更引人注意。

作为一名科学家和一个母亲，我觉得新手妈妈"注意狭窄"或"注意力不集中"的说法简直可笑。无论是一边抱着孩子一边做饭或者发邮件，还是一边想着一天的日程安排一边开车或者吃早餐，做母亲就像在表演马戏，需要同时处理多件事情。这似乎还不够，我们这样做的频率和熟练程度是任何标准化认知测试都无法测量的。所以，请振作起来，你的这些转变是在为大局服务，而不是让你未来变成反应迟钝的人。

然而，作为"没有付出就没有收获"的又一个例子，孕期和产后往往伴随着另一项挑战：情绪变化。多达 70%~80% 的新手妈妈在分娩后的头几周到头几个月内会出现一些抑郁症状，通常包括情绪波动、发作性哭泣、焦虑和睡眠困难。有趣的是，这些情绪波动可能与经前期综合征相似，甚至与之相关，因为怀孕前患有经前期综合征的女性更有可能在孕期出现情绪波动和抑郁。[37]孕期出现情绪波动的女性，也更有可能在更年期再次出现情绪波动。这种联系进一步揭示了激素是贯穿女性一生的潜在主线。

大约 1/8 的新手妈妈会经历比产后情绪低落更严重的问题——产后抑郁。[38]产后抑郁是一种疾病，其特征是严重的抑郁发作、深度悲伤，有时会有严重焦虑，丧失自我价值感。这些症状可能会持续数周甚至更长时间。仅在美国，每年就有 50 万女性患这种疾病。遗憾的是，产后抑郁长期以来一直被社会视为耻辱。在世俗观念中，对于当母亲，只有一种反应是可以接受的，那就是快乐。任何不快乐的反应都会遭到强烈反对。人们还期望女性在成为母亲的第一天就已经为履行她们的职责做好了准备，能够做到驾轻就熟。这些信息不仅不现实，而且具有误导性，给已经承担了巨大责任的新手妈妈施加了不应有的压力。

历史上，患产后抑郁的母亲们曾被称为疯女人，甚至被认为是受到了女巫的诅咒或者她们自己就是女巫。[39] 值得注意的是，直到 1994 年，精神病学界才最终承认产后抑郁确实是一种疾病。30 年后，它已经成为家喻户晓的术语，也有了适当的治疗方法。但很多人仍然不相信这种疾病真的存在，甚至将其归类为"女性凭空想象出来的问题"。需要明确的是，在分娩后经历抑郁、喜怒无常或焦虑，绝对不是性格缺陷或性格弱点所致。情绪波动是表明你的激素和大脑正在经历转变的多种自然表现之一。

尽管生物特征发生了变化，但生孩子是一项崇高的追求。做母亲既容易又艰难，既美丽又可怕，每个母亲的这段经历都神圣又重要。在孩子的大脑和行为发展的过程中，母亲会给他上爱的第一课，并为他播下良知的种子。既然社会敦促我们寻找这份使命之外的价值，我希望所有母亲都能意识到她们所做事情的价值，以及她们的影响是多么深远。

一个关于脆弱性和适应性的故事

前面讲述的这一切与围绝经期有什么关系呢？因为就女性的大脑而言，脆弱性和适应性是3P期各个阶段共有的特征。比如，一说到青春期，人们常常会翻白眼，感到尴尬不安。虽然这一阶段的生活毫无疑问会伴随挑战，但我们现在知道，青少年的大脑有一个更高远的目标。引发情绪波动和火爆激情的大脑变化会同时开启智力意义上和社会意义上的成熟，帮助青少年学会如何管理生活的强度，还会引导他们完成一项相当重要的任务——成长和处理他们面前的所有事情。

孕期和产后也被打上了脆弱性和适应性的印记。但注意力不集中和脆弱爱哭同样不仅仅是"妈妈脑"的表现，也是我们的大脑正在发展重要的新力量和特殊能力的表现。我们的大脑所经历的变化是为了实现一个基本的演化目的——为女性当母亲做准备，并在此过程中为全体人类的生存提供支持。

无论是好的一面，还是不好的一面，这种两面性在一定程度上都是伴随卵巢及与之紧密相连的大脑而来的，并且天生如此。请牢记这些信息，因为在我们探索3P期的最后一个阶段时，这将是一个反复出现的主题。

第 7 章
更年期的积极面

正如我们了解的那样,在我们的一生中,大脑会经历一系列的激素水平变化,从青春期开始,然后是孕期,最后在围绝经期结束。虽然随着青春期和孕期的到来,激素会以排山倒海之势展现它的力量,但一旦生育能力下降,很多人就会把它与退潮联系在一起,认为这是结束阶段的开始。在文化和医学上,更年期都被污名化成了彻头彻尾的不幸事件,人们认为它几乎没有任何值得肯定的方面。但是,这只揭示了硬币的一面。经过进一步研究,人们发现更年期非常微妙,不同于情景喜剧中的刻板印象或医学教科书想让我们以为的那样,而是因人而异。无论是母亲传递给女儿的信息,还是由医生传递给医学生再传递给患者的信息,都包含着错误的成分,而且很不全面。

最明显的错误之一是,直到不久之前,文化和科学领域都还没有对更年期进行过现实检验。他们喋喋不休地谈论它的消极面，却对它的积极面视而不见。因此，他们的讨论没有提及，我们应准确理解更年期如何融入了女性人生这幅更大的拼图。只有基于最新的科学数据，以正在亲身经历的女性视角来看待更年期，才能准确回答这个问题。在不偏不倚、不带先入为主之见地探索这一人生阶段的过程中，我们发现围绝经期只是人生旅途中的一站，与青春期和孕期没有什么不同。

串联点点滴滴的信息

通过仔细观察大脑内部，我们发现，围绝经期激素水平变化引发的大脑症状与青春期和孕期相比没有太大区别。在 3P 期的各个阶段，体温、情绪、睡眠、性欲和认知表现的变化是非常普遍的。从表 4 中可以看出，它们有惊人的相似之处。毕竟，它们涉及相同的系统，即神经内分泌系统。在育龄期的不同阶段，该系统会被激活或关闭。

我们以体温变化为例。青春期可能与我们知道的潮热无关，但它肯定会与出汗携手而来（不仅出汗频繁，而且出汗量大），因为身体的汗腺在这个阶段变得更加活跃。此外，对女孩来说，每个月经周期体温都会发生轻微的变化，排卵时达到峰值，月经来潮时下降。在孕期，同样的机制会再次促使体温升高（毕竟，

表 4　3P 期的相似之处

	青春期	孕期	围绝经期
体温变化	X	X	X
情绪变化	X	X	X
睡眠模式变化	X	X	X
性欲变化	X	X	X
记忆力和注意力变化	X	X	X
脑灰质变化	X	X	X
脑能量变化	X	X	X
脑连接性变化	X	X	X

肚子里有小宝宝），但有时也会导致完全不同的结果：潮热。虽然很少被提及，但潮热是孕期和围绝经期的另一个共同症状，[1]超过 1/3 的孕妇也会大汗淋漓！

　　脑雾呢？大家都知道，大多数青少年都心不在焉，难以集中注意力或记住信息。对女孩来说，这种情况在月经周期的后期会加剧。正如我们所讨论的，脑雾在孕期和产后也很常见。

　　存在显著不同的是，我们看待 3P 期的前两个和最后一个的方式。虽然青春期和孕期也不能等闲视之，但我们倾向于关注它们的积极面。在孩子们十几岁的时候，我们会把他们在舞会上、在运动场上、在教室里参加有人生里程碑意义的活动的照片放到相册里。我们对待孕期也是如此：在期待婴儿降生的同时，购物、做育儿准备工作，给准妈妈们送去大量的礼物，以及频繁安排派对。在这些人生过渡期遇到困难时，我们会保持乐观心态。无论是青春痘、月经来潮、脚踝浮肿还是晨吐，我们都会对自己说"这些总会过去的"，也会给予女性同伴同情和支持。如果一个少女易怒、难以集中注意力，我们会把这些表现归因于青春期，并且给她时间和空间，让她去应对。同样，如果一个孕妇无缘无故地哭泣，我们会把这种表现归结为激素的作用，然后给她一个拥抱。在这两种情况下，我们都更倾向于保持乐观和予以鼓励。虽然这种做法可能会在无意间导致一些严重症状得不到缓解，但意图总归是宽容和安慰。

相比之下，当同样的行为出现在围绝经期或绝经后期女性身上时，她们通常会得到相反的反馈：不支持，明显的厌烦，甚至是鄙视。有时，她们还会遭到否定。关于更年期的讨论中，缺少的是可以帮助医生在第一时间判断问题的精确措辞——当然还缺少很多其他东西。例如，人们了解（并接受）有些女性每个月经周期都没有什么不适，有些人则会遇到麻烦，或者有经前期综合征，更严重的还会有经前焦虑。同样，有些女性会一帆风顺地成为母亲，有的女性则会出现产后抑郁、焦虑和认知疲劳等严重症状。我们可以用言语描述这些症状的严重程度，这不仅使准确诊断和治疗成为可能，还能证明她们的描述是可信的。对经历严重更年期症状的女性来说，这种区别并不存在，她们也不会激起别人的同情心。尤其是在围绝经期，许多女性会听到一些尖酸的说辞："你起码还有月经，就笑着接受这些吧。"

难怪更年期被认为是一个令人绝望和沮丧的时期，更年期女性面对的是忽视而不是拥抱。人们对这一事件本身的解释大相径庭，有人认为这纯粹是夸大其词，有人则认为这是一种疾病。但是，更年期可能对女性不利的观点是历史和文化（而不是生物学）强加给我们的。事实上，从生物学的角度来看，青春期和孕期的某些积极之处，更年期可能也有。

如果你关注了 3P 期中前两个的情况，你就不会因为大脑在更年期发生变化（就像在其他里程碑时期一样）而感到惊讶或担忧。由此我们会想到一个很难回答的重要问题：更年期在多大程度上也给你的大脑操作系统带来了量身定制的更新或升级？

随着更年期临近，大脑似乎又得到了一次瘦身的机会，可以丢弃不再需要的信息和技能，同时积累新的信息和技能。首先，孕育婴儿所必需的一些大脑-卵巢连接现在已经不需要了，所以和它们说再见吧。在你的小鸟飞出鸟笼之后，我们在上一章中讨论的所有需要大量神经连接的技能（解码"儿语"、抑制情绪失控和高级别的多任务处理能力）变得不再那么重要。它们仍然有用，但不是紧要的。于是，大脑开始修剪那些已经无效的连接，这不难理解——还有什么是比更年期更好的生物学线索，用于提示大脑开始行动呢？同样，很多人认为，在大脑启动这一次最新、最重大的更新的同时，潮热、脑雾和其他令人烦恼的症状也开始出现。一旦更新完成，症状就会逐渐消失（这可能比其他两个P期需要更长的时间，因为现在我们……年龄大了）。

所有这些信息都有助于将更年期置于更广阔的视野之下。但是，好处在哪里呢？会不会是更年期大脑更有助于我们为晚年生活做好准备？更年期是否有其独特之处，能够帮助女性在生活和社会中扮演新的角色？尽管社会对更年期的所有好处都视而不见，但越来越多的证据表明，这个影响深远的激素相关事件也赋予女性新的意义和目标。

幸福终究不是神话

任何重要的生命过渡期都可能是重新觉醒的机会，尽管道路崎岖不平。虽然西方世界的普遍观念是更年期让女性失去了很多东西，但不为人知的是，它也在忙着赐予我们新的礼物，比如每个人都想要却少有人能掌控的东西：幸福。

你没听错。绝经后期女性通常比年轻女性更快乐，也通常比绝经前的自己更快乐，这是我了解到的更令人惊讶的事情之一。根据几项研究，更年期的一些最引人注目但也最容易被忽视的好处，都与更健康的心理状态和对生活的更大满足感紧密相关。例如，在澳大利亚妇女健康老龄化项目（WHAP）中，绝经后期女性报告说，进入六七十岁这个年龄段后，她们的情绪有所改善，变得更有耐心，压力减少，也不那么内向了。[2]丹麦的研究得出了类似的结果，他们发现绝经后期女性在绝经后都有更强烈的幸福感，有 62% 的人说她们确实感到快乐和满足；[3] 还有大约半数的女性表示，她们和以前一样快乐，即使和更年轻的时候相比也是如此。同样，50 周年妇女研究（Jubilee Women Study）发现，有 65% 的英国绝经后期女性比绝经前更快乐，感觉更独立，与伴侣和朋友的关系也更好。[4] 别的姑且不论，这些深刻的发现打破了绝经后期女性不快乐和对生活不满意的刻板印象。

与普遍的设想、先入为主的观念甚至营销宣传说辞相反，有证据表明，更年期和生活满意度之间存在相当微妙的关系。在图 8 中，粗线表示从绝经前 5 年到绝经后 10 年的这段时间里，更年期对女性生活满意度的影响（竖线表示不同女性之间的差异）。时间"0"表示绝经发生的那一年。

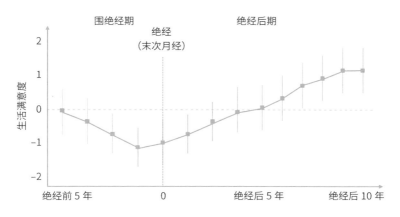

图 8　更年期与生活满意度

所有人都需要知道下面这些重要的数据：

- 围绝经期：大多数女性在绝经前三年左右确实会变得不快乐。
- 绝经后：在末次月经后的两三年里，女性生活满意度往往保持在较低水平上，但随后会大大超过基线水平，并随着时间推移稳定地保持较高水平。

结论是，更年期对生活满意度的影响大多是短期的。大多数女性通常会在绝经后的一两年内适应这种变化。此后，更年期似乎不再对幸福产生负面影响，甚至可能带来更多的满足感。虽然这有待证实，但它与一个更普遍的观察结果一致：幸福感和生活满意度的变化往往遵循U形曲线。多项研究表明，人们在成年初期的生活满意度较高，但它会慢慢下降，在50岁左右（绝经的平均年龄）达到最低点，之后又会稳步攀升到新的高度。[5] 信不信由你，从统计数据来看，60岁之后可能才是我们更快乐的人生阶段。当然，每个人都是不同的个体，一个人的经历可能会出于很多原因而偏离常规。尽管如此，U形曲线再一次说明了生活满意度在更年期的衰退是暂时现象。

"绝处逢生"（menostart）：第二次成年

那么，是更年期本身会带来满足感，还是因为症状消失而使绝经后期女性更快乐呢？

更年期除了会制造明显的障碍，还会对你的生活产生积极的影响。首先，并非所有生理变化都是负面的。根据几项全美范围内的调查，很多绝经后期女性报告她们更愉快、更乐观，[6] 这通常与绝经、经前期综合征消失及不再担心怀孕有关。对很多女性来说，绝经本身就是一件值得庆祝的事情。它标志着某些不便之事彻底终结：不再需要卫生棉条，不再需要卫生巾，不再发生痛性痉挛。这些问题已经困扰她们几十年了。绝经还会使子宫肌瘤缩小，而子宫肌瘤是导致大量出血的主要原因。绝经还会消除经前期综合征，对 85% 的女性来说，这意味着一系列复杂的症状从此消退，包括乳房疼痛、易怒和使人虚弱的偏头痛。这是女性的重大利好消息，受益人数之多超出你的想象。另一个积极面是，享受性爱而不用考虑可能出现的意外结果，这经常被认为是绝经的最大好处之一。[7]

不仅如此，很多女性并不是在症状消退后才对更年期持积极态度的，即使在症状最严重的时候也是这样。我在研究过程中发现，有人用"menostart"一词来替代"menopause"。这个词似乎很适合将这个生命过渡期当作人生转折点的众多女性：绝经之后，她们的兴趣、优先事项和态度都朝着积极的方向转变。第二次成年（如果你愿意接受这个说法）或者说近似于新生，是完全有可能的。美国人类学家玛格丽特·米德把一些女性在绝经后身体和心理能量激增的现象称作"更年期的热情"。你可能没有青少年的蓬勃活力，但你可能会发现自己在考虑新的开始：新的职业，新的关系和兴趣，到新的地方旅居，开始新的健康和自我照护实践，以及全方位调整你的时间和精力分配计划。许多女性也非常高兴能从全职工作和家庭责任中逐渐解脱出来，享受更多的个人时间。[8] 虽然这并不一定要归功于更年期本身，但个人成长的前景和自由地专注于兴趣是她们最终可以拥有的奢侈品。正如奥普拉·温弗瑞说的那样："与我交谈过的很多女性都将更年期视为一种祝福。我发现，多年来你们一直关注别人的需求，而现在是你们重塑自我的时刻。"从总体上看，如果这都不算好事，我不知道什么才算。

掌控情绪

与满足相伴而来的是另一种我们极度渴望的品质：自我超越。或者，就像有些人说的"少操点心"，这个口头禅反复出现在绝经后期女性对这一里程碑式经历的叙述中。她们声称在考虑他人的需求时能做到界限分明，因此她们终于能够关注自己的需求了。一旦度过了更年期，无论过程是轻松惬意还是步步艰辛，很多女性就往往会变得更加自信，更加不受拘束。她们再一次充满活力地绽放，对任何荒谬的说辞都不屑一顾。

在这一阶段，有些东西会远离我们，比如，年轻人感受到的压力，对各种社交游戏的关注，或者对超短裤的爱好。与此同时，新的视角出现了，比如，全新的自我意识，以及对新的机会和选择的认识。上述种种一方面是生物触发因素导致的结果，另一方面是由绝经发生的时间决定的。50多年的生活经验让许多绝经后期女性很好地掌握了一系列生活技能，让她们更加相信自己可以处理好任何事情。这个阶段的女性已经经历了一系列挑战、损失、疾病和失望，能够更清楚地认识到自己是谁、想要什么、看重什么。她意识到自己比想象中更强大、更能干，她不太可能耗费时间去回顾糟糕的经历、错误和失误。

值得注意的是，很多绝经后期女性也报告说，她们不再像以前那样容易产生悲伤、愤怒之类的情绪了，而保持快乐、好奇和感激的能力有所提高。[9] 这些变化有神经学上的原因。更年期大脑的"重新布线"，可能会导致与心理推测能力有关的某些神经网络再一次升级。只是这一次，这种转变会带来更好的情绪控制力。回想一下前面的章节就会发现，我们对令人情绪激动的场景的反应，在一定程度上取决于大脑是如何连接的。

处理情绪的杏仁核和控制冲动的前额叶皮质相关的连接，可能会影响我们处理事情的方法。青春期让我们向前额叶皮质的逻辑倾斜，而孕期让我们接受本能（同时在情感和理智之间取得平衡）。现在到了更年期。这一次，我们将以一种具有高度选择性的精确方式微调负责调节情绪的杏仁核：它会降低对负面情绪刺激的反应！如果你让绝经后期女性和绝经前期女性观察消极和积极的图片，并比较她们的脑活动，就会发现绝经后期女性的杏仁核对导致不愉快情绪的信息的反应会弱一些。[10] 与此同时，绝经后期女性比绝经前期女性更容易激活掌控理性的前额叶皮质。[11] 这一结果进一步说明，绝经后我们总体上能更好地控制自己的情绪，尤其是对悲伤或沮丧情绪的反应。这本身不就是一种超能力吗？

更强的同理心

这项新研究揭示了关于更年期适应性、幸福感和情绪灵活性的一些新观点。例如，人们认为更年期与另一项涉及心理推测能力的技能提高有关，那就是同理心。研究表明，绝经后期女性的同理心最强。根据一项针对 7.5 万多名成年人的研究，50 多岁的女性表现出比同龄男性更强的同理心，她们不仅更有可能对他人的经历做出情感反应，还会试图换位思考。[12]

另外一些研究发现，随着女性年龄的增长，一种被称为共情关注（同情）的特殊类型的同理心会持续增强，[13] 当她们照料孙辈时尤其如此。正如我们在第 6 章中指出的那样，科学家认为，孕期发生的大脑变化对以后的生活可能是有利的，因为年老的女性会承担照料者的角色。最近的一项研究中，研究人员通过脑部扫描探索了祖母们对他人的情绪反应，以验证这一观点。[14] 为了实现这个目的，他们监测了一群祖母观看她们的子女和孙辈及她们不认识的孩子的照片时的脑活动。（你如果还记得上一章的内容，就会知道这项研究与孕期的那项研究类似。）研究结果揭示了关于代际关系的一些有趣信息。当祖母们看着她们孙辈的照片时，科学家观察到了与情绪共情（体会他人的感受或换位思考的能力）相关的脑区活动。但是，当祖母们看到自己子女的照片而不是孙辈的照片时，她们的脑活动转移到了与另一种共情——认知共情相关的脑区。认知共情更多的是在智力层面上理解他人的感受，不仅关注别人有什么感受，还关注他们为什么会有这样的感受。有趣的是，祖母在日常生活中照顾孙辈的时间越长，她的情绪共情和认知共情相关脑区就越活跃。

在现实生活中，你可能有过这样的亲身体验。如果你有孩子，那么你是否注意到，你的母亲和他们的关系与你在他们这个年龄时她和你的关系有所不同？也许她看起来更放松、更随和，慈爱之情表露得更明显。我在上文提及的发现有助于解释其中的原因。作为母亲，你的任务是塑造和引导你的孩子，通常你会考虑通过让他们完成以成就为导向的任务来实现这个目的。一般来说，母亲同时还要履行照顾孩子的重大责任和义务。但等你成为祖母后，你就无须承担这种责任了，因为这副重担落到了你的成年子女肩上。有时人们会指责祖母宠坏了自己的孙辈，这也许是因为祖母终于可以用更多的"行"而不是"不行"来回答孩子了——可以再吃一份甜点！这种更宽容、更智慧的心态就建立在祖母的大脑中，她将充当子女的后备军，同时为孙辈优先提供宝贵的、不受限制的爱。

就我个人而言，这些发现最让我感到高兴的地方是，它们显示女性的责任会在她的一生中不断变化（无论她是否有亲生子女和孙辈）。在各行各业及各个年龄段，有很多女性都扮演着多重角色（经常会超越血缘关系），她们的大脑会根据当前环境做出调整和适应，这一事实让我备受感动。因此，在下一章中深入研究绝经的演化意义时，我将重点关注女性的大脑如何通过各种复杂变化发展出让我们受用终身的新功能和优势。

第 8 章
为什么绝经？

绝经：偶然还是设计好的？

虽然对绝经的生物学特征（什么时间？会发生什么？）我们已经了解得比较清楚了，但其背后的原因仍不太明确。对任何有卵巢的人来说，绝经都是生命中的一个事实，而我们往往要么忽略它，要么认为它是理所当然的。绝经其实是一个长期存在的生物学之谜，科学家还没有完全解开它。事实上，绝经似乎与演化本身并不一致。从演化的角度来看，生命的全部意义就是生存、繁殖，并将我们的基因传给下一代；绝经会阻止女性基因的传播，而基因传播是演化赋予女性长寿的唯一理由。正如达尔文假设的那样："如果雌性的主要目的是繁衍物种，那么在死亡前很多年经历更年期应该不会被自然选择青睐，除非这有明显的好处。"

我们还没死，不是吗？不可否认，人类的更年期有一些独特之处。放眼整个动物界，大多数雌性动物在失去生育能力后不久就会死亡。即使是与我们关系最近的哺乳动物近亲黑猩猩，通常也不会活过绝经；成功活过绝经的黑猩猩为数极少，并且都是动物园的圈养动物，但它们也只能多活几年。失去生育力后仍能存活的已知动物仅限于某些鲸类、一些亚洲象，可能还有一些长颈鹿和一种昆虫（日本蚜虫）。

人类学家、演化生物学家和遗传学家都在研究这个问题。直到前不久，更年期仍被认为是女性寿命延长造成的非自然产物，是我们的生活水平远超自然预期导致的不幸结果。长期以来，有一种观点（演化错配假说[1]）坚称更年期没有好处。支持这种观点的人认为，让我们寿命延长的现代医学在不经意间欺骗了我们的遗传密码，而更年期是演化过程中的意外事件。

先别着急，我们也有理由认为真相可能正相反。如果演化并不像有些人设想的那样厌恶女性呢？也许，大自然并不是根据最多能生多少个孩子来衡量女性的价值。如果你打破常规思维（思考女性健康问题时经常需要这样做），就会得出另一种假设。如果演化的力量仍然是更年期背后的原因，只不过这一次它对女性有利呢？

演化中的无名英雄：祖母们

1957 年，已故生态学家乔治·C. 威廉姆斯提出：更年期是一种演化适应，而不是演化过程中的一个疏忽。但他的这个观点过了很久才受到关注，而且要感谢美国犹他大学人类学教授克丽丝滕·霍克斯博士收集的实地研究数据。霍克斯博士组建了一个团队，对哈扎人进行了广泛的研究。哈扎人是一个现代狩猎采集部落，在坦桑尼亚北部生活了数千年。观察像哈扎人这样的社区仿佛让她乘上了时间机器，得以窥见我们早期祖先的生活方式。然而，她的研究不是从绝经开始的，而是从食物开始的。

当霍克斯博士观察部落里的女性采集蔬菜时，她萌生了一个想法。无论年轻还是年老，这些女性每天都要去采摘浆果、野果和有营养的植物块茎——常常还带着年幼的孩子。情况一下子明朗起来：这些女性觅食者为她们的家庭和部落成员提供了大部分的热量和食物来源。事实上，虽然男性每天都出去打猎，但满载而归的日子大约只占3%。所以，在这个部落里养家糊口靠的不是父亲，而是母亲。但是，随着年轻女性开始生育，她们身上发生的转变进一步启发了研究人员。部落中很快就形成了一种模式：采集和喂养的责任全部落在了祖母们的肩上。在这之后，有多项针对世界各地的现代狩猎采集者的研究发现，这些工作大多是由祖母们完成的。[2]虽然这些女性不再生育，但她们在提供食物和从事维持部落运转的家务方面仍然具有显著的生产力。因此，祖母们不仅保证了食物供应的可靠性和丰富性，而且使整个部落最大限度地发挥了繁殖潜力，将对人类演化来说如此宝贵的基因传递下去。这种模式是如何形成的呢？

研究人员认为，史前社会的母亲们面临着为自己及家人觅食和照顾新生儿的矛盾。然而，一旦祖母们介入并解决了这一难题，母亲们就不再需要为此纠结了。年长女性接管照顾孙辈的工作，也为自己的女儿生育更多后代、大幅提升物种生存概率创造了条件。有证据表明，祖母们对孩童生存率的影响巨大，这促使霍克斯博士重新评估了当时人们对更年期和人类演化的认识。她提出的"祖母假说"[3]认为，女性在50岁左右停止生育，并且到了讲述过去的故事的年龄，这可以让她们把主要精力和资源投注到孙辈身上，而不是继续生育自己的孩子。随着年龄的增长，生育的过程变得越来越危险，这似乎是大自然精明押注的一种方式。毕竟，祖母们仍然确保了她们的基因存活，只是这些基因由家谱上的两代人传承。值得注意的是，如果没有更年期，祖母们就不可能做出这样的贡献。这一下峰回路转，这个所谓的反常现象似乎可被视为自然智慧的缩影。

更年期是人类长寿的关键所在吗？

让大自然可能支持更年期的证据不止于此。另外一些证据表明，更年期有可能是人类演化到像现在这么长寿的原因。事实上，我们讨论的史前社会的祖母并不是普通的祖母，而是"被自然选择"的祖母（在这里，自然选择指适者生存）。这些女性有能力在多次分娩中存活下来，还携带着能让她们活过更年期的基因。该理论认为，这些特征被遗传给她们的孩子和孙辈，使祖母们的长寿基因一直延续下去。[4] 随着时间的推移，生存能力的提高可能触发了一种演化转变，大自然偏爱并选择了那些在绝经后仍能存活很长时间的女性。根据这一假设，活过绝经后期的女性将变得越来越普遍，直到所有智人女性携带的DNA都对生育能力和寿命设定了上限。[5]

这个理论看似有道理，但真的科学可靠吗？

许多人认为答案是肯定的。例如，对虎鲸的相关研究也支持祖母假说（虎鲸也能活过更年期）。[6] 虎鲸社会是母系社会，子女一生都和母亲生活在一起，而不是父亲。此外，一旦虎鲸母亲成为祖母，它们就会陪伴并帮助抚养孙辈。在虎鲸的世界里，祖母在一定年龄后失去生育能力确实是有利的，因为这会消除它与女儿、儿媳的生殖竞争。一些近期研究表明，虎鲸祖母可以通过其他方式（如寻找食物）来提升孙辈的存活率。基于这些研究，我们可以建立一种模式。考虑到在古代的狩猎采集社会中也有类似的模式，或许更年期同样是我们人类避免类似的母女冲突的自然方式。正如我们即将证明的那样，长期以来（从旧石器时代的部落到现在的节日餐桌），祖母都有让孙辈吃得肚圆的倾向，这是人类历史的一部分。

祖母的力量

黑猩猩、倭黑猩猩、红毛猩猩和大猩猩的幼崽都是由母亲来专门照顾的。这些灵长类动物母亲保护自己孩子的意识极强，有时甚至在幼崽出生后的几个月里都不让其他猩猩接触它们。相比之下，从史前社会的婴儿出生的那一刻起，祖母可能就会出现在他们面前。科学家认为，孙辈由祖母抚养是很常见的，这种联系可能培养了人类的深层社会取向。作为人类，我们能够感知他人的想法和意图（心理推测能力），能够关心他人（同理心），这是将我们与其他动物区分开来的两大能力。[7] 所有女性，尤其是绝经后期女性，这两方面的能力都很强。

我们祖先的祖母可能在建立这些能力方面发挥了核心作用。想一想，如果说与祖母的成功互动决定了孙辈是吃饱饭还是挨饿，那么两者之间的成功联系和沟通可能还把关键的社交技能教给了孙辈。关于这一点，时至今日我们仍然可以看到一些具有现代特色的情景。在奶奶走进家门的画面中，常常可以看到她的孙子张开双臂，带着灿烂的笑容迎接她，两人拥抱在一起，彼此交换一件小饰品或一颗糖果。在漫长人类历史的开头，这种原始的互动可能始于我们通过块茎和浆果建立的联系。无论如何，在促进合作和社会取向方面，照顾和喂养孩子都以人类特有的方式发挥着至关重要的作用。我们可以通过集思广益来解决问题，这项能力最终将人类与所有其他动物区别开来。最新的研究表明，人类社会勾勒出一幅新的图景：父亲外出狩猎，母亲忙于生育和哺乳，祖母则起到了润滑剂的作用，使整个部落运转顺畅。人类的演化可能正是建立在这样一种模式之上（即使这种可能性或许不是很大），从而产生了我们今天看到的更年期时间安排上的独特性和女性长寿的现象。

所有年龄段的女性

所有人都认同祖母可以在她的女儿（或儿媳）抚养新生儿时提供受欢迎的育儿支持和资源，但祖母在让我们变得长寿这个方面也不可或缺的观念遭到了质疑。虽然科学家还在研究这个问题，但将老年女性视为演化中的女英雄，这样的做法令人感到温暖，尤其是考虑到还有另外一种说法。迄今为止，人们普遍抱持这样的观点：绝经后期是对女性的一种附带伤害，是由于演化没有让女性在整个生命周期中都维持生育能力而造成的。这个解释能让我们满意吗？

从神经科学家的角度看待更年期，同样有所帮助。人类在不同于其他动物的演化压力的推动下，发展出独特的认知和社交技能。正如我们在前面几章中所论述的，在女性人生的各个十字路口，大脑的激素事件会促进社交和认知能力的升级，并带来适应性优势。无论是在青春期后为我们步入成年做准备，在怀孕后提高我们的养育能力，还是在更年期后重塑我们的社会角色，神经内分泌网络似乎都胸有成竹。

祖母假说可能存在争议，但在很多家庭中，祖母对家庭生活都有着无可争议的重要性；在世界各地的无数社会中，老年女性的影响和贡献也是不容置疑的。无论是血缘关系上的还是被自然选择的祖母，都会以这种方式照顾孙辈，并且具有不可估量的价值，几千年来一直如此。接受过祖母祝福的人都清楚无误地明白这一点。由于当今女性的寿命比以往任何时候都要长，是时候挽起袖子，想想如何保护和激励我们的头脑，以确保留存下这一遗产。激素可能会消退，但我们不会。

第三部分
激素治疗和
非激素治疗

第 9 章
更年期雌激素治疗

雌激素困境

是什么导致激素治疗如此令人困惑呢？激素替代治疗（HRT）[①]到底是像有些人说的那样危险，还是像它的超级粉丝坚称的那样包治百病呢？不管你多么希望这个问题能有一个简单直接的答案，它都会顽固不化地杂合着许多"如果"、"以及"和"但是"。

遗憾的是，如果我们试图了解HRT，那么结果不出意料会是白费劲。在女性进入更年期之前，HRT无疑已经进入了她的视野。这种疗法背后的理念是，用药丸、贴片、乳膏中含有的相同激素来替代卵巢停产的那些激素，主要是雌激素（或者说，主要是雌激素和孕激素）。虽然这在理论上合乎逻辑，但在权衡这一选择的收益和风险后，无论是医生还是患者，都会面临一

---

① HRT现在被称为更年期激素治疗（MHT），但是因为大多数女性更熟悉HRT，所以我们仍将使用这个术语。

些挑战。很多女性害怕它，因为有警告说激素治疗会增加癌症、心脏病和卒中的发病风险。有些女性因为医生未做深入讨论就直接劝阻而打消了这个念头。还有一些人不清楚HRT能否有效治疗更年期症状，于是她们要么在网上搜索相关信息，要么与朋友讨论各种广告宣传疗法。然而，她们很快就会困惑不已，然后登录亚马逊网站，浏览那些罕见的丛林草药调制品，因为她们认为这些药物可以消除潮热，同时激发性欲！但我们有更好的办法。

本章旨在探讨HRT最终的实际风险和收益，以揭开存在争议的一些谜团。我们先研究HRT是如何变得声名狼藉的，然后探索最近发生了哪些变化，导致将激素治疗用于应对更年期症状（尤其是我们之前综述的大脑症状）的做法再次兴起。

HRT的黄金时代

曾经，更年期治疗无异于恐怖的代名词，包括使用鸦片、驱魔、送交专门机构等。最终，科学家发现了雌激素以及它的一些功能，促使更年期雌激素替代治疗得到广泛应用。1942年，美国食品和药物管理局批准了第一种HRT药物——惠氏制药公司（现为辉瑞公司所有）销售的"倍美力"（也称普瑞马林，Premarin）。这种雌激素药片一经问世，很快就成为全美畅销产品。

尽管HRT在20世纪70年代迅速崛起，但与此同时它也遇到了第一个麻烦。事实证明，倍美力会增加子宫内膜癌的发病风险。然而，研究人员发现，减少雌激素的剂量并添加孕激素（一种合成孕酮）可以保护子宫，于是他们推出了第二种药物——含有雌激素和孕激素的"倍美安"（Prempro）。恐惧消去后，HRT又火爆起来。到1992年，倍美力成了美国销量排名第一的处方药，几年后它的销售额超过10亿美元。数以百万计的女性拥抱了这一潮流，一方面因为惠氏的市场营销宣称HRT是让绝经后期女性拥有活力性感人生的门票，另一方面因为大多数医生也加入了这一行列，毫不犹豫地向患者推荐它。他们给出的理由是，在女性的雌激素水平开始下降后，服用替代激素可以治疗潮热，预防心脏病，保持骨骼强壮，以及改善性生活。难道女性还有更多诉求吗？此时，一些主要的专业协会也支持HRT，认为它不仅是有效治疗潮热的一线疗法，而且可以预防心脏病和骨质疏松症。毕竟，早期的科学研究和大量的逸事证据都支持这种说法：接受HRT的女性报告说，与那些选择不接受HRT的女性相比，她们的潮热症状更少，骨质流失更少，心脏病发病率也更低。[1]虽然HRT伴随着乳腺癌的发病风险（这是一个值得考虑的因素），但女性得到的相关建议是无须过于担心，除非有乳腺癌病史。应该如何选择似乎显而易见：一旦更年期来临，就该补充激素了。所以到了20世纪90年代，激素治疗不仅是为了"让女性青春永驻"，还被吹捧为可以"让女性永葆健康"。

2002 年，一颗"重磅炸弹"在医疗界爆炸，风暴中心是一项被称为妇女健康行动（WHI）的研究。这是一项由美国联邦政府资助的 HRT 研究，始于 20 世纪 90 年代初。其规模和目标都非同寻常：近 16 万名绝经后期女性参与了一项为期数年的雌激素药片（分成含孕激素和不含孕激素两类）与安慰剂的对比试验。研究的目的是寻找确凿的证据，证实所有这些大规模使用的 HRT 处方是否确实合理，尤其是对于心脏病的预防。但在 2002 年 7 月 9 日，WHI 的调查人员宣布了一个令人震惊的消息：他们将比原计划提前三年终止这项试验。

事实证明，HRT 对参与者的健康来说"太危险"，以致无法继续进行下去。服用激素的女性患心脏病的比例比服用安慰剂的女性高，而不是低。[2] 前者患卒中的风险也增加了，患血栓和乳腺癌的风险亦如此。[3] 同样令人惊讶的是，就连患痴呆的风险也上升了。[4] 某种程度上，HRT 的作用与预期完全相反，并且不止于此。整个夏天，甚至到了秋天，WHI 报告都是医学新闻的主要内容。他们的警告如此可怕，以至于数百万女性立刻停止使用 HRT。雌激素药片的销量直线下降，更年期药物的开发被迫中止。人们奔走相告：HRT 现在被认为是致命疗法。

对 WHI 研究的重新思考：错误的药物，错误的人群

WHI 研究引起的轰动已经过去了 20 多年。从那以后，激素治疗引起了激烈的争论，人们对这项研究的有效性和结果都提出了质疑。现在硝烟散去，我们发现激素治疗的一些具体说明非常重要。

有（或没有）子宫的重要性

让我们从最基本的要素开始。如果你有子宫，那么你可能会同时接受雌激素和孕激素（通称，包括各种孕激素制剂）的治疗。（提示一下，这是因为单独使用雌激素会增加子宫癌的发病风险，而孕激素可以降低这种风险。）这种双激素治疗被称为"雌激素＋孕激素治疗"，亦称联合治疗或拮抗治疗。如果你做过子宫切除术，你就没有子宫癌的发病风险，通常也就不需要使用孕激素。在这种情况下，标准做法是单独开雌激素处方。这被称为纯雌激素治疗或无拮抗治疗。

WHI 研究确实包含了两项临床试验，正是为了反映这一区别。2002 年引起轰动的第一项试验是为有子宫的女性设计的，她们服用的是倍美安，属于雌激素＋孕激素治疗。这种制剂中含有一种合成孕激素。第二项试验涉及做过子宫切除术的女性，她们服用了倍美力，属于纯雌激素治疗。两组女性都与没有接受激

素治疗的安慰剂组女性进行比较。最后，由于卒中和血栓的发病风险增加，两项试验都被终止了。但是，只有接受雌激素+孕激素治疗的女性患乳腺癌的风险增加了。[5] 纯雌激素治疗的效果正好相反，它让乳腺癌发病率降低了23%。[6] 然而，媒体的注意力集中在第一项试验引发的癌症恐慌上，致使公众对这两种HRT都感到害怕，至今仍有所担忧。幸运的是，我们现在对这种癌症风险是否存在及何时存在都有了更细致的了解。后面我们再来讨论这个问题。

口服、透皮给药、生物同质、复合……哦，我的天！

WHI研究的另一个缺陷是，没有考虑到不同的雌激素制剂可能有不同的效果。目前，雌激素制剂主要有两种：

- **孕马结合雌激素**。WHI试验中使用的雌激素叫作孕马结合雌激素（CEE）。CEE是一种浓缩配方，由孕马的尿液制成，通常含有10多种雌激素，主要是雌酮，还有少量雌二醇。
- **雌二醇**。今天，雌二醇可单独使用，被称为微粒化雌二醇，通常由山药制成（稍微改变山药的分子，直到它们的原子与人类卵巢产生的雌二醇完全相同）。出于这个原因，它也被称为生物同质性雌激素或身体同质性雌激素。

可用的雌激素制剂还有孕马制剂的合成复制品（合成结合雌激素，简称CE），以及合成雌二醇（炔雌醇，通常用在激素类避孕药中）。

这些是我们可用的雌激素的主要类型。此外，雌激素的给药方式及作用是局部的还是广泛的，这个问题也很重要。HRT是一种全身性疗法，这意味着它会通过血液释放激素，使其被身体吸收，因此具有全身性效果。它的给药方式主要有两种：

- 口服片剂。WHI研究开展之时，雌激素（特别是CEE）的剂量很大，并且都是口服片剂。口服雌激素通过肝脏代谢，在生效之前可能会引发并发症。科学家认为，口服CEE的使用可能加剧了WHI研究结果的复杂性，因为一些研究发现，口服雌二醇可能比口服CEE安全。[7]
- 透皮给药。透皮雌激素通过皮肤吸收，绕过肝脏直接进入血液。尽管临床试验尚未对透皮雌激素进行彻底的研究，但观察数据表明，与口服雌激素相比，透皮雌激素的用药风险更低。[8]透皮雌激素可通过皮肤贴片、凝胶、乳霜或喷雾给药。

全身性HRT不同于局部雌激素治疗，后者直接应用于患处，因此只有局部效果。低剂量雌激素制剂用于治疗更年期的阴道症状，如阴道干燥、刺激和疼痛。局部雌激素治疗通过乳膏、栓剂、凝胶或阴道环给药。

雌激素制剂并不是唯一需要我们关注的问题。事实证明，孕酮的类型也会产生一些影响。治疗使用的孕酮有可能是合成孕激素，也有可能是从自然来源中提取的孕酮。在WHI试验中使用的孕激素叫作MPA（醋酸甲羟孕酮），它本身就有一个存疑的背景故事。尽管MPA没有引发子宫癌的风险，但我们有理由相信它是导致乳腺癌发病风险升高的因素之一。[9]注意，这个观察结果并不意味着MPA是唯一起作用的因素。但是，新型制剂通常含有微粒化孕酮，就像上文提及的微粒化雌二醇一样，它是女性自然产生的孕酮的分子复制品，因此具有生物同质性。目前，几乎没有证据表明联合使用生物同质性雌激素和孕酮会增加患乳腺癌的风险。[10]顺便说一句，雌激素可以采用多种给药方式，但孕酮通常是口服给药的。

在我们继续讨论之前，我想花点儿时间，就生物同质性激素做出几点澄清。生物同质性的意思是，这些激素与女性身体产生的激素完全相同。但也有人声称，生物同质性激素可能比其他激素"更安全"或更有效。其他的激素，只要是经美国食品和药物管理局批准并经过临床试验检验的配方，就都是安全的。

另一个可能招致困惑的因素是，生物同质性激素既有美国政府批准的制剂，也有复合制剂。美国政府批准的制剂中，每种成分的纯度和功效都受到监管和监测，还接受了副作用的测试。相比之下，由调制药房制备的复合制剂可能使用了未经测试的配方，并联合使用多种激素。他们还有可能使用非标准或未经测试的给药方式，有时甚至会根据唾液或尿液激素测试结果开处方——这种做法被认为是不可靠的。总的来说，生物同质性激素的潜在好处可以通过使用传统的许可药品来实现。在对政府批准的配方成分过敏或者无法达到特定剂量要求的情况下，复合生物同质性激素可能是一种有效的替代选择。现在回到WHI研究和我们面临的最重要任务上：了解如何有效地利用HRT。

时机最为重要

WHI研究的另一个主要问题在于时机选择。我们在琢磨这项研究数年之后，逐渐认识到HRT的风险和益处取决于另外两个基本因素：女性的年龄和更年期已经持续的时间。我们称之为时机假说。简言之，雌激素的效果似乎取决于我们什么时候开始使用它。

当WHI研究开始时，HRT早已自信地完成了它的开局。在这几十年里，大多数女性在50岁出头就开始使用激素治疗来应对更年期症状。与现实生活中的使用情况相反，WHI研究的绝大多数参与者都是六七十岁的绝经后期女性，几乎都已经没有更年期症状了。这十几年的差距会产生天壤之别。事实上，多项科学研究表明，当我们的身体仍能接受雌激素时，HRT的疗效最好。[11]在女性更年期的活跃阶段，身体具有对雌激素的接受能力，而且只要症状持续存在，这种能力就会持续存在；但在症状消除后，它也会很快消失。在更年期的这个关键窗口期，雌激素可以改善和保护全身细胞的健康状况。然而，在此之后一旦过了窗口期，使用雌激素可能就不再具有改善或修复的效果，甚至会产生有害的影响。这一事实表明，HRT对50多岁的女性来说是有益的，而对六七十岁的女性效果甚微，甚至会造成伤害。

另一方面，考虑到WHI研究的大多数参与者的年龄，其中很多人可能已经患有试验希望预防的一些疾病。例如，女性绝经后更容易发生动脉硬化，如果开始接受HRT的时间较晚，就不能逆转或缓解这一问题。由于HRT也会增加血栓的发病风险，而老年女性本来就更容易形成血栓，因此HRT的加入可能会导致心脏病的发病概率更高。在乳腺癌和痴呆发病风险增加方面，也存在类似的问题。

你可能会问，为什么女性健康史上最著名的药物试验会选择早已绝经的女性作为研究对象呢？

首先，在WHI研究启动之时，极少有研究能阐明雌激素对女性身体和大脑的实际作用。你可以回想一下第2章的内容，这些机制是在WHI研究开始几年后才被发现的，上面讨论的时机假说则是在整整10年后才提出的。因此，WHI研究人员遗漏了一些非常重要的信息。此外，正如研究中经常发生的那样，招募60岁及以上的女性是基于统计考虑做出的决定。WHI研究的主要目的是测试HRT对心脏病的预防作用，按照原计划，该试验只进行 8~9 年。对女性来说，心脏病和卒中往往发生在绝经后，因此 WHI 确定 HRT 是否可以预防这些问题的唯一方法，就是招募那些在研究期满之前已经处于这个危险年龄段的女性。遗憾的是，这个计划的效果适得其反。

WHI 研究决定只测试口服 CEE 和 MPA 这两种激素，一方面是因为当时可以选用的 HRT 类型十分有限，另一方面是出于经济考虑。药物试验代价高昂，而惠氏公司提出在整个试验期间免费提供 HRT，这笔投入相当可观。此外，这些激素之前已被数以百万计的女性使用过，所以通过严格的试验来测试它们是有意义的。我们应该庆幸他们这样做了。虽然这不是 WHI 研究的本意，但它揭示了一个非常关键的问题：让绝经后的老年女性使用含高剂量 CEE 和 MPA 的口服片剂（这在当时是相当标准的做法），并不是一个好主意。

应该成为报纸头条的是这些事实，而不是大多数女性从 2002 年的新闻中得知的那些内容。此后有数十项研究让人们不要担心，并指出对有更年期症状的健康女性来说，使用激素治疗（通常是以透皮方式给予低剂量激素）一般收益大于风险。然而，这些发现只是"涓涓细流"，都没有得到像 WHI 研究那样的曝光度，也没有那样的冲击力。因此，激素替代治疗的声誉始终没有完全恢复，其后果影响深远。由于过去的研究结果仍然在我们的脑海中盘旋，大多数女性对是否要用 HRT 来缓解更年期症状意见不一，这也是可以理解的。

机会的窗口期

我们已经知道，女性过了某个阶段后最好避免使用HRT，那么什么时候开始这项治疗更为恰当？年轻女性接受HRT的安全性比WHI研究的那些女性参与者高吗？ WHI的研究对象都是围绝经期女性和仍然有更年期症状的绝经后期女性，而有更年期症状表明你的身体和大脑还在转变之中。

现在，时机假说正变得炙手可热。大量的科学研究表明，在适当的时间开始接受HRT可以减轻更年期症状，可能还有助于预防心脏病和其他慢性疾病。[12] 例如，对猴子的研究表明，雌激素在猴子绝经期间可以有效预防心脏病。而在它们绝经之后过一段时间（相当于人类的 6 年）再使用雌激素，就起不到任何保护作用了（窗口期已经过去了）。科学家用小鼠做试验寻找治疗阿尔茨海默病的方法时，也发现了类似的模式。当雌激素被用于围绝经期或刚刚进入绝经后期的小鼠时，它会刺激脑细胞生长，支持大脑功能，甚至可以防止阿尔茨海默病斑块形成。但如果在它们绝经后过太长时间再使用HRT，就没有任何益处了，反而可能对小鼠有害。

总的来说，若干证据表明，尽早开始HRT可能有助于预防这些疾病。例如，刚开始时，WHI的研究对象中确实有一小部分 50 多岁的女性，总体而言，她们进入更年期都还不足 10 年。结果表明，对这些女性来说，HRT降低了心脏病发作和致死的风险，[13] 她们的总体死亡率低于未使用激素的女性。[14] 还有一些新的证据表明，HRT可以防止认知能力下降，至少对某些女性来说是这样，这个问题我们将在后文中详细讨论。值得庆幸的是，与之类似的积极的观察数据越来越多，导致人们改变了对如何在临床实践中应用HRT的看法。

新的HRT临床应用指南

直到前不久，大多数专业协会还认为HRT要慎用。他们建议只有在出现有限的几种症状的情况下才使用HRT，并尽可能地限制剂量和使用时间。后来，在仔细研究长期以来取得的多项积极发现后，北美更年期协会（NAMS）于2022年发表了更新后的立场声明，其中对HRT的风险和益处进行了一些引人注目的修订。[15] 这些修订不仅增加了灵活性，也考虑到了每个女性的情况都有所不同，因此得到了另外20个国际组织的赞同。让我们回顾一下这些得到更新的重要内容。

HRT会增加乳腺癌的发病风险吗？

对每个临近更年期的女性来说，首要的问题在于HRT是否会增加她们患乳腺癌的风险。要么使用激素来消除潮热，但要冒着患癌症的风险；要么不考虑HRT，而是咬牙坚持，希望症状最终会消失。在这二者之间，我们应该怎么选择呢？

正如我们在前文中讨论过的，这些担忧是由 WHI 研究的结果引发的，因为该研究发现接受雌激素 + 孕激素治疗后乳腺癌的发病风险增长了 26%。具体来说，在全体参与者中，有 38 名接受 HRT 的女性患上了乳腺癌，而安慰剂组有 30 名女性患此病症。通过简单的计算就能知道，HRT 组的病例增长了 26%。然而，从实际数字来看，在接受 HRT 的女性参与者中，乳腺癌病例总数仅增加了 8 例。换一种方式来看，每一万名使用激素（口服 CEE 和孕激素的特定组合）的女性中，就会有额外的 8 名女性患乳腺癌。这比患病风险增长 26% 所暗示的可能性要小得多。

另一件值得考虑的事是，乳腺癌发病风险的增长仅出现在接受治疗的 5 年后。20 年后，激素治疗组女性的死亡率并不比安慰剂组高。[16] 我们不要忘记 WHI 研究的另一项试验，其中做过子宫切除术的女性接受了纯雌激素治疗，她们中的乳腺癌病例比安慰剂组少 7 例，[17] 相当于减少了 24%。关于这些重要的细微差别，我们所知不多。

基于这些数据及 WHI 研究结束后收集的更多数据，大多数专业协会现在一致认为，HRT 相关的乳腺癌发病风险实际上很低，目前的临床应用指南将其定性为"极少发生"。[18] 用北美更年期协会执行董事乔安·平克顿博士的话来说，"大多数 60 岁以下或绝经未超过 10 年的健康女性可以接受激素治疗，无论是单独使用雌激素，还是与孕激素联合使用，都无须担心"。在这个年龄段开始HRT有助于缓解更年期的许多症状；从长期来看，它也可以降低髋部骨折、心脏病、结直肠癌和糖尿病的发病风险。需要说明的一点是，这取决于以前有没有乳腺癌病史，因为癌症复发的风险仍然是一个问题。[19] 如果你迫切希望了解这个问题，可以直接翻到专门针对这个主题的第11章进行阅读。对于没有癌症病史的女性，让我们来看一些数字：

- 雌激素+孕激素治疗在短期（不到5年）内不会显著增加乳腺癌的发病风险，但它与长期（超过5年）风险小幅增加有关。长期风险增加与口服CEE联合MPA（WHI研究中使用的合成孕激素）的相关性，比它与新配方（如生物同质性雌激素和孕酮）的相关性更强。
- 接受长达10年的纯雌激素治疗，不会增加没有子宫（子宫被切除）的无癌症病史女性患乳腺癌的风险。虽然我们没有足够的10年窗口期以后的确凿数据，但观察性研究表明，癌症发病风险可能会在更长时间内保持在低水平上。
- 阴道（局部）雌激素治疗与短期及长期乳腺癌风险增加均无关。

另一种有益的做法是，对照实际情况考虑HRT与乳腺癌发病风险的相关性。事实上，与HRT相比，若干常见的医学因素和生活方式因素会带来同等或更大的乳腺癌风险。例如，仅仅是久坐不动的生活方式就会带来与接受HRT不相上下的乳腺癌发病风险。[20] 但是，与所有的HRT相比，每天喝两杯葡萄酒或体重显著超标会让患乳腺癌的风险翻倍。[21] 因此，虽然围绕HRT和癌症发病风险的讨论至关重要，但同样重要的是，我们应该在身体健康状况、生活方式和医疗选择这个更大的背景下去考虑相关风险问题。

短期使用与长期使用

多年来，临床应用指南指出，使用HRT控制更年期症状时，应该将治疗时间限定为最短，剂量限定为最低；即便如此，也只在必要时才能使用。医学界现在承认，这样的立场可能有所欠缺，对一些女性来说甚至是有害的。[22] 今天，人们一致认为，60岁以上的患者，尤其是存在持续的更年期症状或生活质量问题的女性，不需要按照指南的建议停止激素治疗。专业协会认为，虽然数据不再支持在症状持续存在时中止治疗或任意限制治疗时间的观点，但根据个人情况重新评估治疗的风险和益处始终是值得推荐的做法。[23]

自然绝经、提前绝经和手术后绝经

过去 20 年的研究给我们带来了最重要的启示：年龄很重要。

与大众的认知相反，提前绝经、没有禁忌证的女性应该接受激素治疗。[24] HRT 对那些由遗传因素、早发性卵巢功能不全（POI）、自身免疫病或代谢紊乱导致的过早或提前绝经的女性有益，特别是因卵巢切除术而绝经的女性。与自然绝经相比，手术后绝经对大多数女性来说是更具挑战性的经历。不幸的是，很少有人为她们考虑或者做一些适当的安排，她们常被蒙在鼓里，不知道之后会发生什么。所以我们有必要强调，HRT 对因卵巢切除术而提前绝经的女性来说是一个可行的选择。专家认为，应该鼓励符合条件的患者在手术后尽快开始 HRT，[25] 而且治疗应持续到平均绝经年龄，也就是 51 岁左右。这种治疗方案已被证明能有效缓解潮热和阴道不适，并防止骨质流失。观测数据还显示，接受雌激素治疗（有子宫的女性还可以与孕激素治疗联合使用），可能会降低做过卵巢切除术的女性未来患心脏病和认知障碍的风险。

在绝经后开始 HRT

如果你已经 60 多岁了，或者绝经超过 10 年了呢？ HRT 对你来说安全吗？考虑到我们从研究中了解到的和尚不知道的一切，这需要仔细斟酌。如果说我们从 WHI 研究中学到了什么，那就是在绝经后很久才开始服用大剂量雌激素可能会增加某些慢性疾病的发病风险，比如心脏病。如果 HRT 是在 60 岁后或绝经超过 10 年才开始的，[26] 专业协会建议以透皮给药的方式（如贴片或凝胶）使用低剂量激素，用于减轻持续的更年期症状或提高生活质量。如果没有罕见的禁忌证，那么在任何年龄都可以接受阴道雌激素治疗。[27]

HRT 的禁忌证与批准适应证

目前，全身性激素治疗的禁忌证包括：

- 怀孕
- 不明原因或不正常的阴道出血
- 活动性肝病
- 未控制的高血压
- 已知或疑似激素敏感的癌症，如乳腺癌
- 当前正在接受乳腺癌治疗
- 活动性或近期发作的动脉血栓栓塞性疾病（动脉中有血凝块）
- 既往或当前有静脉血栓栓塞（静脉、腿部或肺部有血凝块）
- 既往或当前有冠心病／冠状动脉疾病、卒中或心肌梗死

但是，考虑到个人病史，可能会有例外情况，这是患者需

要与医生讨论的重要内容。例如，有血凝块被认为是"软"禁忌证，需做进一步评估。HRT的给药方式也很重要，例如，透皮给药带来的卒中和血栓发病风险较低。重要的是，有上述任何病症的家族史都不是禁忌证，但有必要进行医学评估。为了澄清这个概念，我举个例子：如果你本人患有（或曾经患有）雌激素依赖型癌症，通常就不建议你使用激素，但不会因为你的家人患有（或曾经患有）乳腺癌而给出这样的建议。

对于符合条件的女性，出现下列这些情况后，HRT不仅是推荐疗法，还得到了美国食品和药物管理局的批准：

● 血管舒缩症状

HRT仍然是缓解更年期中度至重度血管舒缩症状（潮热和盗汗）最有效的一线治疗方法。在临床试验中，纯雌激素和雌激素＋孕激素治疗都能使潮热的发生次数减少75%，同时还能降低其强度。[28] 透皮给药制剂似乎和口服片剂一样有效。

● 预防骨质疏松症

HRT已被证明可以预防骨质流失，减少无骨质疏松症女性的骨折风险。如果已经患有骨质疏松症，最好选用其他药物。

● 泌尿生殖系统症状

绝经泌尿生殖综合征（GSM）包括阴道干燥、灼烧、刺激、疼痛和性活动润滑减少，以及尿失禁、膀胱过度活动症和再发性尿路感染。首选的治疗方法是使用低剂量的阴道雌激素，以乳霜、片剂、环或软凝胶阴道插入物（你可以将它涂在阴道区域，以缓解摩擦、干燥和组织变薄）的形式给药。遗憾的是，只有25%患阴道萎缩的女性使用这种治疗方法，原因之一是担心乳腺癌发病风险。这在一定程度上是因为美国食品和药物管理局要求印在药品包装上的黑框警告，导致医生和患者都不愿意考虑这个选择。然而，这些警告的依据是WHI研究，但它根本没有评估过阴道雌激素治疗的效用。所以，我再说一遍：低剂量阴道雌激素治疗与癌症风险增加没有相关性。在一些罕见的情况下，有些患者可能不符合接受雌激素局部治疗的条件，针对她们的一线疗法是使用非激素阴道保湿剂。注意，阴道雌激素治疗可能不会增加性欲或性兴趣。在这种情况下，全身性激素替代治疗效果最好，透皮雌激素制剂可能比口服片剂更好。睾酮治疗也是一种选择，我们将在下一章中讨论。

其他适应证

虽然HRT目前还没有被美国食品和药物管理局批准用于改善更年期的睡眠、情绪或认知表现，但很多临床医生根据其有益效果（特别是在围绝经期激素水平波动情况下的效果）的报告，会推荐使用HRT。尤其是针对下列症状：

● 睡眠障碍

虽然还需要更多的证据，但一些研究表明，低剂量雌激素（无论是否与孕激素联合使用）可能会缓解围绝经期女性的睡眠障碍，[29] 原因之一是它能减少盗汗次数，还能改善绝经后期女性的睡眠质量。

● 抑郁

出现这类症状时，首先要弄清楚这个问题：它是围绝经期抑郁症还是重度抑郁症的表现？是激素反应所致，还是有其他潜在的原因？情况不同，适用的治疗方法也不同。抗抑郁药或心理治疗是重度抑郁症的主要治疗方法，而雌激素治疗是与围绝经期相关的轻度抑郁症状的一线疗法，[30] 它会产生类似于抗抑郁药的效果，同时针对导致这些症状的根本原因。如果有需要，雌激素治疗可与抗抑郁药联合使用。但是，雌激素治疗不建议用于改善严重的抑郁症状，患者必须咨询有资质的医疗保健专业人员，做出明智的决定。根据现行指南，尽管HRT有助于缓解抗抑郁药的临床反应，但它可能无法有效治疗绝经后抑郁，特别是对仍有潮热症状的绝经后期女性来说。

● 脑雾和健忘

显而易见，女性的认知健康是我所从事研究的核心内容，我自然也关注了HRT支持记忆和预防痴呆的效果。HRT是否可以改善围绝经期认知能力下降的问题？结果令人鼓舞，因为有证据表明，在围绝经期或更年期早期阶段开始接受雌激素治疗，可以支持甚至增强某些方面的认知能力，主要是记忆力。[31]虽然还需要做更严谨的研究，但HRT似乎对缓解脑雾和健忘症状有效，至少对某些女性有效。这些有益的效果在那些做过子宫切除术或卵巢切除术的女性身上表现得尤其明显。[32]

另一个重要的问题是：HRT能预防痴呆吗？遗憾的是，WHI研究仍然是唯一测试过HRT的预防痴呆效果的临床试验。如你所知，该研究的对象是已经绝经很久的女性。并不令人惊讶的是，该研究表明HRT没有预防痴呆的效果，具体取决于所用HRT的类型，有的HRT甚至还产生了不利影响。[33]让60多岁甚至年纪更大的绝经后期女性开始接受口服CEE与MPA联合用药后，她们患痴呆的风险反而增加了。另一方面，与安慰剂相比，纯雌激素治疗并没有增加痴呆的发病风险，这让我们感到宽慰，但也不是我们期望的答案。有两点很重要，我们必须牢记：第一，我们不知道其他HRT制剂是否会产生不同的结果；第二，测试对象应该是处于更年期活跃阶段的女性，而不是已绝经十几年的女性。

遗憾的是，HRT更有可能对较年轻的女性（处于向绝经过渡的阶段或刚绝经不久的女性）有效，但针对这些女性的临床试验寥寥无几。目前还没有一项利用激素治疗帮助围绝经期女性预防痴呆的临床试验，这简直令人无法接受。尽管如此，对WHI研究中为数不多的较年轻女性（50~59岁）进行重新评估后，人们发现了从中年阶段开始的HRT确实有助于降低痴呆发病风险的重要证据。结果显示，随着年龄增长，那些从中年阶段开始使用雌激素的女性发生认知能力下降的概率远低于服用安慰剂的同龄女性。[34] 一些观察性研究报告了类似的发现，促使许多临床医生提倡女性在围绝经期或绝经早期接受HRT，以便在年老后能够维持神经健康。[35] 目前，在没有取得更明确的发现之前，不建议使用HRT来预防或治疗认知障碍及痴呆。虽然我们还没走到这一步，但我希望随着我们收集到更多的证据，这些建议将进一步转变和发展。

下一代HRT：人造雌激素

说到HRT，很多人都觉得他们必须立场鲜明。加入还是不加入？接受还是不接受？围绕这个话题的激烈交锋没完没了，无异于要求女性在乳房和大脑之间做出选择。作为一名科学家，我认为我们问错了问题。我们不需要勉强自己对目前可以得到的东西进行量化权衡，而是需要更好的解决方案。我们应该问的问题是：能否开发出一种既能支持大脑功能，又不会增加癌症发病风险的HRT？是不是听起来太简单或者好得难以置信？

接下来我们讨论新一代雌激素——所谓的人造雌激素，即被设计出来用于满足女性需求的雌激素。这些化合物被称为选择性雌激素受体调节剂（SERM）。SERM可以阻断雌激素对身体某些部位的作用，同时发挥雌激素的功能，增强它对其他部位的作用。因此，SERM具有雌激素的多种好处，却不会像雌激素那样可能造成某些危险。可用于临床实践的SERM有很多种。例如，一种叫作他莫昔芬的SERM通常被用作乳腺癌的一线治疗方案。他莫昔芬可以阻断乳腺组织中的雌激素受体，有效地阻止雌激素与乳腺中的癌细胞结合并使其生长。但与此同时，它还会在身体其他部位模拟雌激素的作用，例如，它可以在骨骼中起到积极的作用。正是因为它能够在身体某些部位阻断雌激素而在其他部位激活雌激素，所以SERM具有选择性。

经过数年严谨的研究，罗伯塔·迪亚斯·布林顿博士（我的导师、同行）成功开发了一种针对大脑的SERM，叫作PhytoSERM。其中，Phyto是指雌激素来自植物。这个天才的配方可以选择性地向大脑提供雌激素，而在生殖组织中它基本上是不活跃的，甚至是抑制性的；也就是说，它不会增加乳腺癌或子宫癌的发病风险。[36] 你可以把PhytoSERM想象成一种针对大脑的植物基雌激素"GPS"：它会绕过生殖器官，形成一条直达线路，将雌激素的所有益处直接输送给大脑。2022年，我们与布林顿博士合作，启动了一项由美国国立卫生研究院赞助的随机对照临床试验（简言之，这是一项非常缜密的临床试验），测试PhytoSERM对围绝经期和绝经早期女性的大脑能量和认知功能的支持。试验结果表明，PhytoSERM的应用前景令人兴奋。通过临床验证，我们希望这种雌激素制剂不仅对缓解更年期症状有

　　　　　　　　　　　来吧，更年期！

价值，还能为我们的大脑提供额外的保护，特别是让它们免受痴呆的损害。试验结果将在 2025 年左右公布，从时间流逝的速度来看，这件事指日可待。①

做出明智的决定

公平地说，对更年期女性的服务做得不够充分，这应该被认为是医学上最大的盲点之一。但是，随着越来越多的研究绘制了关于 HRT 的风险和益处的更可靠图景，情况看起来比过去 20 年要好得多。是时候用知识和创新来取代恐惧了。多年来，在决定是否接受 HRT 时，人们的依据都是一体通用的随机临床试验。现在她们意识到，每个人都需要得到个性化的关注，并对自己的治疗效果进行持续评估。显然，乳腺癌发病风险是需要考虑的重要因素，但症状控制和生活质量同样不容忽视。每个女性不仅有不同的关注点，而且有不同的偏好和不同的风险承受能力。因此，应该有一种着眼于整体的个性化方案来管理更年期，帮助女性根据全面、无偏见的建议，详细了解 HRT 及各种各样的生活方式和可选的非激素疗法分别有什么作用。

对许多女性来说，可以适当引入激素治疗简直就是喜从天

---

① 我在这项工作中没有商业利益，这也不是推销。这只是我们下一阶段研究的公告。

降。我们对 HRT 的理解需要与时俱进，但同样重要的是，要知道雌激素并不是包治百病的灵丹妙药。虽然我完全理解向有适应证的女性提供 HRT 的意图，但一刀切式地使用 HRT 并没有得到科学或者更年期医学团体现行指南的支持，甚至有可能让 20 世纪 60 年代的闹剧再次上演。风险回报的计算有很多变数，如果有人认为能从保险杠贴纸上找到这个问题的答案，那么可以肯定她既没有听取科学论证，也没有阅读具体说明。雌激素有很多作用：可以帮助缓解潮热及其引起的睡眠障碍、更年期早期的情绪低落，还能预防骨质疏松症。阴道雌激素治疗对性交疼痛和反复发生的膀胱感染有帮助。但是，在将 HRT 用于预防或治疗心脏病、严重抑郁症或痴呆等其他疾病之前，我们还需要进行更多的相关研究。无论是何种类型或剂量的 HRT，都不可能适用于所有人。

此外，我们必须重新评估 HRT 是不是更年期医疗护理的可行选择。但与此同时，由于医疗条件限制或副作用而无法接受 HRT 的女性、不需要接受 HRT 的女性、治疗后效果不佳的女性，以及那些不喜欢服用激素的女性，可能会感到沮丧或者觉得自己被遗忘了。因此，我要强调的是，尊重女性健康体验和选择的多样性极其重要，不能采用一刀切的做法。所有更年期女性都应该了解内情，应该有多个可选方案，从中做出自己的选择。其他方法也可以控制更年期症状，提高生活质量并支持大脑整体的健康，如使用非激素处方药和改变生活方式等。我们将在后文中讨论这些方法。记住，只有你才知道什么适合自己。

第 10 章
其他激素治疗和非激素治疗

我们在前几章中分析了更年期的整体形势，现在我们已经清楚地知道，每个女性的更年期经历就像她的指纹一样独特。要摆脱令人烦恼的症状，方法同样因人而异。近年来，HRT 的再次兴起，帮助许多遭遇更年期相关症状的女性减轻了痛苦。尽管 HRT 可能是知名度最高的治疗方法，但它并不是唯一的方法。

在本章中，我们将深入探讨可用于缓解更年期症状的其他药物，包括一些激素治疗（如睾酮治疗和避孕药），以及非激素处方药。当由于药物禁忌证（如激素依赖型癌症）而不能使用激素治疗时，非激素治疗可能是一种特别重要的选择。鉴于最近 HRT 备受推崇，癌症患者（他们可能已经在应对诊断和治疗带来的身体和情感压力）可能会感到自己被排除在外，或者觉得摆在他们面前的是一些次等的选择，而不是真正有效的治疗方案。

因此，我们必须强调，非激素药物同样是缓解更年期症状的有效方法。例如，抗抑郁药帕罗西汀被美国食品和药物管理局批准用于治疗潮热。还有一些抗抑郁药，以及加巴喷丁和可乐定等药物，也显示出有缓解更年期症状的效果。就在最近（2023 年），美国食品和药物管理局批准非唑奈坦上市，这是一种用于治疗中度至重度潮热的新型非激素药物。讨论所有可用的选择，对于确保所有更年期女性都能根据其个人的需要和情况获得适当、有效的治疗至关重要。

睾酮治疗

女性进入更年期后，潮热、情绪波动、精力不足和性欲低下等问题就会不请自来，许多人为此四处寻求摆脱困境的方法。说到睾酮，这种激素就像一个保镖，随时准备把这些讨厌的症状一脚踢开。睾酮真是可靠的保镖吗？

虽然睾酮通常被认为是一种雄性激素，但女性也需要它。事实上，我们的身体在绝经前产生的睾酮量是雌激素的三倍，原因之一是产生雌激素需要用到睾酮。睾酮是由卵巢、肾上腺和全身脂肪组织产生的。正因如此，绝经后睾酮水平下降得没有雌二醇那么多。尽管如此，随着年龄的增长，睾酮水平仍会下降，性欲也常常会随之下降。[1] 睾酮水平低的女性还可能出现焦虑、易怒、抑郁、疲劳、记忆力下降和失眠等症状。[2] 此外，虽然睾酮水平下降通常是由衰老过程而不是自然绝经导致的，但人工绝经可能与睾酮水平的骤降有关，这可能是一个颇具挑战性的问题。如果女性患有早发性卵巢功能不全，她们的睾酮水平可能下降得更严重。但是，评估治疗方案时，这些差异往往会被忽视。

目前，开具睾酮处方的唯一临床适应证是性欲低下。这是因为多项研究和临床试验表明，睾酮治疗可以有效增加女性绝经后的性欲、满足感和快感。[3] 通常情况下，HRT 足以解决这些问题。但是，如果经过几个月的 HRT，你仍然感到性欲减退和疲劳，就应该和你的医生谈谈在激素治疗中添加睾酮的问题了。根据现行指南，在 HRT 中加入睾酮治疗是适当的做法，其前提条件是：[4]

- 你已经处在绝经后期，正在接受雌激素治疗，并有不明原因的性欲下降。
- 在手术导致绝经后，你有性欲减退、抑郁和疲劳等症状，但雌激素治疗并没有缓解你的这些症状。

虽然现行指南没有特别针对围绝经期女性给出睾酮治疗的相关建议，但我们也没有理由认为睾酮治疗对较年轻的女性没有好处。考虑到性欲的变化通常发生在绝经过渡期的早期阶段，这一点尤为重要。

目前不建议使用睾酮治疗来改善情绪或认知能力。[5] 尽管你可能在新闻中听说过，但睾酮治疗对认知能力的支持仍然和在比萨上放菠萝丁一样充满争议。原因在于，虽然一些研究表明睾酮治疗可能对认知功能有积极影响，但现有的证据非常有限。[6] 一方面，一些小规模临床试验显示，与安慰剂组相比，接受睾酮治疗的绝经后期女性认知能力的某些方面有所改善。[7] 另一方面，同样多的小型研究报告没有发现参与者的认知能力有任何改善。[8] 关于睾酮对女性情绪影响的研究就更少了。总之，我们没有足够的证据来证明这些潜在好处，也就无法得出确切的结论。因此，我们还需要做更多的研究！

如果你有意尝试睾酮治疗，就要记住三点。第一，更年期的睾酮治疗通常是以贴片、凝胶或乳膏等透皮形式低剂量给药。第二，你不需通过血液测试来决定睾酮是否适合你。这是因为血液中睾酮水平低与性欲低下及其他症状无关。也就是说，你不需要因为血液中的睾酮水平很低而使用睾酮。但是，如果你决定开始睾酮治疗，那么一段时间后检查你的睾酮水平，并根据需要调整治疗方案，可能对你有好处。此外，我建议你每年去医院做检查，了解症状经过治疗的情况，以及有什么风险和益处。第三，如果你还有性欲相关问题，很多医生就会建议你用阴道雌激素或其他药物缓解阴道干燥或不适症状。如果同房时感到疼痛，建议你在开始使用促进性欲的药物之前，先让专家检查你的骨盆底，解决不适或疼痛问题。

最后，虽然睾酮治疗对一些女性有效，但事先必须根据具体情况仔细权衡潜在的风险和益处。我们还需要进行更多的严谨研究，以找到明确的证据来支持睾酮治疗的长期有效性和安全性，特别是关于它对乳房和子宫内膜组织的影响。好消息是，睾酮治疗几乎没有副作用，除了它会导致给药部位体毛增加。与普遍的看法相反，脱发、痤疮和多毛症都是罕见效应，[9]声音低沉也是如此。

避孕

　　缓解更年期症状还可以采取一种你可能认为已经不再需要的方法：避孕。虽然避孕用品的主要目的是防止怀孕，但激素避孕方法，如复方口服避孕药（COC）、仅含孕酮的避孕药和激素宫内节育器，都能提供小剂量的雌激素和/或孕酮，帮助调节激素水平，还有调节月经周期的作用。这有助于减轻出血和痛经，进而缓解多囊卵巢综合征、子宫内膜异位症等症状。（注：铜质宫内节育器不含激素，此处不做介绍。）

　　以下是激素避孕对更年期女性的好处：

- 调节月经周期。激素避孕可以持续提供激素，帮助调节月经周期，减轻围绝经期的不规则出血。
- 减少潮热。临床试验表明，低剂量口服避孕药可以减少潮热和盗汗的发生频率，降低其严重程度。[10]在针对围绝经期女性的几项研究中，使用低剂量口服避孕药的女性的血管舒缩症状平均减少了 25%。[11]

- 促进骨骼健康。围绝经期女性使用口服避孕药有助于增加骨密度，降低未来患骨质疏松症的风险。
- 降低子宫内膜癌和卵巢癌的发病风险。研究表明，使用口服避孕药与子宫内膜癌和卵巢癌的发病风险降低有关。[12]

总的来说，激素避孕可以缓解女性的更年期症状。与其他任何药物一样，我们也必须考虑其潜在的副作用、健康风险和个人对治疗的反应。激素避孕可能并不适合所有女性，特别是有血栓、某些癌症或其他疾病史的女性。它的副作用包括体重增加、乳房疼痛和恶心，情绪波动和性欲下降则不太常见。

近年来，避孕和心理健康之间的潜在联系，引起了越来越多的关注和争议。一些研究报告了激素避孕与抑郁症发病风险增加有关，从而激起了这场争论。其中，迄今为止规模最大的研究分析了 100 多万名年龄在 15~34 岁的丹麦女性的数据。结果显示，与没有使用激素避孕的女性相比，使用激素避孕的女性开始服用抗抑郁药的概率更高。[13] 这些研究结果登上了新闻头条，引发了严重的担忧。然而，当我们查看这些数据时，我们注意到实际增长的病例数比较少。事实上，第一组（激素避孕使用者）中每年有 2~3 名女性开始使用抗抑郁药，而第二组（不使用激素避孕者）中每年有 1~2 名女性开始使用抗抑郁药。所以，只有一两个人的差异。尽管如此，考虑使用激素避孕的女性也应该与医生讨论她们的心理健康史，特别是抑郁症病史及所有相关问题，以便在医疗方案的选择上做出明智的决定。

总的来说，激素避孕可以作为围绝经期激素治疗的一种有效的替代方案，[14] 它不仅可以避孕，通常还可以缓解血管舒缩症状。如果你对这个方案感兴趣，下面是一些常见问题：

● 使用避孕药是否会延迟或加速围绝经期 / 更年期的到来？

不会，避孕药既不会延迟也不会加速绝经。不过，它有可能掩盖月经失调的问题，而月经失调可能会让你第一时间意识到自己即将绝经。复方避孕药（含雌激素和孕酮的避孕药）会导致每月的撤退性出血，这种出血与月经非常相似。即使在绝经后，你也可能会继续出血，就像在月经期间一样。如果你使用的是纯孕激素避孕药，如纯孕激素避孕药片、植入剂、注射剂或宫内节育器，你可能根本就不会来月经。这让你很难判断自己是否已经完成了向更年期的过渡。确定你是否在使用避孕药期间绝经的最好方法，就是接受妇产科专家的评估。

● HRT 可以代替避孕药吗？

不能，因为 HRT 并不是一种避孕方法。

虽然女性在 45 岁以后怀孕的可能性会下降，但仍然有较大的机会。只要你有月经，即使月经失调，你也会排卵。根据现行指南，建议 50 岁以下的女性在末次月经后的两年内继续采取避孕措施，以免怀孕；建议 50 岁以上的女性在末次月经后的一年内采取避孕措施。医生会根据你的个人情况和病史提出建议。

● 避孕可以和激素替代治疗同时进行吗？

许多避孕方法可以与 HRT 一起安全使用。

抗抑郁药

虽然激素治疗可以帮助缓解更年期的多种身体和大脑症状，但在深入讨论这个问题时我们还应该讨论抗抑郁药的作用。在更年期治疗这个领域，抗抑郁药积累了一些负面名声，主要是因为有更年期症状的女性经常被误诊为焦虑或抑郁。在这种情况下，医生会为她们开具抗抑郁药，而不是让她们接受更年期的靶向治疗。这种误诊固化了一种观点，即认为抗抑郁药是一种不充分或不合适的治疗方案。然而，如果更年期女性在专业医护人员的指导下正确使用抗抑郁药，就可以显著缓解更年期症状，如潮热和抑郁，同时还能提升生活质量。事实上，对于不能服用雌激素的女性，如那些患有激素依赖型癌症的女性，建议使用特定抗抑郁药作为潮热的一线治疗药物。重要的是，很多针对有乳腺癌病史的女性的研究表明，与安慰剂相比，这些药物可以减少20%~60%的潮热。[15]

同样值得注意的是，抗抑郁药在特定情况下可能和HRT一样有效，[16]包括：缓解围绝经期的严重抑郁，缓解绝经后的抑郁，以及缓解绝经前后的严重抑郁。

经测试，可缓解更年期症状的抗抑郁药包括选择性5-羟色胺再摄取抑制药（SSRI）和5-羟色胺去甲肾上腺素再摄取抑制剂（SNRI）。SSRI和SNRI缓解潮热的确切机制尚不完全清楚，但人们认为它们通过影响血清素和去甲肾上腺素这两种神经递质的影响，可以起到调节体温的作用。目前，SSRI类药物帕罗西汀（品牌名为Brisdelle）得到美国食品和药物管理局批准，可用于治疗中度至重度更年期潮热和盗汗。低剂量帕罗西汀可以显著降低潮热和盗汗的频率和严重程度，还能改善睡眠，同时不会对性欲或体重产生负面影响。[17]

其他抗抑郁药也已显示出可缓解更年期症状的疗效，包括西酞普兰（喜普妙，Celexa）、艾司西酞普兰（来士普，Lexapro）、文拉法辛（怡诺思，Effexor）和去甲文拉法辛（倍思乐，Pristiq）。[18]临床试验表明，去甲文拉法辛可以减少62%的潮热，并让其严重程度减轻25%。[19]艾司西酞普兰让潮热的严重程度降低了约50%。[20]另一方面，常见的抗抑郁药，如氟西汀（百忧解，Prozac）和舍曲林（左洛复，Zoloft），对更年期症状的疗效不如上述抗抑郁药。

同样值得注意的是，抗抑郁药可以迅速起作用，通常在用后几周就能起到缓解作用。然而，这些药物的有效性因人而异，有些患者可能症状没有得到明显的缓解，甚至还会出现副作用。最常见的副作用是戒断症状。此外，某些抗抑郁药，如帕罗西汀，会干扰他莫昔芬（一种常见抗癌药物）起效。在这种情况下，西酞普兰、艾司西酞普兰和文拉法辛是更安全的选择。

非唑奈坦

非唑奈坦（商品名为 Veozah）是美国食品和药物管理局批准的一种新型非激素药物，专门用于治疗中度至重度潮热，它是一种选择性 NK3（神经激肽 3）受体拮抗剂。这是因为，非唑奈坦针对一种被称为神经激肽 B 的蛋白质起作用，而这种蛋白质可以与下丘脑（负责调节体温的脑区）的 NK3 受体结合。非唑奈坦可以通过阻断该蛋白质与受体的连接，降低潮热的严重程度和频率。对那些适合接受 HRT 或对替代治疗感兴趣的女性来说，非唑奈坦可能会彻底改变她们的境况。这种药物获得美国食品和药物管理局的批准，也标志着人们对更年期症状及缓解这些症状的重要性的认识在不断加深，为不久的将来出现更多的非激素治疗方案铺平了道路。

从实践的角度来看，非唑奈坦是一种口服药，需要每天服用一次。它的安全性和有效性在 3 期随机对照临床试验中得到了评估，该试验涉及 2 000 多名年龄在 40~65 岁、每天至少经历 7 次潮热的女性。结果显示，中度至重度潮热的频率显著降低，[21] 其中服用高剂量药物的女性降低了 48%，服用低剂量药物的女性降低了 36%，而服用安慰剂的女性降低了 33%。然而，由于试验只持续了一年，这种药物的长期效果尚不清楚。非唑奈坦有一些副作用，包括胃肠道问题和肝转氨酶升高（潜在肝损伤的标志）。因此，建议患者在治疗前和治疗期间进行血液检测，以监测肝功能。

加巴喷丁

加巴喷丁是美国食品和药物管理局批准的治疗癫痫的药物。多次试验表明，它能改善潮热的频率和严重程度，也许对盗汗更有效。[22] 一些人认为，对有更年期相关睡眠障碍的女性来说，加巴喷丁可能是一个不错的选择，因为它会导致嗜睡。患者可以在每天睡前服用一次（适用于夜间潮热非常严重的患者），也可在白天服用。加巴喷丁可与他莫昔芬、芳香化酶抑制剂一起使用。它的副作用可能包括头晕、步态不稳和嗜睡（通常在使用两周后有所改善），以及戒断症状。

普瑞巴林

普瑞巴林（利痛抑，Lyrica）是加巴喷丁的"近亲"，常用于治疗癫痫发作、疼痛和纤维肌痛。它可能有助于缓解潮热，尽管在这方面对它的研究不如对加巴喷丁的深入。然而，它有助于缓解更年期焦虑，可与他莫昔芬、芳香化酶抑制剂一起使用。它的副作用与加巴喷丁相似，但没有那么明显。

可乐定

可乐定是一种降压药，可用于预防偏头痛。它也可用于减少更年期潮热，但疗效似乎比不上抗抑郁药或加巴喷丁。[23] 由于可能产生的副作用，包括低血压、头痛、头晕和镇静作用，它的使用频率也低于其他药物。目前的指南不建议在尝试其他治疗方案之前使用可乐定。

奥昔布宁

奥昔布宁可用于治疗膀胱过度活动症和尿失禁，但也有助于治疗潮热。[24] 它可与他莫昔芬、芳香化酶抑制剂等癌症治疗药物一起使用。它最令人讨厌的副作用是口干。

第 11 章
癌症治疗和"化疗脑"

癌症是一个让所有人胆战心惊的词，会让人产生深深的无力感。尤其是乳腺癌，很少有女性不会为此担忧，对激素治疗的所有风险评估几乎也都会考虑这种可怕的疾病。大多数人身边都有人患过这种疾病或正在与之斗争。即使我们没有直接受到它的影响，我们也非常清楚这种可怕的风险，原因之一是我们听说过其他女性的故事。

全世界每年有 140 万女性确诊乳腺癌，[1] 每年有 40 多万人因此死亡。虽然乳腺癌是一种多因素导致的疾病，但 60%~80%的病例都与性激素有关。[2] 很多生殖系统肿瘤都有雌激素受体阳性细胞，这些细胞有自己的受体，可以附着在雌激素上。一旦它们依附于血液中流动的雌激素，它们就会生长并变得更强壮。因此，治疗这些癌症时，目标就是要阻断或抑制雌激素，以阻止肿瘤发展，以及防止癌症复发。这可以与化疗结合，有时也可以通过手术切除乳房组织（乳房切除术）。

有两种最常用的治疗乳腺癌的激素疗法（医学界称之为内分泌治疗）：

- 选择性雌激素受体调节剂（SERM），又名雌激素阻断剂。顾名思义，它的作用是阻断癌细胞中的雌激素受体，就像一把断在锁眼中的钥匙，附着于锁（受体），使正常的钥匙（雌激素）不得其门而入，从而阻止了肿瘤的发展。最常用的药物是他莫昔芬。

- 芳香化酶抑制剂。这种药物通过抑制芳香化酶的作用来阻止全身雌激素的产生，芳香化酶是产生雌激素所需的酶。芳香化酶抑制剂可以是甾体类药物（如依西美坦），也可以是非甾体类药物（如阿那曲唑和来曲唑）。无须讨论太多细节，仅从这种区别就能清楚地看出这些药物是通过不同的方法抑制芳香化酶的。

这两种疗法确实是救命良方，通常可以完全根除乳腺癌，或者至少可以延长数百万名女性的生命。然而，它们不仅会影响乳房组织中雌激素的作用和产生，还会影响身体其他部位的雌激素。例如，它们会影响卵巢，阻止排卵和月经。这可能是暂时性的副作用，也可能是永久性的（在后一种情况下，无论女性年龄多大，这都会引发药物性绝经）。这些药物还会激发容易辨认的更年期症状。例如，大约 40% 服用他莫昔芬这种 SERM 药物的女性会发生潮热。[3] 其他脑部症状也很常见，包括脑雾、情绪和记忆力变化，许多人将其称为"化疗脑"。这些症状可能非常严重，以至于癌症患者怀疑自己处于痴呆早期。正如你可能已经注意到的那样，因为感觉到认知能力下降而担忧，直到最后疑心自己患了痴呆，这是本书关注的一个主题，也是我们需要认真对待的问题。

2018 年，我在《纽约时报》上发表了一篇关于更年期与阿尔茨海默病之间联系的专栏文章。我写这篇文章，就是为了提高人们对这一关键的人生过渡阶段的认识，让他们知道这是女性大脑健康中一个重要但在很大程度上被忽视的因素。我预料到了它可能会引起社会各界的强烈反应，但我没有预料到我收到的所有电子邮件都来自乳腺癌患者。因为我强调了雌激素缺乏与阿尔茨海默病的风险增加之间可能有某种联系，许多患者直到今天仍在寻求帮助，她们担心自己使用的抗癌药物可能会损害她们的大脑健康。

在我写那篇专栏文章的时候，还没有足够的数据来回答这些迫切的问题。值得庆幸的是，在过去几年里，人们越来越意识到雌激素对大脑健康的重要性，这当然会促使越来越多的女性要求了解关于这一重要联系及其所有可能影响的准确信息。这一切不仅激发了人们对这个话题的兴趣，促使更多的研究集中力量

去评估内分泌治疗对癌症患者认知健康的影响，还激励人们对
HRT（激素替代治疗）可能发挥的作用展开了相当激烈的讨论。
我将在本章中分享这些新信息。

卵巢癌

在进入正题之前，我们需要先谈谈卵巢癌。卵巢癌通常与
乳腺癌同时发生，部分原因是我们的乳房和卵巢通过激素建立了
某种经常被我们忽视的联系。与乳腺癌一样，随着女性年龄的增
长，卵巢癌也越来越常见，绝经后患病风险增加。我们的乳房和
卵巢还通过遗传因素建立了联系，例如，有些基因突变会增加这
两种癌症的发病风险，而且一种癌症的存在会提高另一种癌症的
发病风险。[4]

通常，卵巢癌的治疗会结合化疗和手术，其中卵巢切除术
是一线疗法。卵巢切除术可以是单侧切除（只切除一个卵巢）或
双侧切除（切除两个卵巢）。当两个卵巢和输卵管一起被切除时，
这种手术被称为双侧卵巢输卵管切除术（BSO）。发现或怀疑患
卵巢癌时，BSO 具有确定的益处。[5] 有明显卵巢癌家族史或已证
实遗传易感性（如特定的乳腺癌相关 *BRCA* 基因突变），以及患
有林奇综合征和波伊茨-耶格综合征等疾病的患者也推荐接受
BSO。[6] 不过，越来越多的证据表明，卵巢癌实际上可能起源于

输卵管。因此，对一些接受预防性治疗的人来说，切除输卵管而不切除卵巢可能是一种能降低风险的可行策略。

在绝经前接受BSO的一个缺点是，它会导致手术后绝经，同时化疗会导致特别复杂的身心体验。认识到这一点很重要，因为患者并不总能搞清楚这些治疗可能产生的长期影响，或者不清楚应对可能出现的症状时有哪些可供选择的治疗方案。

化疗脑真的存在

许多癌症患者在接受癌症治疗之前、期间和之后，都担心会出现或者真的出现了他们所说的精神恍惚。遗憾的是，化疗脑是证明女性对自己认知和心理健康的关注被医学界忽视的又一个教科书式的例子。尽管癌症患者已经反映这些情况几十年了，但直到前不久，医生仍然把这些症状归因于疲劳、抑郁、焦虑、癌症及其治疗带来的压力。尽管患者认为她们的症状并不是由抑郁、焦虑或疲劳造成的，但她们的看法并没有得到足够的重视。这要么是因为一些医生认为癌症治疗不可能对大脑产生负面影响，要么是因为他们缺乏解决这些具体问题所需的培训。遗憾的是，即使在今天，许多患者也仍然会遇到这些障碍。

如果你或你认识的任何人遇到过这些问题，那么我可以肯定地告诉你，化疗脑并不是你的想象，而是真的存在。这是一种真实的可诊断疾病，正在得到越来越多的认可和关注。

越来越多的人承认化疗脑是一种实际的医学疾病，其中一个主要原因是脑成像技术改进了。一些影像学研究发现，化疗脑与大脑白质发生的可测量变化有关，特别是与连接海马和前额叶皮质的神经纤维发生的变化有关。[7] 正如你所知道的，大脑的这些区域与记忆和高级认知功能有关。化疗后，认知功能相关的大脑其他部位也会在连通性和活动性方面发生变化。[8] 这些观察结果突出了某些癌症治疗对大脑结构和功能的直接影响，因此显著地促进了常规思维的转变，为患者报告的化疗脑提供了证据。

今天，化疗脑在医学领域被称为癌症治疗相关认知障碍、癌症相关认知改变，或者化疗后认知障碍。我不喜欢这些名称中的"障碍"一词，原因我们稍后会讨论。不管怎样，75%的癌症患者都报告了化疗脑的症状。[9] 它通常被描述为难以处理信息，不能像患癌症或开始治疗之前那样快速、清晰地思考；处理日常任务需要更集中注意力，也需要投入更多的时间和精力。正如你可能已经注意到的，这与更年期女性出现的脑雾并没有太大的不同。以下是化疗脑患者可能遭遇的问题：

- 短期记忆问题。忘记姓名、日期等细节，有时甚至忘记整件事；忘记通常很容易记住的事情（记忆力减退）；记错日期和约会。
- 注意力难以集中问题。注意狭窄，注意力集中时间变短。
- 思维变慢问题。做事情需要花更长的时间，条理性变差，思考问题和处理事情的速度变慢。

- 学习新事物有困难。
- 处理多重任务有困难。
- 词不达意，比如，找不到合适的词，以致语不成句。
- 难以跟上或发起谈话。
- 找不到路。
- 懒散、疲倦或精力不济。
- 手脚不灵活，仿佛运动技能出了问题。

化疗脑是什么原因导致的呢？尽管它被称为化疗脑，但原因可能有多种。它可能是由癌症本身引起的，可能是由化疗引起的，也可能是由贫血等继发性疾病引起的。虽然它通常与化疗有关，但其他治疗（如另外进行的内分泌治疗、放疗和手术）也可能与之有关，更不用说这些治疗可能导致的炎症了。换句话说，癌症患者即使没有接受过化疗，也可能出现化疗脑。

任何人都可能在接受治疗之前、期间或之后出现认知问题。无论持续多久，化疗脑都会严重损害生活质量，影响工作和家庭生活。化疗脑通常是一个短期问题，在治疗结束后认知功能往往会有所改善。大多数情况下，在癌症得到成功治疗的 6~12 个月后，这种脑雾般的感觉就会消失。但在某些情况下，治疗结束后这种症状仍有可能持续数月，有时甚至会持续数年。我们必须承认这些长期的认知困难并加以解决。

通常，没有人会建议患者拒绝或免于治疗，绝对不会。我之所以分享这些信息，是因为从整个身体和大脑的角度来看，了解这些手术会产生哪些影响至关重要。我们的目的不是让任何人停止抗癌治疗，从而危及他们的生命，而是让人们注意到这些尚未得到充分研究的问题。

化疗脑是患痴呆的征兆吗？

SERM 和芳香化酶抑制剂会抑制雌激素的作用，这引发了人们对痴呆发病风险的担忧。棘手的是，内分泌（激素）治疗可能与化疗一起或不一起进行，而这两种治疗的效果很难区分。尽管如此，若干研究表明，化疗是脑雾和记忆衰退背后的罪魁祸首，[10]而内分泌治疗的效果更加多变，它取决于几个因素，尤其是患者的年龄和治疗方式。例如，他莫昔芬（最常见的SERM，通常用于尚未进入更年期的女性）会对记忆和语言产生负面影响。[11] 毋庸置疑，如果某个女性同时接受化疗和他莫昔芬治疗，那么她的脑雾可能比单独接受其中任何一种治疗更严重。另一方面，芳香化酶抑制剂似乎对认知能力没有明显的负面影响，至少对绝经后期女性来说是这样。[12]

我们要特别关注阿尔茨海默病的治疗。尽管这方面的研究很少，但一些研究表明，与接受其他治疗的患者相比，接受他莫昔芬治疗的患者患痴呆的风险不会增加。[13] 这是怎么回事呢？虽然他莫昔芬会阻断乳房组织中的雌激素受体，但它对身体其他部位的作用是中性或积极的。因此，在对认知能力产生暂时的负面影响后，这种药物可能会对全身产生轻微的长期影响，或者没有影响。至于芳香化酶抑制剂，甾体类和非甾体类制剂之间存在一些差异。依西美坦是一种甾体类芳香化酶抑制剂，与非甾体药物阿那曲唑及来曲唑相比，它导致痴呆的风险可能更低。[14] 虽然我们迫切需要更多的研究来证实这些发现，但这些信息已经可以支持患者与医生就癌症和患者大脑健康的问题进行交流，因为现行指南允许患者在不同的治疗方案之间做出选择。就我个人而言，我也主张癌症照护应采取综合程度更高的方法，医护队伍除了肿瘤学家和外科医生，还应包括脑科专家。当人们特别担心发生认知障碍或痴呆时，或者当患者在治疗结束的 6~12 个月后仍然有明显的认知问题和功能再整合问题时，利用脑成像和神经心理测试做出准确的神经学评估是非常有必要的。

我想说明的一个同样重要的问题是：化疗脑和你察觉到的认知能力下降并不一定就是认知障碍，无论你的医生选择使用什么词语来表达它。虽然许多癌症患者在治疗期间或治疗后确实出现了认知能力下降的问题，但这些变化几乎都没有严重到被划入"认知障碍"的范畴，更不用说达到实际诊断中认知受损或痴呆的标准了。遗憾的是，很多医生都没有认识到这一重要的区别，他们使用"障碍"这个词来描述所有的认知能力下降问题，无论是可测量的还是可感知的。因此，我们需要更加注意用词。如果患者没有认知障碍，医生却告诉他们有认知障碍，就会对他们的生活质量产生负面影响，还会影响他们的压力和焦虑水平，更不用说影响他们的自尊了。用最明确的术语来说，化疗脑并不意味着患有痴呆。尽管这些症状具有一定的挑战性，也令人担忧，但我们强大的大脑有能力克服它们并恢复正常。在恢复看起来有难度的情况下，患者向脑科专家寻求帮助，可以获得有价值的支持和见解。如果你真的担心自己会患痴呆，特别是如果化疗脑症状持续存在，或者你有痴呆家族史，我建议你咨询神经病学家或老年病学家。通过针对性评估，包括血液检测、认知评估和特定的脑部扫描，这些专家可以就最佳治疗方案提出建议。

治疗化疗脑

如果你有化疗脑，并且相关症状给你的日常生活造成了麻烦，那么你可以询问医生是否能得到专家的帮助，比如心理学家或心理治疗师、神经心理学家、言语–语言病理学家、作业治疗师或职业治疗师。这些专业人士可以给你做测试，并推荐一些方法帮你更好地处理你遇到的问题。一般而言，被证明有帮助的行为包括：

- 认知康复，包括改善大脑功能的活动。比如，了解大脑是如何工作、如何接收新信息和执行新任务的；重复做某些事情，并不断加大难度；使用工具来帮助改善条理性，如记事簿或日记。

- 运动（更广泛地说，保持身体活跃）。有益于你的身体和大脑，能改善你的情绪，让你更警觉，还能缓解疲劳。
- 冥想。可以提高你的注意力和知觉，同时减少压力。
- 休息、睡眠。可以帮助你的身体和大脑做出调整并恢复。
- 避免酒精、咖啡因和其他刺激物改变你的精神状态和睡眠模式。
- 寻求帮助。把你难以应对的事情告诉家人、朋友和你的癌症护理团队。他们的支持和理解可以让你放松下来，专注于疾病治疗和身体恢复。

我患有（曾经患过）乳腺癌和/或卵巢癌，可以接受HRT吗？

虽然这种疗法在医学界被广泛接受，但HRT对癌症患者化疗脑的疗效及其导致人工绝经的长期影响引起了激烈的争论。大多数专家认为，非激素治疗应该是缓解乳腺癌和卵巢癌幸存者更年期症状的首选方法。我们在第 10 章中讨论了非激素治疗，并将在本书第四部分讨论多种生活方式的选择。对于HRT，专业协会的观点是，让患有乳腺癌或卵巢癌的女性接受全身性（以口服或透皮形式给药）HRT缺少安全性数据的支持。[15] 雌激素受体阳性乳腺癌患者接受HRT后癌症复发风险较高，即使是雌激素受体阴性乳腺癌患者，她们的癌症复发风险也有可能增加。[16] 尽管如此，在改变生活方式和非激素治疗无效的情况下，医疗机构可以（北美更年期协会补充说"在特殊情况下"[17]）将HRT推荐给有严重更年期症状的患者。[18] 此外，"鉴于雌激素治疗对绝经早期阶段的患者有诸多益处"，激素治疗"可考虑用于接受卵巢切除术以彻底清除癌症的更年期前期女性"。[19] 提醒一下，对绝大多数女性来说，低剂量阴道雌二醇和脱氢表雄酮（DHEA，身体可以将这种激素转化为雌激素和睾酮）在缓解阴道干燥和泌尿生殖系统症状方面是安全有效的，不会导致血液雌激素水平明显升高。[20]

所有这些都进一步说明，你很有必要与医疗团队全面讨论你的个人情况，以便做出明智的决定。这个决定应该优先考虑你的医疗护理和症状管理，同时兼顾你个人的风险承受能力。这些讨论能帮助你在那些复杂的治疗方案中找到适合你的选择，并根据你的具体需求做出修改。我也期盼着下一代脑雌激素或SERM药物能得到应用。正如我们在上一章所讨论的，我们可以让SERM选择性地向大脑提供雌激素，[21] 同时对生殖器官起到中性作用甚至是保护作用。这种治疗一旦通过了全面测试，就有望安全应用于包括癌症患者在内的所有女性。

2013 年, 安吉丽娜·朱莉透露, 她身上发现了一种与乳腺癌和卵巢癌的高发病风险有关的基因突变。所涉及的基因是 *BRCA-1*, 它的突变占所有乳腺癌病例的 12% 左右, 占卵巢癌病例的 10%~15%。虽然朱莉本人没有患癌症, 但她决定采取预防措施, 切除乳房和卵巢。此举让她罹患这两种癌症的风险降至基线水平。朱莉的医疗决定极大地触动了世界各地女性的神经, 促使许多女性打电话到医疗机构预约遗传病咨询和乳腺癌筛查, 并询问下一步该怎么做。

如果你遇到过类似情况, 你应该知道会有什么样的疑问。如果你已切除了卵巢并因此提前绝经, 那么接受HRT是否安全呢? 在切除卵巢后尽快开始HRT的建议是否适用于那些有基因突变的人, 或者有乳腺癌家族史的人, 或者两者兼有的人?

HRT确实是一种值得考虑的选择。若干研究表明, 激素治疗对有基因突变或有乳腺癌家族史但本人未患乳腺癌的女性来说是可行的。[22] 它同样适用于选择进行预防性手术的突变携带者。[23] 因此, 如果你或你认识的人遇到了这种情况, 正在寻找潜在的治疗方案, 那么了解HRT可能会对你们有所帮助。非激素治疗和改变生活方式也应给予同等考虑, 因为它们在治疗更年期症状和支持大脑健康方面同样起着重要作用。最终, 医疗方案的选择应该基于对个人情况的综合评估, 以及患者同医生一起做出的决策。

携手战胜恐惧

在工作中，我经常提醒自己是多么幸运，不仅拥有健康，还有医疗保险和去医院的机会；更不用说受到的教育了，它帮助我提出正确的问题，厘清难以处理的不确定信息，并为我和我的家人做出明智的决定。

我今天站在这里，决心让我身边的所有女性充分利用我的特权。我强烈地意识到，在世界的另一个地方，也许就在隔壁的房间里，有一个和我一样的女人，她有着和我一样的能力和对家人的爱，正在忧心自己是否得了癌症，是否需要手术，是否已经无可救药。她可能会担心自己负担不起医药费，或者担心自己会因为缺勤而被解雇，或者担心自己能否活到孩子们长大的那一天。

在美国，每8名女性中就有一人会在她一生的某个时候患上乳腺癌；每9名女性中就有一人会接受卵巢切除术，并且大多是因为癌症；每4名女性中就有一人会发生人工绝经。

我坚定地认为，经历过这些现实的女性都是真正的战士。她们有不一样的人生态度，有不一样的眼光。她们以如此深刻的方式直视自己的人性。她们勇敢地面对危险、耻辱、恐惧和令人抓狂的医疗机构——这些机构为更年期女性尤其是癌症幸存者提供的支持太少了。你们中的许多人可能已经患有这种可怕的疾病，有一些真知灼见要与所有女性分享。就我而言，我会尽我所能，用我的时间、知识和声音来支持并证实所有女性的故事和经历，确保没有任何声音被淹没在不能反映这些现实的公共叙事的噪声中。为此，我启动了一个专门致力于女性健康的临床研究项目，并希望本书能让更多的女性意识到这些挑战，了解可能的解决方案。对于那些不幸的、需要帮助的人，很多人即使没有因此产生责任感，可能也会对她们重新燃起同情心。

当然，本书的最终目标是为所有人提供更合适的解决方案和更好的照护。到目前为止，我们已经讨论了激素治疗癌症的风险和益处、HRT的注意事项，以及非激素药物提供的实际可行的替代治疗方案。此外，在第四部分中，我们将介绍癌症幸存者在康复过程中必须采取的几种保护身心健康的方法。这些方法不需要借助激素或药物，而是以有利于大脑健康的方式优化更年期女性的生活方式和生活环境。简单透露一下，被证明有益的生活方式和行动方案包括适当使用补充剂的饮食管理和特定的运动计划，以及认知行为疗法、催眠和放松技巧。记住，你每天的选择都很重要。这是一个重要的概念，我希望你能铭记于心。

第 12 章
性别肯定治疗

性与性别

在前面的章节中，我们用"女性"一词表示天生拥有两条X染色体和乳房、卵巢等生殖特征的个体，通常称之为顺性别女性。长期以来，这些特征的组合一直是女性的生物学定义。女性或男性、XX或XY，这样的性别二元论在我们的社会中根深蒂固；但与此同时，我们对性别的理解也随着时间的推移而发展。在医学上，我们承认拥有女性生殖系统并不能决定一个人的性别认同。有些人并不认同自己出生时被指派的性别，而是在更广泛的范围内界定性别，这导致性少数群体在近几十年里从LGBTQ扩展为LGBTQIA+（这些字母分别代表女同性恋、男同性恋、双性恋、跨性别者、酷儿、间性人和无性恋）。

在美国人口中，跨性别者的占比约为 0.5%，间性人的占比约为 2%，他们在获得适当的医疗保健服务方面经常面临重大挑战。[1] 许多医生尤其缺乏跨性别者医护方面的培训，[2] 导致多达一半的跨性别者不得不告诉医生他们的具体需求。现在加上了激素治疗，情况就更加复杂了。他们可以去看那些专门从事性别肯定治疗（可能包括激素治疗和手术治疗）的医生，但这些医生通常只针对患者的身体症状进行治疗，很少有人愿意兼顾患者的认知能力和心理健康。

探索激素治疗对大脑健康的影响时，我们也会考虑在性别肯定治疗中发生激素转变的跨性别者的经历。本章特别讨论了跨性别男性，他们出生时被指派为女性，但后来转变为男性，并且可能在不知不觉中发生了与治疗和更年期激素水平变化（或者类似变化）有关的大脑变化。与顺性别女性的激素水平变化相比，对这些脑–体变化的研究和理解要少得多，以至于有关该主题的可靠信息极其难找。我们还将讨论跨性别女性（出生时被指派为男性，后来转变为女性），因为她们也可能会遇到类似的挑战。

虽然我不是心理学家，也不是社会学家，在性别转变者的情感和社交方面必须听从其他专业人士的意见，但我致力于了解这些可能发生的激素水平变化会如何影响个人的身心健康和认知健康。我之所以讨论性别肯定治疗对大脑的影响，除了想确保本书没有遗漏重要的内容，另一个原因是跨性别男性经常需要使用睾酮和雌激素抑制药物，而这可能会导致绝经或一些更年期症状。更好地了解这些治疗的效果，不仅有助于支持跨性别照护取得进一步进展，而且有助于更全面地了解所有经历这一里程碑式激素水平变化的人的不同体验。

性别认同入门知识

有些人可能会对什么是跨性别身份感到迷惑，还有一些人可能会把它和同性恋混为一谈。这里有一个很好的起点：性偏好表示你被谁吸引，而性别认同指你认为自己是什么性别。一个人的性别认同可能与其性偏好迥异。

让我们再深入一点。顺性别女性认同出生时被指派的性别，她们出生时有女性生殖系统，能轻松接受与生俱来的生殖器及相关的性别认同；生来就有男性生殖器的顺性别男性同样如此。另一方面，跨性别者认同与其出生时被指派性别相反的性别。在医学教科书中，一个人的性别意识与其出生时被指派的性别或社会表现之间的不一致被称为性别焦虑。[3] 这是一个广泛的概念，不仅仅指身体特征。跨性别者可能有身体焦虑和/或社交焦虑，而且其中一方面可能表现得比另一方面强烈。一般来说，感觉身体不像自己的或与认同不匹配会造成不适，[4] 导致相当大的心理痛苦，进而增加压力、焦虑和抑郁的风险。

性别肯定治疗

　　跨性别者可能会追求多个领域的性别肯定，包括社会肯定（如改变自己的名字和人称代词）、法律肯定（如改变政府签发文件上的性别标记）、医学肯定（如发育抑制或性别肯定激素治疗）和/或手术肯定（如阴道成形术、面部手术、隆乳术、男性胸肌重建术等）。值得注意的是，并不是所有的跨性别者都渴望得到所有领域的性别肯定，因为这完全取决于个人。

　　在这里，我将重点关注医学上的性别肯定治疗，即跨性别治疗。跨性别者和非二元性别者越来越多地使用这种疗法来阻断他们向青春期过渡，或者在青春期后匹配他们的性别认同。因此，医学上的性别肯定治疗包括变性，在某些情况下需要使用激素或手术。性别肯定治疗通常用于减少一个人出生时被指派性别的身体特征，同时诱导他们认同的性别特征产生。激素治疗是更常用的方法。选择做手术的跨性别者比较少，无论是出于社会、医疗、经济方面的考虑，还是仅仅因为个人偏好。这些治疗改善了很多跨性别者的生活质量和心理健康。[5]

　　性别肯定治疗主要有两种，取决于患者想转变成哪一种性别：

● 男性化激素治疗（跨性别男性激素治疗，女变男激素治疗）

　　男性化激素治疗是主要用于跨性别男性和间性人的性别肯定治疗，目的是将第二性征从女性或中性转变为男性，将身体转变为更符合男性性别认同的模式。男性化治疗通常会促使患者声音变深沉，并使其头发、脂肪和肌肉分布形成男性模式。如果在青春期之前接受男性化激素治疗，就可以阻止乳房和外阴的部分发育。如果在青春期之后开始治疗，就不能消除已经发育的乳房和外阴（这可以通过手术和其他治疗来解决）。

男性化治疗的主要手段是使用睾酮，可用的制剂有若干种形式，包括肌内注射、透皮贴片、凝胶、药丸和药片；还可以使用抗雌激素治疗，以减少患者体内雌激素和孕酮的产生。其中一些制剂被称为促性腺激素释放激素（GnRH）拮抗剂。"拮抗剂"一词指这些药物可以抑制黄体生成素和卵泡刺激素的释放，进而阻止卵巢产生雌激素和孕酮。治疗中也可以使用某些雌激素阻断剂和芳香化酶抑制剂，如上一章讨论的用于治疗癌症的药物。此外，一些跨性别男性选择通过手术切除乳房、子宫和/或卵巢，之后可能还会选择接受重建手术。这些变化也会改变跨性别男性体内的激素环境。

从时间上来说，体毛生长增加、头皮脱发、肌肉量和肌肉力量增加等变化通常发生在开始男性化治疗的一年内。[6]治疗2~6个月后，月经周期就会停止。但它不一定能阻止排卵，这一例外意味着跨性别男性可以怀孕（除非采取避孕措施），而且会在合适的时间经历更年期。在我们寻找新的方式来尊重性别流动性的同时，我们偶然发现了一个事实：我们的生理性别可能不如我们的性别认同那样灵活。所以要明确的是，如果一个人出生时就有卵巢，并且在生命中的某个阶段有月经周期，那么这个人将不可避免地经历更年期。

所以，我们在这里看到的是一种双重转变：一是性别肯定，二是更年期。这些转变可能会交织在一起，让彼此变得更加复杂。对跨性别男性来说，绝经可能会随着时间的推移自然发生，也可能是手术导致的结果。接受卵巢切除术（不仅切除卵巢，还有可能切除子宫）的跨性别男性术后很快就会进入更年期，面临与人工绝经的顺性别女性同样的风险。正如本书中所讨论的那样，绝经前进行的卵巢切除术可能会增加心脏病和骨质疏松症的发病风险，以及老年时发生焦虑、抑郁甚至认知障碍的风险。遗憾的是，很少有跨性别男性能做足准备去应对更年期问题（无论是自然绝经还是人工绝经）。我希望本书能帮助他们清楚地知道应该做好什么样的预判，以及如何减轻可能出现的症状和副作用。

● 女性化激素治疗（跨性别女性激素治疗，男变女激素治疗）

女性化激素治疗是主要用于跨性别女性和间性人的性别肯定治疗。在这种情况下，性别肯定治疗的作用是使其身体女性化。治疗形式主要包括口服、透皮或注射雌激素制剂，通常与GnRH类似物联合使用，这些GnRH药物可以刺激雌激素和孕酮的产生（与上文提到的GnRH拮抗剂作用相反）。治疗过程中也可以使用抗雄激素药物，目的是抑制睾酮。

讨论完几种主要的性别肯定治疗,接下来回到我擅长的领域:大脑健康。男性化治疗和女性化治疗会对大脑产生显著影响吗?

这里我们必须注意一个问题:在引入外部激素的同时显著减少自体激素的产生,会影响整个身体,包括大脑。虽然激素对外表和性征的影响是不言而喻的,但我们还没有对性别肯定治疗如何影响大脑进行足够的临床研究。关于跨性别个体的研究仍处于起步阶段,而且为数不多的研究大多集中在跨性别女性身上。几乎没有任何关于跨性别男性大脑的研究,这再次凸显了本书讨论的医疗保健耻辱感和边缘化问题。另一个值得注意的问题是,到目前为止,大多数研究都局限于 20 多岁、30 多岁甚至更年轻的跨性别者。即便如此,我们也要看一下到目前为止有哪些可用的信息。

正如本书开头所讨论的,对顺性别个体的研究表明,男性和女性的大脑存在一些差异。最常被提及的差异是:总的来说,男性的大脑体积更大,而女性的大脑连通性更强。评估性别肯定治疗对大脑的影响时,这些事实值得我们考虑。

一些研究使用磁共振成像(MRI)技术,通过脑部扫描来观察跨性别个体(主要是跨性别女性)接受性别肯定治疗前后的大脑状况。扫描使研究人员得以窥视大脑灰质,监测它在女性化激素治疗后是变厚还是变薄了，以及所有脑区之间的连接发生的任何变化。研究结果很有趣。经过6个月到1年的抗睾酮药物治疗，跨性别女性的某些脑区确实变小了，[7,8]而连通性增强了。[9]换句话说，性别肯定治疗促使跨性别女性的大脑表现出顺性别女性大脑的一些结构特征，即相较于顺性别男性，她们的大脑通常体积更小而连通性更强。[10]虽然关于这种转变的研究较少，但这种镜像交叉现象也见于跨性别男性。在这种情况下，睾酮和抗雌激素药物对大脑总体积，以及顺性别男性通常体积较大的几个脑区产生了完全相反的效果（大脑的总体积增加了，那几个脑区也是这样）。[11]总的来说，性别肯定治疗似乎将一个人的大脑与其所认同性别的特征匹配起来，至少在某种程度上如此。[12]这些结果还表明，性别肯定治疗确实会改变患者的身体和大脑，[13]从而帮助缓解患者对身体和性别认同之间的不一致感受。但令人惊讶的是，这些变化可能会同时影响一个人的情绪、精力、睡眠模式、认知能力甚至是长期健康状况。

这些变化如何影响人的身心健康？

从临床角度来看，除了预期的外观变化，性别肯定治疗还有其他的优点和缺点。例如，接受睾酮治疗的跨性别男性往往会报告精力、注意力、食欲和性欲增加，同时睡眠需求减少，这是好消息。[14]不太好的消息是，治疗可能会引发潮热、脑雾、抑郁发作和其他更年期大脑症状。在卵巢被切除后，这些变化可能会加剧。如果手术是在青春期进行的，这些变化可能在青春期就会发生。男性化的性别肯定治疗也会导致阴道萎缩和干燥，在这种情况下，局部使用雌激素乳膏和润滑剂会有所帮助（见第9章）。从长远来看，这种治疗也可能会增加骨质疏松症和多囊卵巢综合征的发病风险。如果不及时处理，多囊卵巢综合征会导致生育能力下降，并增加子宫内膜癌的发病风险。这些风险和在自然绝经年龄之前接受卵巢切除术产生的风险一样，都必须得到承认及相应的处理。

跨性别女性在接受抗睾酮和/或雌激素治疗后，可能会经历一系列相反的变化，如性欲下降及情绪、睡眠和温度感受性的改变。[15] 这与更年期大脑的表现也没有太大的不同。根据一些关于长期影响的研究，接受性别肯定治疗的跨性别女性患心脏病和乳腺癌的风险可能高于顺性别男性。

性别肯定治疗对认知能力的影响

在了解激素水平变化对大脑健康的影响之后，人们应该也想知道性别肯定治疗是否会影响认知能力。目前，我们还需要收集更多的信息，因为关于性别肯定治疗的长期风险和益处的研究仍然很少，而且为数不多的关于该主题的现有研究仅限于年轻跨性别者，尤其是跨性别女性。尽管如此，迄今为止最广泛的研究

（基于数百名年轻的跨性别男性和女性的数据）表明，性别肯定治疗在短期内没有明显的负面影响。[16] 相反，接受睾酮治疗的跨性别男性在视觉空间感方面有所提高，[17] 而接受雌激素治疗的跨性别女性在言语记忆力方面略有改善。大家可以回想一下前面的章节，虽然不同性别之间是否存在认知能力差异尚未有定论，但这些结果与人们所认同性别的认知能力优势是一致的（顺性别女性的言语记忆力往往强于顺性别男性，而顺性别男性的视觉空间感通常优于顺性别女性）。

尽管如此，令人挫败的是，关于性别肯定治疗对 30 岁以上的跨性别者（尤其是跨性别男性）的影响，我们几乎仍一无所知。我们还没有收集到足够的可靠信息，来说明性别肯定治疗和更年期会对跨性别人群的认知能力和心理健康产生什么样的联合影响，更不用说对每名跨性别者的影响了。这是一个值得研究的问题，特别是考虑到许多跨性别者在绝经前出现焦虑和抑郁症状的比例较高。我们正在开展必要的研究，以指导和保护跨性别者在其过渡阶段得到照护并掌握相关知识。与此同时，我们也在等待更多的数据，以更全面地评估性别肯定治疗对患者认知能力的影响。

这种等待提升了预防性照护的重要性。在我们等待相关数据出炉的同时，我对跨性别者的建议和对其他人的建议是一样的。我们已经了解了激素对多种大脑功能的重要性，以及更年期对这些大脑功能的影响，因此在探索过程中我们必须格外小心。

我的建议是，把你的大脑当作你最好的朋友，在你的各个年龄段和人生阶段，都要给予它最大的尊重。本书的目的是确保你使用的是经过科学验证和被证明有效的技巧，并优先考虑你的大脑健康和心理健康。既然我们的文化和医学领域整合了来自科研一线的最新发现，我们就有责任使用本书中讨论的工具来改善大脑的健康状况。

第四部分
生活方式和整合健康

第 13 章
运动

生活方式的力量

至此，我们已经讨论了有助缓解更年期症状，并支持你度过这个人生阶段的处方药。然而，很多女性更喜欢依靠自然疗法、饮食和锻炼。幸运的是，这完全可行，改变生活方式和自我照护的方法有很多。重要的是，即使你的计划中包含了HRT（激素替代治疗）或其他药物，这些方法也同样有用。

说到生活方式，更年期是选择新的健康习惯并保持现有好习惯的绝佳时机。秉持着这种精神，我希望你把自己的大脑想象成一块肌肉。你可以把增强大脑的行动整合起来，就像你锻炼肌肉一样。你可以锻炼大脑，适当地喂养并照顾它。只要这样做，到了任何年龄，你的大脑都会有更好的表现。营养饮食、避免毒素、控制压力等行动真的有用，锻炼、睡眠，以及立足事实、不胡思乱想的心态也是如此。如果你照顾好自己的身体和大脑，那么它们也会照顾好你。

借助上面推荐的这种生活方式的力量，你可以影响你的大脑对更年期的反应，让你感觉更好、更轻松、更快乐。如果你临近更年期的生活举步维艰，请牢记，在生活方式、环境和信念等方面掌握主动权，这对你是有帮助的。这些因素对更年期经历的影响非常大。正如激素变化会影响你的睡眠、专注力和身体成分一样，你的日常习惯也会影响你的激素水平和激素对你身体的作用程度。

你必须清楚，这不是要你下载一份"战胜"或者"打败"更年期的任务清单。记住，更年期不是你的敌人。最重要的是，我没有兴趣向你推销什么计划，噱头是让你的大脑不受更年期的影响或让你不知不觉地度过更年期。那只存在于科幻小说中。前文中提到的经过验证的生活方式以可靠的研究为基础，只要你长期坚持，就会有切实的收益。付诸行动吧！

运动有助于更年期健康

我们中大多数人都没有达到最佳运动量，甚至差得很远，这可能一点儿也不奇怪！根据美国疾病控制与预防中心的数据，只有不到40%的成年人每周进行2.5小时的体力活动。你猜怎么着？ 40多岁及以上的女性是最不常运动的人群，还有许多人根本不运动。体力活动减少是要付出代价的，而且这个年龄段正是后果最严重的时候。

我们有充分的理由让身体动起来。如果你临近更年期，理由就更多了。体力活动可以触发积极的激素水平变化，直接减少潮热的次数并降低其严重程度，改善情绪和睡眠。它也有助于增强认知能力和身体耐力，提高生活质量。仅仅这一条就应该促使你行动起来，但理由远不止这些。有些疾病常常会加剧更年期症状或与更年期同时发生，如代谢问题和胰岛素抵抗，而运动可以缓解甚至逆转这些疾病。有规律的体力活动可以帮助降低慢性病的发病风险，包括心脏病、卒中、高血压、2型糖尿病、骨质疏松症、肥胖、结肠癌、乳腺癌、焦虑、抑郁，甚至是痴呆！如果有药物可以应对这些疾病，我们早就用上了。如果选择一种自己喜欢的运动组合，会怎样呢？

你可以这样想，我们身体的所有部分都是相互联系的，这无疑会引发多米诺骨牌效应。运动有助于稳定你的血糖水平，让你精力充沛，这本身就可能会让你心情愉悦。更有活力和更好的健康前景会促使你长期坚持锻炼，也有助于你控制体重。体重管理可以有效防止潮热，同时增强你的信心。潮热次数减少可以改善你的睡眠质量，帮助你控制压力。除此以外，还会发生一系列变化。随着时间的推移，这些相互促进的关系会在我们的身体和生活中产生一种积极的力量，把恶性循环转变成良性循环。在更年期，运动可以让你不再像骑着野马一样横冲直撞，而是把缰绳握在自己手中，以稳定的新步伐奔向未来。

在这个问题上，我们别无选择。对那些希望拥有更健康、更平稳的更年期，同时为自己的终身健康做好了准备的人来说，坚持锻炼是她们一贯的目标。显而易见，锻炼会在多个方面给我们带来丰厚的奖励，我将在下文阐明其中一些好处。

保持健康体重，促进新陈代谢

很多女性都无法解释，为什么在更年期前后她们体内的脂肪增加了。你的睡眠被堪比维苏威火山喷发的潮热扰乱，进而导致你的压力水平居高不下。这已经够糟糕的了，但以前合体的牛仔裤现在也开始跟你作对了。你对此感到沮丧和困惑是可以理解的，但别挠头了，我们已经帮你找到了罪魁祸首。

这是一套组合拳。当衰老、更年期和体力活动减少同时产生影响时，就会导致你的新陈代谢率下降和肌肉萎缩。[1] 在短短几年内，中年女性的体重平均会增加 4~5 磅①，腰围平均会增加 2.2 厘米。[2] 然而，与普遍的看法相反，虽然衰老可能会导致体重增加，但更年期本身不会。[3] 不过，它会增加你腹部的脂肪。这是怎么回事呢？雌激素水平的波动会导致脂肪在人体内储存，而腹部就是储存脂肪的场所。不管它多么令人烦恼，这种看似奇怪

---

① 1 磅约合 0.45 千克。——译者注

的现象其实都有它发生的道理。随着卵巢分泌雌二醇的速度减慢，我们的身体转而依靠腹部的脂肪组织来分泌雌酮（它是雌激素的替代品）。因此，我们需要腹部脂肪，它确保我们在上了年纪后还能继续产生某些雌激素。然而，正如我们所知，虽然有足够的体脂可以帮助维持我们的激素水平，但脂肪过多也会导致其他健康问题。比如，腹部脂肪增多会使我们变成苹果型身材，通常还伴有内脏脂肪堆积（内脏脂肪聚集在内脏周围），增加心脏病和代谢紊乱的发病风险。雌激素水平下降还会导致疲劳、关节疼痛和耐力下降，使我们觉得躺在沙发上比运动更吸引人。

好消息是，对大多数女性来说，体重和腰围增加可能只是暂时的，在绝经几年后增长速度会减慢。[4] 最重要的是，这两者并非不可避免。事实上，运动的好处之一就是促进新陈代谢，让体重保持稳定。这种辅助作用对我们而言大有裨益，因为若干研究表明，围绝经期和绝经后期的女性经常从事体力活动，可以极大地改善她们的身体成分，[5] 降低体重指数（BMI），减少腹部脂肪，提高新陈代谢率。无论年龄大小，新陈代谢率越高，就越容易消耗热量。

降低心脏病和糖尿病的发病风险

心脏病仍然是导致 50 岁以上女性死亡的首要原因。这可能关乎雌激素对血管系统的有益作用减弱，[6] 以及进入中年后"坏胆固醇"（LDL-C，低密度脂蛋白胆固醇）增加。如果更年期女性的腹部积累更多的脂肪，就会增加胰岛素抵抗和 2 型糖尿病的发病风险（这两者又都是心脏病的诱发因素）。

但请记住，运动可以减少甚至逆转这些风险。持续 12 周的运动就可以改善更年期女性的体重状况，缩小腰围，降低甘油三酯和总胆固醇水平。[7] 同时，它还能促进各个年龄段的血压健康。[8] 60 岁之前经常运动的女性在七八十岁时患心脏病的风险要低得多，[9] 这并非没有道理。归根结底，原因就在于，体力活动促进心脏健康，而对心脏有益的也都对大脑有益，更不用说对你的身体了！

减少潮热

运动在减少和预防更年期相关症状方面的作用引起了全世界的关注。一些权威的专业协会（如北美更年期协会、英国皇家妇产科学会）建议更年期女性定期运动，并指出这是一种预防潮热的有效干预措施。这是因为运动能提高身体调节体温的能力，使我们不会动辄大汗淋漓。前面说过，运动还有助于调节身体组分和脂肪量。两者相结合，可以显著减少潮热的次数并降低其严重程度。在临床试验中，一开始身体脂肪过多，后来在研究过程中通过运动减肥的女性报告说，短短一年内她们的潮热症状明显减少，甚至完全消除。[10]

此外，经常运动的女性即使发生潮热，出汗量和不适程度也会明显下降。在一项针对 3 500 名拉丁美洲女性的研究中，经常进行中等强度运动的女性出现严重潮热的比例比不怎么运动的女性低 28%。[11] 在包含 400 多名澳大利亚女性的样本中，每天运动的人出现潮热的比例比那些久坐不动的人低 49%。[12] 考虑到接受 HRT 可以减少大约 75% 的潮热，它的效果确实相当可观。好消息是，即使没有定期运动的历史，现在开始锻炼也为时未晚。若干研究发现，久坐不动的女性在生平第一次开始健身并坚持短短 3 个月后，潮热的症状就会明显缓解。[13]

改善睡眠

事实上，经常从事体力活动的女性睡得更好。久坐的时间越长，睡眠质量越差，甚至会彻底失眠，这都是更年期女性担忧的主要问题。另一方面，经常从事体力活动的围绝经期和绝经后期女性在夜间醒来的次数更少，[14] 睡眠质量更好，[15] 而且失眠情况较少。[16]

改善心情，提升幸福感

运动时，内啡肽（我们体内的天然止痛药）会自由流动，提振我们的精神。同时，身体还会释放血清素，使我们感到放松和快乐。这种抗抑郁作用与应激激素水平下降有关，而且每个人都能加以利用。因此，经常从事体力活动的中年女性（包括绝经前和绝经后的女性）都报告她们的生活质量更好，[17] 心理幸福感更强，抑郁和焦虑的症状也更少。对近 2 000 名中年女性的 11 项临床试验结果的综合分析表明，坚持经常锻炼 12 周后，抑郁症状、压力及失眠都显著减少了。[18] 中等强度和低强度的锻炼方案效果都很好，鉴于不是所有人都喜欢（或有能力执行）高强度的锻炼方案，这确实是个好消息。

改善记忆力，降低痴呆发病风险

运动不仅能增肌、减压、释放内啡肽，还能增强记忆力。例如，一项针对数千名老年人的研究表明，经常从事体力活动的人患痴呆的风险比久坐不动的人低 35%。[19] 你应该注意到，这些活动中有很多并不是在健身房进行的，而是穿着便服进行的，如散步、骑自行车、爬楼梯和做家务。

有一项研究对 200 名中年女性进行了长达 44 年的跟踪调查，研究结果显示，与久坐不动的人相比，中年时期心血管健康水平最高的人在年龄增长后患痴呆的风险降低了 30%。[20] 作为一名痴呆方面的专家，我可以明确告诉你，痴呆发病率降低 30% 是非常了不起的成就——到目前为止，还没有一种药物能达到这样的效果。我们的脑成像研究也确实表明，与久坐不动的中年女性相比，经常从事体力活动的中年女性大脑更加活跃，[21] 她们之中出现大脑萎缩的人更少，有阿尔茨海默病斑块的人也更少。这些惊人效果有助于我们保持清醒的头脑和持久的记忆。

增强骨骼，减少伤害

运动最受欢迎的好处之一是它对骨密度的神奇作用。当我们增强肌肉时，骨骼也会变得强壮。体力活动可以有效减缓绝经后的骨质流失问题，[22] 降低骨折和骨质疏松的风险。随着跌倒和受伤的概率降低，我们的活动能力就会提高，从而减少我们在更年期及以后遭受伤痛困扰的可能性。

延长寿命

毫不夸张地说，经常活动真的可以挽救你的生命。我并不想让下面的统计数据吓到你，但坦率地说，如果你几乎不运动，那么你坐着和躺着的时间越长，死亡的风险就会越高。

举几个例子，第 9 章提到的 WHI（妇女健康行动）研究表明，在超过 9.2 万名 50~79 岁的绝经后期女性中，与身体活动较少的人相比，久坐时间最少的人的死亡风险显著降低。[23] 具体来说，每天活动超过 5 小时的人死于心脏病的概率比每天至少坐 8 小时的人低 27%，[24] 死于癌症的概率低 21%。更令人震惊的证据来自护士健康研究（NHS），[25] 该研究在 34 岁~59 岁的较年轻女性身上发现了类似的现象。当这些女性到了七八十岁的时候，其中经常活动的女性死于呼吸系统疾病的概率比那些久坐不动的女性低 77%，[26] 死于心脏病的概率低 31%，死于癌症的概率低 13%。所以说，该起来活动活动了。

什么样的运动最好？

每个人都很难拥有足够多的个人时间。是否有什么方法可以让我们更聪明地锻炼，而不是更辛苦地锻炼？是否有对更年期女性更有利的运动，对老年女性来说又如何呢？关于运动的首要问题是：什么样的运动强度、频率、时长和类型才会真正有效？

运动的频率

- 绝经前：这个阶段的运动目标应该是每周 4~5 次，每次 45~60 分钟。研究表明，这样的运动频率对维持正常激素水平和生育能力特别有效。[27] 记住，保持生育能力的时间越长，更年期到来的时间就越晚。
- 绝经至 65 岁左右：在这个阶段，应该每周运动 3~5 次，每次 30~60 分钟，并根据年龄、症状的严重程度及整体健康状况和健身水平，调整运动时长和强度。很显然，可以的话，就多活动活动。

- **70 岁以后**：在这个阶段，每天至少运动 15 分钟，这是一个很好的经验法则，尽管许多女性都可以（也愿意）加大运动量。

运动的强度

有一种常见的错误观点是：年龄越大，运动的强度也应该越大，这样才能看到效果。对这一主题的严谨研究恰恰给出了相反的结果。特别是对绝经后期女性来说，适度的运动比剧烈的运动更有效。记住，我们谈论的不是健身，我们的目标是整体健康。

在中年阶段，运动强度和健康增益之间的关系看起来就像一个倒挂的"U"。如图 9 所示，低强度的运动会产生一些健康增益，而中等强度的运动效果最佳，能带来最大增益。相比之下，高强度的运动似乎并不能提高健康增益，反而还会使增益递减。从中年时期开始，定期进行中等强度的运动，有助于显著降低女性患心脏病、卒中、糖尿病和癌症的风险。[28] 此外，它有助于提高睡眠质量。[29]

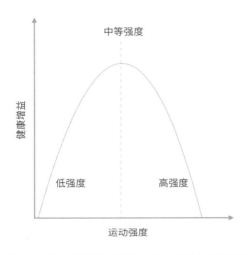

图 9　中年女性的运动强度与健康增益之间的关系

　　你可能会感到奇怪，既然中等强度的运动如此有效，体能训练营、拳击、固定式自行车（动感单车）和高强度间歇训练（HIIT）又为什么会如此火爆。首先必须指出，这些活动都没有考虑到女性生理特点，更不用说意识到更年期的存在了。活动推广者根据非常具体的人口统计数据，紧跟趋势，然后把这类项目推销给几乎所有人。事实上，它们并不是对人人都有好处。你猜怎么着？科学家发现，高强度的训练对男性明显有益，而中等强度的有氧运动和阻力训练对女性更有效。[30] 这种差异可能是因为高强度的运动会让应激激素皮质醇的水平升高，而大多数女性体内已经有足够的皮质醇了。此外，高强度运动后身体需要更多的睡眠和休息来恢复，而在女性世界里这两样东西都非常稀缺。

我来说明一下什么是中等强度的运动。它不是悠闲的散步（不过，如果你只有散步的时间或精力，这当然比什么都不做要好），而是可以让你心率加快、出点儿汗的任何运动。为了达到这个目的，你的动作必须足够迅速，让你的血液快速流动起来，让你的脸颊变得红润。虽然你说话的时候可能会有些喘，但也不至于喘不过气来。不过，大声唱歌应该很困难。

需要澄清的是，我并不是让你放下哑铃，也不是阻止你去做俯卧撑。当然，有很多人可以从事这类运动。我想说的是，要达到我们的目的，最有效的做法就是更频繁地进行中等强度的运动。这样的节奏可以保证你在足够的强度下持续运动，取得你应得和需要的回报。

运动的类型

为了获得最大的健康增益，专家建议中年女性关注三种类型的运动：有氧运动，力量运动，柔韧性和平衡性运动。

● 有氧运动

如果你想获得更多的健康增益，那就从有氧运动开始吧。长期以来，这种运动一直因为无所不能而备受赞誉。它可以提升心率，促进血液流动和循环，并将氧气和营养物输送到全身，进而保护你的心脏免受斑块的侵害。同时，它还能让你头脑清醒、思维敏捷。不止如此，有氧运动还是抑制潮热的最有效方法。[31]

但是，你同样不需要报名参加CrossFit混合健身训练或为马拉松比赛做准备，就可以获得这些好处。散步、徒步旅行或椭圆机锻炼都能达到这样的效果。多项临床试验报告，即使是像快步走这样简单的活动，也能在短短3个月内显著改善你的健康状况。[32]快步走的意思是步履匆匆，就像你赶着去赴一个已经迟到的约会一样。多项研究表明，中年女性每周快步走3次，每次30分钟，可以有效缓解失眠、易怒和疲劳。[33]它也能改善体重和腰围，降低甘油三酯和总胆固醇水平。此外，散步还可以减缓大脑萎缩，[34]有效地保护我们免受脑雾和记忆力下降的影响。实际上，对40岁及以上的女性来说，每天走6 000步或更多步可以降低心脏病和糖尿病的发病风险。[35]将目标增加到9 000~10 000步，还可以降低痴呆的发病风险。[36]

节奏适中的运动还包括：以每小时7~10英里①的速度骑自行车，以稳定的步伐进行椭圆机运动，跳绳，游泳，水中锻炼，打网球，参加团体健身课程，跳舞和爬楼梯。记住，你可以根据自己的奇思妙想，把这些活动组合到一起。任何能让你的身体动起来的运动都有助于保持骨量，预防骨质疏松症。

没有时间或资源去健身房也无法长时间散步的女性，可以关注一下日常活动的累积效果，如做园艺、打扫房子、做家务，

---

① 对应每小时11~16千米。——译者注

更不用说跟在孩子或孙辈后面跑了。这些活动可能强度不足，但有资料表明，每天进行一小时的低强度体力活动会有利于缓解更年期症状和提升整体生活质量。[37]

● 力量运动

最新的证据表明，将中等强度的有氧运动与负重运动结合起来，对女性的益处最大。有氧运动的目标是代谢健康和减少潮热，而力量运动在减少焦虑和改善情绪方面尤为有效。[38]

利用自由重量、固定器械或阻力带进行训练，有助于增加你身体的肌肉量，刺激骨骼生长，促进新陈代谢。俯卧撑、引体向上等自重运动，以及抬膝、平板支撑、箭步蹲和深蹲，也可以锻炼肌肉，支持骨骼健康，提升你的核心力量和平衡能力。重量或阻力的选择以你做 15 次动作后肌肉有酸痛感为宜，随着你变得越发强壮，你可以逐渐增加重量或阻力水平。

● 柔韧性和平衡运动

这类运动有很多，包括瑜伽、垫上普拉提、太极和伸展运动。它们都能提高你的协调性，让你行走时保持平稳，防止跌倒和关节炎。瑜伽和普拉提还包含专门的呼吸练习，能促进身心放松和激素平衡，因为它们可以调节你的核心。研究表明，这类运动有助于释放压力，提高睡眠质量。

我们将在第 16 章中讨论更多的身心锻炼方法，但都是为了强调平衡能力和灵活性的重要性。现在我们做一个特别有效的测试：你能单腿站立 10 秒或更长时间吗？

事实证明，平衡能力差与年老体弱有关，也是健康状况下降的主要标志。[39] 70 岁以下的女性应该可以毫不费力地通过这项测试。如果是这样，那很好，接下来你可以把时间延长至一分钟。如果你年过 70，还能轻松地完成这个任务，恭喜你，你的身体比很多同龄人更健康。相反，如果你不能单脚站立 10 秒钟，无论你多大年龄，都表明你可能面临着健康风险——在未来十年里，你的健康状况迅速变差的可能性几乎是现在的两倍。[40] 如果这都不能促使你做瑜伽练习，那我不知道还有什么可以做到！

保持积极性

包括许多临床试验在内的大多数研究表明，如果你遵循上述指南，只需短短 12 周，你应该就可以收获自己的劳动成果。尽管大多数人都知道运动有很多好处，但许多人还是不愿付诸行动。究其原因，最常见的障碍是金钱、时间和动力。

有一种普遍的误解认为，经常运动的话，就必须花一大笔零钱去健身房或购买昂贵的健身器材。说真的，没有必要。散步、徒步旅行、跑步或骑自行车（如果你有）都是免费且有趣的运动方式。像健身球、哑铃或阻力带这样的小器械可用于各种各样的运动，而且非常高效（花费也很少）。还有一些不需要任何器械的锻炼方法，你不用花一分钱，就可以通过搜索引擎或在视频网站上找到它们。

没时间是一个棘手的问题。同样，这可能是女性不运动的最常见原因。她们的日程安排被工作、家庭、孩子和其他事务填塞得满满当当，所以很难找到运动的时间。虽然这个理由很正当，但我们更要着眼于回报：精力更充沛，睡眠更好，心情更好，头脑更清晰，压力消除，潮热减少……这样的清单还可以继续列下去。所以，问题不在于是否可行，而在于如何实现。不管你把它当作头等大事，还是想方设法把运动巧妙地安排到你的日常生活中，下面这些建议都有可能帮到你：

- 每天安排一段时间用于运动。把它写在日历上，并尽可能地坚持下去。
- 分多次进行。如果没有 60 分钟的窗口时间，你可以找三个 20 分钟的时间段来运动。
- 如果没有 20 分钟以上的时间，那就运动 20 分钟。永远不要低估快速锻炼的作用，与什么都不做相比，它一定会让你的整体健康状况发生显著的变化。
- 如果时间真的很紧，那就做平板支撑，并保持尽可能长的时间。10 分钟的平板支撑可能和一小时的深蹲一样具有挑战性。

- 如果你不知道在运动的时候可以和家人一起做些什么，并为此发愁，那就想办法让大家都来运动。和家人一起散步，在公园或后院打球，骑自行车，跳绳，或者买一个可以放在室内的小型蹦床。当我女儿还小的时候，我做瑜伽练习，她会像爬攀爬架一样往我身上爬。于是，她成了我最喜欢的自由重量，而我就像游乐场一样受她欢迎！
- 在网上寻找免费课程。如果你有资源，你可以考虑请一个私人教练，他会帮你制订一份适合你及你的日程安排的锻炼计划。
- 跟踪你取得的进步，增加你的动力和耐力。尽管各种小工具都很有用，但你并不需要为此购买 Oura 智能戒指或苹果手表。有无数种方法可以密切关注你的身体活动。只要记下你运动的频率和运动量、你做了什么、你感觉如何，就可以了。如果有一个简单的步数追踪器，那也可以帮助你坚持不懈地朝着目标前进。

最后，坚持是最重要的。很多人尝试的是一种不适合自己的锻炼方式，所以没过多久就放弃了。这可能会发生在任何人身上，要么是因为我们发现自己的身体并没有很快发生变化，要么是因为没有实现目标而气馁。我的想法是，忘记那些已经年过50 但看起来像 25 岁的名人，尤其是那些设定了不可能达到的标准的人。记住，他们雇用了由私人教练、造型师、外科医生和厨师组成的王牌团队，帮助他们为上镜做足准备。而你要明确的是健身和健康于你的意义。

　　同样值得考虑的问题是，有些人就是不喜欢运动，该怎么办？如果你也是这样，那么我必须不遗余力地强调一点：找到你真正喜欢的、可持续地保持身体活动的方法非常重要。有些人喜欢运动的竞争性（体育），有些人喜欢社交性（课程），有些人喜欢独处（独自散步），有些人喜欢享受乐趣（跳舞）。每天去健身房也许不适合你，你可能更喜欢在户外散步或骑自行车，或者在公园里练瑜伽。你也许确实喜欢去健身房，但又觉得一个人去很奇怪，那么你可以加入一个班级或小组，或者和一个健身伙伴搭档。另一方面，如果你喜欢一个人活动，那就去散步（尽量走6 000步以上），或者放点音乐、跳个舞自娱自乐。有志者事竟成，无论你是哪种情况，都要明确你首要的健康目标，掌控自己的健康状况。要为自己设定清晰的、可实现的目标，用自爱而不是自我批评来达成这些目标。发挥创造力，做你自己。

第 14 章
饮食与营养

发人深省的食物

在当今社会中，我们更注重节食以减小腰围，而不是用食物滋养自己。此举肯定是南辕北辙！在人生的任何阶段，有选择地进食对我们的健康和幸福而言都至关重要，对于我们大脑的健康也同样重要。

神经营养，或者说大脑营养，是我人生的重要组成部分。作为一名脑科学家，我非常清楚食物对于大脑健康的重要性。这主要有三个原因。首先，大脑的正常运转离不开特定的营养物。[1]其次，我们的脑细胞在很大程度上是由我们摄入的食物构成的。一顿又一顿，一天又一天，这些食物——更具体地说是它们所含的营养物——形成了我们大脑的结构。最后，与构成其他器官的细胞相比，脑细胞的构建方式非常独特。身体其他部位的细胞不断重建和替换，大多数脑神经元则不同，它们是不可替代的。它们与我们一起出生，并在我们生命的大部分时间里陪伴着我们。[2]考虑到这一点，下次当你在吃新鲜的天然食物还是油腻的快餐芝士汉堡之间犹豫不决时，你可能需要停下来想一想，然后确定你希望用哪一种来填充你的大脑。

当涉及女性健康时明智地获取营养，不仅已被证明能影响我们的身体成分和能量水平，而且是我们对抗衰老、疾病和（就是你猜的那个）更年期的强大盟友。关键是要吃得明智，把营养丰富的食物装进你的餐盘，这些食物含有大量对你有益的营养物，如维生素、矿物质、纤维、复合碳水化合物、精益蛋白质和健康脂肪等。除了营养和美味，明智饮食还可以减少炎症，增强抗压能力；可以让你心情愉悦，头脑清醒；可以帮助你睡得更好，感觉更好，有更好的表现。最重要的是，有证据表明，精选食物对激素健康有积极的影响，能帮助女性轻松应对月经周期，还能推迟更年期的到来，减少恼人症状的发生频率并降低其严重程度。但是，反之亦然，不良饮食确实会加重症状，加速更年期的到来，让你感到暴躁、疲倦、精疲力竭、大脑模糊。尤其是在围绝经期，你可能会注意到某些食物会引发某些症状。例如，使血糖水平飙升的食物会突然消耗你的能量，让你比以往任何时候更易怒。饮酒会加剧潮热或增加其发生的频率。精制的、加工过的和含有大量防腐剂的食物是破坏你的情绪和专注力的能手，会造成双重伤害。

因此，重要的是我们必须了解哪些食物和营养物对大脑健康有益，特别是对更年期的大脑健康有益，而哪些食物和营养物会产生相反的效果，因此应该避免摄入。同时，怎么吃和吃什么同样重要。随着媒体对更年期的关注度日益增加，你会看到各种各样声称可以驯服更年期的饮食方式。要小心这些潮流。它们与更年期几乎没有关系，它们的唯一目的就是掏空你的钱包。当我们梦想有一个平坦的腹部，却没有精力去实现它时，市场营销人员就会乘机利用我们的弱点。他们甚至会建议你每天摄入不超过 800 千卡的热量，这不仅是不可持续的做法，而且是鲁莽的建议。我们从几十年的研究中汲取的一个教训是，极端的饮食方式最终会让人大失所望。它们不仅不会带来承诺的结果，在这个过程中还常常破坏我们的身体、大脑和激素之间脆弱的一体性。所以，我希望当我们探讨真正的更年期营养学时，你会对"10 天黄瓜排毒法"、时尚饮食和快速瘦身策略嗤之以鼻。

更绿色的地中海饮食

要弄清哪种饮食方式真正有效，最好的方法是同时从科学和传统两个方面来考虑。科学解释了为什么某种饮食方式有效，而传统让我们知道它们是否经受住了时间的考验。当科学与传统相遇且两者一致时，我们就可以肯定自己是在正确的轨道上前行。

接下来，我们讨论地中海饮食。

长期以来，传统的地中海饮食被誉为世界上最健康的饮食方式之一，对大脑、心脏、肠道和激素都有保护作用。[3] 与其他大多数饮食方式相比，它还能降低心脏病、卒中、肥胖、糖尿病、癌症、抑郁症和痴呆的发病风险。在女性健康方面，地中海饮食就像一种魔法，对血压、胆固醇[4] 和血糖水平[5] 都会产生积极的影响。因此，与那些采取含有大量加工食品、肉类、糖和含糖饮料的西方饮食方式的女性相比，坚持地中海饮食的女性患心脏病和卒中的概率降低了 25%。[6] 此外，与饮食方式不健康的人相比，在中年阶段坚持地中海饮食的人到了老年患抑郁症的概率至少要低 40%，[7] 患乳腺癌的概率也会减半。[8]

　　另外的好消息是，坚持地中海饮食的女性通常会经历更温和的更年期，潮热也会少得多。例如，一项针对 6 000 多名有更年期症状的女性的研究发现，坚持这种饮食方式的女性发生潮热和盗汗的频率降低了 20%。[9] 此外，这种饮食方式有助于推迟更年期的到来。一项收集了 1.4 万名女性饮食数据的大型研究显示，食用豆科植物（如豌豆或各种豆子）和鱼类与更年期推迟长达 3 年有关。[10] 而故事的另一面就没那么美好了。健康食品吃得少、加工食品和精制碳水化合物（如白米饭和意大利面）吃得多的女性，更年期的到来速度会加快。这些数据还与一个事实有关：许多持典型西方饮食方式的女性进入更年期的时间较早，受更年期的影响也更严重。

　　那么，地中海饮食如何获得了如此令人惊叹的益处呢？

我们一眼就能看出，地中海饮食热量低，纤维、健康脂肪和复合碳水化合物含量高，这些都是我们上面讨论过的营养富集食物的关键成分。它不含精制糖或加工食品，这是我们不能忽视的健康标志。从营养的角度来看，地中海饮食以植物性食物为中心，同时没有过多限制。新鲜蔬菜和水果、全谷物、豆类和各种坚果及种子是主角，少量的海鲜、蛋类或家禽也很常见，但奶制品和红肉要有节制地适量摄入。调味品选用未精炼植物油，如特级初榨橄榄油和亚麻籽油，搭配当地的醋或柠檬汁；用香草和香料给食物调味，而不是精制盐。用餐时通常配上一杯红酒，最后喝一杯香味扑鼻的浓缩咖啡，这两者都富含抗氧化剂。甜点，包括手工糕点和手工冰激凌（用高质量的原料制成），并不是日常项目，而是在周末或特殊场合才会食用。这样一盘食物富含抗氧化剂、多酚、纤维和有益心脏健康的不饱和脂肪酸，又有足够的灵活性，不会让人觉得一成不变、枯燥乏味。

尽管这种饮食方式很有效，但专家认为，对饮食计划做一些小的调整可以让它对你更有益。相比传统的地中海饮食，这种健康的绿色地中海饮食进一步减少了菜单上的肉类数量，增加了植物性蛋白质，同时加入了在地中海地区通常看不到的其他营养富集食物，如绿茶、牛油果和大豆。这种组合似乎放大了地中海饮食的好处，使腹部周围的脂肪减少得更多（因此适用于调整我们在上一章中讨论过的苹果型身材），促进新陈代谢，降低血压，降低"坏胆固醇"水平，提高胰岛素敏感性，减少慢性炎症。[11]

此外，虽然这两种饮食方式都能减缓海马（影响我们学习和记忆能力的脑区）的萎缩，但绿色地中海饮食预防衰老和疾病的效果似乎更佳。[12] 虽然我并不是要求你严格遵循这种更健康的饮食方式，但我建议你尝试一下。接下来我们讨论一下这种饮食方式。

在开始之前，我们先了解关于地中海饮食的一个误解：它可能具有排他性，并且（或者）代价高昂。我可以向你保证，事实并非如此。关键在于弄清楚什么才是真正的地中海饮食，而不是落入由花哨食材、昂贵葡萄酒和奶酪拼凑而成的"灵感菜单"的陷阱。无论以何种标准衡量，真正的地中海饮食都不贵。它纳入当地产的葡萄酒和时令农产品，蛋白质的主要来源是各种豆子和全谷物。正如我之前提到的，肉类和奶制品（它们通常比农产品更贵）只是偶尔为之的放纵。如果你对如何健康饮食而无须担心钱包缩水感兴趣，我在我的第一本书[①]中分享了很多方法。在这里，我重点讨论有益激素健康和更年期的特定食物和营养物。对一些人来说，这些食物大多都可以在当地的超市买到。对其他人来说，有些食物可能很难买到，或者可能太贵了；在这种情况下，只需将它们换成其他选项即可。这更像是一种饮食方式，而不是严格的计划或购物清单。只要关注各种植物性全食物，注意你对动物产品的摄入，远离即食食品和加工食品，你的营养健康状况就能很快得到改善。

---

① 这本书原名 *Brain Food*，中文版译名为《如何成为优秀的大脑饲养员》。——编者注

改进你的植物性饮食

你可能对"食物即药物"这句老话很熟悉，其实，植物性食物才是药物。植物性食物富含维生素、矿物质和各种植物营养物，有助于对抗疾病、减少炎症，并促进整个身体的适应性。同样重要的是，植物是最丰富的纤维来源，而纤维对女性的健康来说至关重要。我能提供的一些非常有效的营养建议其实就是摄入足够的纤维。

除了对血糖、胰岛素水平和消化过程有积极作用，纤维还有一种鲜为人知的平衡雌激素水平的作用。它能促进性激素结合球蛋白（SHBG）分子的作用，[13]这种分子可以调节血液中的雌激素和睾酮水平，有效地促进激素健康。因此，摄入足够的纤维是抵御更年期症状（如潮热，富含纤维的饮食往往会减少潮热）的第一道神奇防线。身体中纤维达到平衡状态对于女性非常重要，尤其是对乳腺癌幸存者来说。一项名为"妇女健康饮食与生活"的研究发现，接受早期乳腺癌治疗的妇女采取高纤维饮食方式后，在短短一年内潮热症状就显著减少了。[14]这只是众多显示出明确结果的研究之一。每天摄入多少纤维才足以产生这样的效果呢？根据经验法则，你每天每消耗 1 000 千卡热量，就应摄入大约 14 克纤维。例如，如果你每天消耗 2 000 千卡热量来保持健康的体重，那么你应该摄入 28 克纤维。

多吃植物性食物的另一个好处是，它们是地球上最丰富的抗氧化剂来源。抗氧化剂可以抵抗自由基，减少炎症，延缓细胞衰老。由于自由基会对卵子的成熟和释放产生负面影响，还会对你的脑细胞造成严重破坏，因此大量摄入抗氧化剂有助于减缓这些影响，推迟更年期。最强大的抗氧化剂包括维生素C和维生素E、β-胡萝卜素、稀有矿物质硒，以及各种植物营养物，如番茄红素和花青素苷（蓝莓、番茄和葡萄的美丽红色和蓝色色调，就是它们赋予的）。虽然你可能认为自己知道顶级的抗氧化剂食物是什么（让我猜一猜……你认为是蓝莓吧），但有些答案可能会让你大吃一惊：黑莓、枸杞和洋蓟的效果甚至比蓝莓更佳。一些香料和香草，如肉桂、牛至和迷迭香，也很有竞争力。柑橘类水果以富含维生素C而出名。说到硒，巴西坚果是一个很好的来源，但你也可以从大米、燕麦和扁豆中摄取硒。

水果和蔬菜

还记得在动画片中，大力水手吃过菠菜罐头后肌肉迅速绷紧，然后力挽狂澜吗？虽然单靠菠菜可能无法创造奇迹，但多吃蔬菜或许真的有效。

绿色蔬菜是标准西方饮食中摄入量最少的食物，对我们的健康来说却是最重要的。今天，只有1/10的美国成年人摄入了每日最低要求数量的水果或蔬菜。相比之下，每两个美国人中就有一个每年吃 200 磅红肉和家禽肉；[15] 除此之外，他们每天还摄入了大量加工食品。这些数据，再加上缺乏运动方面的数据，预示着到 2030 年几乎一半的美国成年人会加入肥胖者的行列。在许多国家，心脏病、卒中和 2 型糖尿病的发病率也处于历史最高水平。谁是第一个牺牲品？遗憾的是，女性首当其冲，[16] 所以我们迫切需要关注自己的食物选择。

许多常见的慢性疾病都深受饮食影响，因此毫无疑问，我们应该以有利于健康的方式优化我们的饮食。为此，大多数专家建议我们吃"彩虹食物"，即每餐都要吃各种各样、五颜六色的水果和蔬菜。一般来说，每天吃午餐或晚餐时，蔬菜应该占据餐盘的一半空间。其中，深色绿叶蔬菜和十字花科蔬菜特别有利于激素平衡和神经系统的健康，包括：

- 绿叶蔬菜：羽衣甘蓝、宽叶羽衣甘蓝、菠菜、卷心菜、甜菜叶、水田芥、长叶莴苣、叶甜菜、芝麻菜和菊苣。
- 十字花科蔬菜：花椰菜、西蓝花、卷心菜、羽衣甘蓝、宽叶羽衣甘蓝、芥菜、家独行菜、白菜、球芽甘蓝。

与那些不吃蔬菜而食用快餐、加工食品及商业养殖的肉类和奶制品的女性相比，大量食用上述蔬菜的女性超重或肥胖的概率更低，更年期症状也少得多。[17] 例如，一项研究在对 1.7 万多名更年期女性进行了为期一年的干预后发现，食用更多富含纤维的蔬菜、水果和各种豆子的人，发生潮热的概率比那些不怎么摄入植物性食物的人少了19%。[18]同样，一项针对393名绝经后期女性的研究表明，食用更多绿叶蔬菜和十字花科蔬菜的人的更年期症状更少，精力也更旺盛。[19]此外，经常食用十字花科蔬菜可以减少对基因的损害，保护女性免受乳腺癌的侵害。它还与乳腺癌患者出现严重更年期症状的概率降低50%有关。[20]

让我们接着往下看。低升糖指数或中等升糖指数的蔬菜，如洋葱、甜菜、南瓜和胡萝卜也是很好的选择，水果亦然。虽然由于含糖量高，一些饮食方式建议人们不要吃水果，但有大量证据表明，许多水果对于女性的健康都有独特的益处，不容错过。一项研究对6 000名女性进行了9年跟踪调查后发现，经常吃水果（尤其是草莓、菠萝、甜瓜、杏和芒果）的女性发生潮热的概率比不怎么吃水果的女性低了20%，她们的精神状态也更好。[21]富含抗氧化剂维生素C的柑橘类水果，如橙子、酸橙、柠檬、葡萄柚和金橘，也有助于减轻更年期的各种症状。吃水果还有一个很好的理由：一项研究对1.6万名女性进行了多年跟踪研究并发现，经常食用富含类黄酮的浆果（如蓝莓和草莓）的人，认知表现比不吃这些浆果的人更好。[22]每天吃一两份新鲜浆果就可以了。如果你特别担心摄入过多糖的问题，那就多吃低升糖指数水果，如浆果、苹果、柠檬、橙子、葡萄柚和西瓜，少吃葡萄和杧果等高升糖指数水果。

全谷物、淀粉和豆类

　　大多数人都承认健康饮食应该包括水果和蔬菜，但关于谷物、马铃薯和豆类是好是坏仍存在争议。许多人被告诫要小心碳水化合物，却没有意识到并非所有的碳水化合物都一样。事实上，碳水化合物有简单和复杂之分，取决于它们含有多少纤维、淀粉和糖。纤维含量比糖多的通常被称为复杂碳水化合物，其血糖负荷较低。因此，它们对身体的影响更温和，会慢慢释放出天然的糖，这些糖很容易被代谢成能量，而不会导致胰岛素水平飙升。糙米、小麦粒、钢切燕麦等全谷物（未去皮的谷物），以及大多数豆类和薯类（如红薯）都属于复杂碳水化合物，这就解释了为什么它们也被称为"好"碳水化合物。从女性健康的角度来看，吃低升糖指数碳水化合物会产生一些有利于健康的效果，比如，显著降低心脏病[23]、2型糖尿病[24]、抑郁症[25]和痴呆[26]的发病风险，更不用说改善睡眠了。[27]

　　与之相反，高升糖指数碳水化合物含有大量的糖，而且很可能是精制糖，却几乎没有纤维。这些食物有时会被贴上"坏"碳水化合物的标签，因为它们会引发血糖水平飙升，使你身体的胰岛素难以一次性快速代谢这么多糖。随着时间的推移，你的胰腺会疲于奔命，导致胰岛素抵抗。胰岛素抵抗会使你的身体及各个系统发炎，这是诱发代谢紊乱、糖尿病和心脏病的风险因素。它还会损害雌激素的产生过程，这是任何人都不希望发生的。高升糖指数碳水化合物的典型代表不仅仅是那些显而易见的食品，比如包装好的零食、含糖饼干、市场销售的糕点和糖果。高糖碳水化合物"俱乐部"有许多成员，包括甜苏打饮料、加糖饮料和加工谷物（如三明治面包、白面包、白米饭，以及市场销售的面食、百吉饼和面包卷）。

各位，答案已经揭晓了。作为女性，如果我们想优化健康，全谷物和豆类入选，精制谷物则被淘汰；红薯和带皮的普通马铃薯入选，加工马铃薯产品和麦当劳的炸薯条则被淘汰。其中的道理你懂了吧？

对需要避免摄入麸质的人来说，天然无麸质的全谷物，如大米（包括糙米、红米和黑米）、野生稻米（准确地说是一种种子）、藜麦（也是一种种子）、苋菜、荞麦、小米、高粱和苔麸都是优质碳水化合物的合理来源。但要小心，许多无麸质产品被包装成健康食品，其实只是加工过的垃圾食品。

天然甜味剂

我们都应该彻底告别白糖和人工甜味剂。天然的粗制糖，如生蜂蜜、枫糖浆、甜菊糖和椰子糖，则完全是另一回事。这些甜味剂比那些粉状或颗粒状的白色物质含有的维生素和矿物质更多，对身体的影响更温和，对血糖水平的影响也更小。如果你像我一样，不吃点零食就无法正常工作，那么我强烈向你推荐可可含量不低于80%的黑巧克力。或者更好的选择是，试试生黑巧克力。最纯净的生黑巧克力是一种强大的超级食品，具有令人瞩目的健康血统。它的血糖负荷低，不会导致糖崩溃，而且富含可可碱这种超棒的抗氧化剂。此外，生巧克力含有抗炎的黄酮醇和支持雌激素的儿茶酚，是一种受欢迎的食物。为了给你一些启发，我在这里分享一下我最喜欢的食谱之一：包含三种成分的黑巧克力甘纳许。先融化1/2杯不加糖的黑巧克力豆和1/4杯粗制椰子油；再加入满满一大汤匙生可可粉和一汤匙枫糖浆并搅拌；将混合物倒入密封容器中，冷藏约3小时。这种甜点不仅能提供能量，还含有健康剂量的抗氧化剂，因此它是一种令人愉快且没有负罪感的放纵。

喂养你的"雌激素组"

多吃植物性食物还有一个令人惊叹但鲜为人知的好处。众所周知，我们的身体里寄宿了数万亿细菌。这些细菌被称为微生物组，主要居住在我们的肠道内。科学研究表明，这些肠道微生物能帮助我们调节多种生理机能，包括吸收营养、强健肠道和增强免疫力。然而，很少有人知道这些微生物也能和宝贵的雌激素友好相处。

下面说说"雌激素组"（estrobolome）。这是一类被广泛忽视的肠道细菌，具有独特的代谢雌激素的能力。[28] 它们是这样工作的：当雌激素在全身循环并传播它的"魔力"时，它也会进入肠道。然后，它要么被重新吸收到血液中，要么像营养物一样被排出体外。这个过程由雌激素组负责。这些细菌产生一种叫作β-葡糖醛酸糖苷酶的酶，[29] 将雌激素分解成活性形态，并决定是将其送回循环系统还是将其排出。通过做出这个决定，雌激素组保持了雌激素的平衡，确保体内雌激素的总量恰到好处。此外，雌激素组也是分解复杂碳水化合物和发挥抗氧化剂作用的专家，这进一步凸显了雌激素和植物性食物之间的联系。

　　照顾好这些有益菌是有回报的，它们能让我们保持健康和快乐。最健康的肠道可以降低肥胖[30]、心脏病、痴呆、抑郁症和癌症的发病风险，让我们经历一个比较温和的更年期。反之也成立。如果你对肠道很了解，那么你可能听说过肠道生态失衡（或称菌群失调）。当其他肠道微生物的数量不及有害细菌时，就会出现生态失衡的问题。生态失衡会引发消化问题和全身炎症，使我们的雌激素组不能正常分解雌激素。于是，体内雌激素水平变得不正常，致使释放到血液中的雌激素量起伏不定。

　　什么会导致肠道生态失衡呢？虽然长期压力和过度使用抗生素都是原因之一，但不良饮食才是罪魁祸首。你的雌激素组乃至你的整个微生物组，都热烈欢迎植物性食物，而且多多益善。如果你吃的植物性食物种类繁多，你的微生物组就会得到它所依赖的大量营养物。避免摄入加工食品和减少肉类及乳制品似乎也有帮助，因为采取高纤维、低动物脂肪饮食方式的人往往拥有最健康的微生物组。[31] 考虑一下，仅仅吃两周的加工食品就会使你体内微生物组的生物多样性减少40%，[32] 同时还会使你体内维持雌激素平衡的细菌和你的健康处于危险之中。无论你喜欢与否，当今社会青睐低纤维、高劣质营养饮食的趋势，正在对我们的健康造成严重破坏。幸运的是，有一种万无一失的方法可以恢复我们的微生物组。你猜对了，那就是多吃植物性食物。要恢复你的肠道菌群健康，就要重点关注富含益生元、益生菌的食物，以及不太为人所知的苦味食物：

- 益生元：不可消化的碳水化合物，是你的肠道细菌最喜欢的佳肴。大蒜、洋葱、芦笋、甜菜、卷心菜、韭菜和洋蓟都是极好的益生元来源，菜豆、豌豆和小扁豆等豆科植物也是如此。
- 益生菌：可以恢复微生物组的活细菌。发酵食品中含有这些细菌，如酸菜、泡菜、无糖酸奶和盐水发酵泡菜。益生菌补充剂也有帮助，尤其是那些含有至少三种不同菌株（乳酸杆菌、鼠李糖乳杆菌和双歧杆菌）的益生菌。
- 苦味食物：顾名思义，就是有苦味的植物。蒲公英、欧洲菊苣、紫叶菊苣和芝麻菜等苦味草本植物都是强大的消化兴奋剂，会让微生物组兴奋不已。将这些蔬菜与柠檬汁或醋一起拌匀并吃下去，你可以从中获得最大的益处。

食用植物雌激素的理由

雌激素是人体产生的一种古老激素。然而，这并不是人类所独有的，因为许多动物和植物也会制造雌激素。例如，科学家已经确定了有近 300 种植物会产生植物雌激素，其化学成分与人类卵巢产生的雌激素相似，功能也相似。[33] 现在，关于植物雌激素对女性健康有什么作用的问题引起了人们的困惑。有些人认为植物雌激素能提高雌激素水平，并把它们称作"生育英雄"；有些人则认为它们是坏蛋，可能导致你易患某些癌症（这就是大豆名声不好的原因）。还有一些人坚持认为植物雌激素没有什么用。互联网也加入了这场争论，一些网站声称你根本不应该摄入它们，以避免雌激素在人体内占优势。关于这个话题我可以写一篇论文，但我想你可能更喜欢快问快答这种快捷方式。

● 哪些食物含有植物雌激素？

植物雌激素主要有三类：

- 异黄酮类：存在于大豆、豆腐、豆豉、利马豆、鹰嘴豆和扁豆中。
- 木脂素类：存在于亚麻籽和芝麻等种子，干杏、枣、桃子和浆果等水果，以及大蒜、冬南瓜和青刀豆等蔬菜中。小麦、黑麦等谷物，以及开心果、杏仁等坚果中也有这种成分。
- 黄豆素类：存在于苜蓿等植物的发芽种子中。

● 植物雌激素对人体有影响吗？

植物雌激素不仅分子结构与我们的卵巢产生的雌激素相似，结合的受体也相同。它们的功能类似于人体自己的雌激素，但没有那么强效。它们附着于雌激素受体的能力只是雌二醇的千分之一。[34] 因此，它们的影响要温和得多，除非你按照特定的量将它们组合在一起，这样一来它们的活性就会增强。然而，这些食物只有在持续食用的情况下才有效果。（如果你想知道植物雌激素会不会阻止你的身体产生自体雌激素，我告诉你答案是否定的。）

● 植物雌激素危险吗？

恰恰相反，这些化合物显示出对激素健康的保护作用。植物雌激素是一类特殊的化合物。它们兼具雌激素和抗雌激素活性，应用时具有可选择性。事实上，它们与用于治疗癌症的选择性雌激素受体调节剂（SERM）非常相似。[35] 虽然它们的确切作用机制仍在研究中，但植物雌激素往往能适应人体血液中的雌激素水平，[36] 并可能与肠道中的雌激素组协同作用。当体内雌激素水平足够高时，植物雌激素可能会温和地阻断雌激素受体，避免雌激素水平骤升。当体内雌激素水平较低时，植物雌激素可能会介入并提高雌激素水平，但介入的方式比自体雌激素要温和得多。

● 大豆中的植物雌激素会致癌吗？

大豆是地球上最具争议的食物之一。你甚至会发现它前一分钟才被宣传为超级食物，下一分钟就被列为致癌毒药。然而，亚洲女性经常吃大豆，患乳腺癌的概率却仅为西方女性的 1/4。[37] 虽然其中有遗传和文化因素的作用，但多项研究表明，经常食用大豆的人乳腺癌发病率较低。这些女性也不太可能患潮热、骨质疏松症和心脏病。这至少表明大豆不太可能危害人体健康。

总的来说，没有证据表明大豆及其所含的植物雌激素会致癌。多年来，专业协会建议避免食用大豆和其他含雌激素的植物。然而，通过更严谨的研究，美国癌症研究所（AICR）和美国癌症协会（ACS）在 2013 年改变了他们的立场。如今，女性食用大豆被认为是安全的，包括乳腺癌患者。[38] 大量研究表明，食用大豆不会增加乳腺癌复发的概率，[39] 在某些情况下可能还会降低乳腺癌死亡率。此外，大豆对子宫内膜癌、卵巢癌和其他癌症都没有不良影响。

警告：对大豆过敏的人应该避免食用大豆及豆制品。此外，你所食大豆的类型也很重要。亚洲人摄入的传统豆制品是干净的、未经加工的，而且通常是发酵过的，而西方人食用的大豆几乎迥然不同。在西方世界，豆制品大多由转基因大豆制成，[40] 生产过程充斥着杀虫剂和防腐剂。更糟糕的是，从包装食品、早餐麦片到拿铁咖啡、婴儿配方奶粉，所有食品都含有加工的大豆油、大豆卵磷脂和大豆分离蛋白，它们与健康食品毫无关系。因此，千万不要把这些豆制品视为超级食物。如果你想通过食用大豆来支持更年期健康，就选择有机和发酵的大豆，如新鲜的水煮毛豆、味噌和印尼豆豉。

● 摄入植物雌激素有好处吗？

虽然研究结果不太一致，但临床试验表明，食用大豆和摄入其他异黄酮类植物雌激素可能会减少潮热的发生次数。[41] 北美更年期协会最近发表的一项研究表明，包含大量大豆的植物性饮食可以减少 84% 的中度至重度潮热，将每天 5 次的发生频率降低到每天不到 1 次。[42] 这项研究将一种植物性饮食随机安排给有潮热症状的绝经后期女性，该饮食包括每天在沙拉或汤中加入半杯煮熟的大豆。余下的参与者成了对照组，她们的饮食方式没有改变。在为期 12 周的研究中，植物性饮食组中有超过一半的参与者没有出现潮热。该组的大多数参与者还报告说，她们的生活质量、情绪、性欲和整体精力水平都有所改善。虽然这是一项规模较小的研究，但它的结果很吸引人，值得参考。

关注必需脂肪酸

就像碳水化合物的情况那样，并非所有的脂肪都一样。多年来，人们一直被劝说减少饮食中脂肪的摄入量，但研究表明，所摄入脂肪的类型比实际摄入量更重要。脂肪酸[①]主要有三类，每一类都有不同的作用：

- 不饱和脂肪酸：分为单不饱和脂肪酸（如橄榄油和油梨/牛油果中的脂肪就由这类脂肪酸组成）和多不饱和脂肪酸（鱼类、贝类、各种坚果和种子，以及一些蔬菜、谷物和豆类中含有这类脂肪酸）。
- 饱和脂肪酸：乳制品、肉类和某些油（如椰子油）中富含这类脂肪酸。
- 反式不饱和脂肪酸（亦称反式脂肪酸）：由不饱和油经过氢化处理后产生。这个处理过程会让这类脂肪酸变得与饱和脂肪酸相似，并会延长它们的保质期。反式脂肪酸通常藏身于加工食品中，是你能摄入的最糟糕的脂肪酸，因此被许多国家禁用。我们将在后面的"应避免的食物"中具体讨论它。

[①]　脂肪酸和甘油组成脂肪，脂肪的类型就由脂肪酸决定。——编者注

ω-3 脂肪酸是真正的明星

很多女性相关研究表明，多不饱和脂肪酸有利于女性健康，[43] 可以降低心脏病、肥胖、糖尿病和痴呆的发病风险。[44] 这类对女性有益的脂肪酸有很多种，最常见的是 ω-3 脂肪酸和 ω-6 脂肪酸。ω-3 脂肪酸具有抗炎和抗氧化作用，对人体尤为有益。ω-3 脂肪酸摄入不足的女性，[45] 可能更容易出现月经疼痛、生育问题、产后抑郁和更年期抑郁症。[46]

ω-3 脂肪酸分为多种：

- ALA（α-亚麻酸）只存在于植物性食物中。
- EPA（二十碳五烯酸）和 DHA（二十二碳六烯酸）主要存在于鱼类和海鲜中，海带和藻类中也有。

ALA、EPA 和 DHA 都被称为必需脂肪酸，因为人体本身不能产生它们，你只有通过吃适当的食物才能获取它们。不过，ALA 才是人体唯一真正必需的 ω-3 脂肪酸。这是因为人体可以利用 ALA 制造另外两种 ω-3 脂肪酸，即 EPA 和 DHA。但制造过程会损失大量 ALA，所以我们必须加以注意。

大多数女性饮食指南都建议，每天至少应摄入 1 100 毫克的 ω-3 脂肪酸。这个目标很容易达到，如使用亚麻籽油。这种金色的油色泽亮丽，是由亚麻籽制成的。亚麻籽经过研磨和压榨，就

会释放出天然的油。仅一汤匙（15 毫升）亚麻籽油就含有 7 200
毫克的 ALA，足够满足你一天所需。其他优质的 ALA 来源包括
磨碎的亚麻籽、大麻籽、核桃和杏仁。橄榄、橄榄油、牛油果
和大豆也是很好的来源，还有西蓝花、香豌豆和许多绿叶蔬菜。
对素食主义者或不吃鱼的人来说，藻类和海带是 ω–3 脂肪酸的
重要来源，因为它们是为数不多的几种含有"预装配"DHA 和
EPA 的植物性食物。

单不饱和脂肪酸能让你的心脏更健康

单不饱和脂肪酸以其对心脏健康的保护作用著称。杏仁、
开心果、巴西坚果、腰果和榛子等坚果富含单不饱和脂肪酸，牛
油果和橄榄等高脂肪水果以及芝麻、葵花籽等种子也是如此。一
项针对 8.6 万名女性的研究发现，经常食用坚果的女性患心脏病
和卒中的风险要低得多。[47] 每周吃一把带皮的坚果或种子，就能
达到预期效果。要避免食用沸水煮过的、多味的、加盐的、加糖
的或调味的坚果和种子。这种零食经常被误认为是健康的，但它
们实际上是加工食品，含有大量化学调味品和糖。

饱和脂肪酸最好来自植物性食物

饱和脂肪酸既可以来自动物性食物，如肉类和奶制品，也

可以来自植物，如椰子、牛油果及腰果和夏威夷果等坚果。越来越多的证据表明，植物中的饱和脂肪酸可以通过对体内激素产生有益影响来支持女性健康，而来自动物的饱和脂肪酸没有显示出同样的效果。一种可能的解释是，植物脂肪对血脂水平的影响似乎比动物脂肪更温和。例如，在一些随机对照临床试验中，乳制品厂生产的黄油显著增加了低密度脂蛋白胆固醇水平，橄榄油和椰子油则没有。[48] 需要明确的是，我们指的是来自天然食物的植物脂肪，而不是来自人造黄油的或用植物加工的酱。

摄入过多的动物脂肪也会增加激素相关癌症的风险。在护士健康研究（NHS）中，食用更多动物性食物（特别是红肉和高脂肪乳制品）的女性相比不怎么食用这些食物的女性，患乳腺癌的风险是后者的 3 倍。[49] 这可能是因为与纤维相反，动物脂肪对平衡雌激素水平的性激素结合球蛋白分子有负面影响。正因如此，用植物脂肪（尤其是富含抗氧化剂的油，如特级初榨橄榄油和亚麻籽油）代替某些动物脂肪，可以降低女性患乳腺癌、心脏病和糖尿病的风险。[50]

胆固醇对于激素健康很重要

胆固醇经常被人诟病，但事实上，这种脂肪对很多身体功能（例如，形成健康的细胞壁，以及产生足够的雌激素）都有着至关重要的作用。然而，某些胆固醇过多会给你带来麻烦。胆固醇主要有两种：

- HDL（高密度脂蛋白）胆固醇，被称作"好"胆固醇。
- LDL（低密度脂蛋白）胆固醇和VLDL（极低密度脂蛋白）胆固醇，被认为是"坏"胆固醇。研究发现，高水平的坏胆固醇与动脉斑块堆积及其他心脏问题有关。

　　测量胆固醇水平是确定你患心脏病和卒中风险的有效方法。有两种测量方法。一种是测量总胆固醇水平，通常你希望这个数字低于200毫克/分升①。另一种更好的方法是计算你的胆固醇比值，也就是分析好胆固醇和坏胆固醇的占比，这可以让你更清楚地了解自己的健康状况。如果你的总胆固醇水平是200毫克/分升，高密度脂蛋白胆固醇是50毫克/分升，你的胆固醇比值就是4。胆固醇比值低于4.5被认为是健康状况良好，但它最好是2或3。

　　如果你的胆固醇水平高于上限，你就必须降低它。胆固醇有两个来源，其中大约80%是由肝脏产生的，余下的来自你吃的食物。长期以来，医生都建议患者减少食用富含胆固醇的食物，尤其是鸡蛋，以降低他们的胆固醇水平。但最新的研究表

---

① 胆固醇水平有两种量度单位：毫克/分升（mg/dl）和毫摩尔/升（mmol/L）。200毫克/分升约相当于5.2毫摩尔/升，后者常见于我国的检验报告。——编者注

明，食物中的胆固醇不会像其他脂肪酸（主要是反式脂肪酸和动物来源的饱和脂肪酸）那样提高血液中的胆固醇水平，[51] 这是避免或减少摄入其他类型脂肪的另一个原因。针对这种情况，多吃植物性食物也有帮助，原因之一就是植物不含任何胆固醇。一些植物性食物益处多多，既可以帮助降低有害的低密度脂蛋白水平，还可以促进有益的高密度脂蛋白产生。这些食物包括牛油果、柠檬、橙子、菜豆及其他豆科植物和全谷物（如燕麦和糙米）。用果油（如橄榄油和椰子油）而不是黄油或动物脂肪来烹饪和调味，也能达到这个目的。

精益蛋白质

蛋白质这个词经常让人联想到健美运动员和哑铃，但这种常量营养素的意义远不止于此。事实上，蛋白质是重要的人体成分，用途非常广泛，包括形成新细胞、修复受损细胞、制造多种激素。蛋白质还会通过维持骨重建过程来保持骨骼坚固，降低我们患骨质疏松症的风险。此外，如果饮食中含有足够的蛋白质，再加上经常运动，就可以使肌肉再生。因此，在更年期摄入足够的蛋白质可以帮助我们维持新陈代谢的平稳运行，同时保持健康的体重。

与碳水化合物和脂肪一样，蛋白质也有很多种。我们要优先考虑的是高质量的精益蛋白质。精益蛋白质的饱和脂肪酸含量通常较低，热量也较低，所以才有了"精益"这种表达。很多动物性食物（如鱼肉、家禽肉和瘦猪肉块）中都含有精益蛋白质。一些植物性食物中也含有这种蛋白质，我们将在下面详细讨论。在此之前，我们先解决人们普遍担忧的一个问题：富含植物性食物的饮食可能缺乏充足的蛋白质。

蛋白质是由氨基酸分子链组成的。自然界中有 20 种人体用来制造蛋白质的氨基酸，其中有 9 种被认为是必需的。记住，必需的意思是你自身不能产生这些营养素，所以你需要通过饮食摄入它们。动物来源的蛋白质含有全部 9 种必需氨基酸，通常每份动物性食物中都有足够多的氨基酸，因此动物性食物被称为完全蛋白质。植物也含有这些必需氨基酸，通常至少含有其中一种，但数量有限。例如，蔬菜和豆类往往含有少量的半胱氨酸和甲硫氨酸，谷物、坚果和种子往往不含赖氨酸。正因如此，很多人把植物性食物称为不完全蛋白质。不过，只要你吃的植物性食物种类多，就可以在一餐中通过组合不同的植物性食物，轻松摄入足够的必需氨基酸。众所周知，米饭和豆类组合就是一个很好的例子。此外，一些植物性食物的蛋白质含量实际上比一些动物性食物多，如青豆。信不信由你，一杯美味青豆中含有的蛋白质比一杯牛奶还要多。另外值得一提的是，每两汤匙螺旋藻（一种蓝绿色藻类）就含有 8 克完全蛋白质。半汤匙营养酵母粉（一种常见的素食奶酪替代品）也能提供 8 克完全蛋白质。我并不是建议你必须吃这些食物，因为我不知道你是否喜欢它们。相反，我是要告诉你植物性食物是可行的蛋白质来源。回到我们的出发点，如果你喜欢吃动物性食物，那么鱼肉、蛋和家禽肉都是很容易获取的精益蛋白质来源。富含精益蛋白质的植物性食物有：

- 小麦面筋：每 100 克含有 25 克蛋白质。
- 豆腐、印尼豆豉和水煮毛豆：每 100 克含有 12~20 克蛋白质。
- 小扁豆：每杯（170 克）煮熟的小扁豆中含有 18 克蛋白质。
- 菜豆：每杯煮熟的菜豆中含有 15 克蛋白质。
- 斯佩耳特小麦和苔麸：每杯（250 克）煮熟的斯佩尔特小麦和苔麸中含有 10~11 克蛋白质（这些古老作物的蛋白质含量高于藜麦）。
- 藜麦：每杯（185 克）煮熟的藜麦中含有 8~9 克蛋白质。
- 青豆：每杯（160 克）煮熟的青豆中含有 9 克蛋白质。
- 螺旋藻：每 2 汤匙含有 8 克完全蛋白质。
- 火麻仁：每 3 汤匙含有 9 克蛋白质。
- 燕麦：每 1/2 杯干燕麦中含有 5 克蛋白质。

铁

当考虑侧重植物性食物的饮食方式时，铁摄入量不足也是人们经常担心的问题。与肉中含有的血红素铁相比，植物性食物中含有的非血红素铁的生物可利用度通常较低（不容易被身体吸收）。所以问题不仅仅在于食物中的含铁量，还在于我们身体吸收铁的能力。事实上，很多植物性食物都是铁的良好来源，包括燕麦、大豆、豆荚和绿叶蔬菜。其中一些食物的铁含量甚至比动物性食物还高。例如，3 杯菠菜或 1 杯小扁豆的铁含量多于一块8 盎司的牛排。不过，植物性食物中的铁无法被我们及时充分地利用。要解决这个问题，一个办法是将这些食物与其他富含维生素 C 的食物搭配食用。例如，在燕麦片上撒一些浆果或在沙拉中加一些柠檬汁。瞧，大功告成！

维生素 B_{12}

维生素 B_{12} 是唯一一种人体不能从植物性食物中获取的维生素。在这种情况下，采取含有 B_{12} 的灵活饮食方式或服用补充剂即可。也就是说，即使恰当饮食，许多 50 岁以上的人也可能仍然需要补充维生素 B_{12}，以确保达到推荐的摄入量。根据美国国立卫生研究院（NIH）的数据，多达 43% 的美国老年人患有维生素 B_{12} 缺乏症。关于这个问题，在第 15 章中有更多的介绍。

富含钙的食物

随着年龄的增长，我们需要摄入更多的钙和维生素D来维持骨骼健康，这已经不是什么秘密了。但与普遍的看法相反，你不需要靠摄入乳制品来获取钙，因为很多植物性食物可以达到同样好的效果。各种各样的蔬菜都有这种益处，如菠菜、芜菁、羽衣甘蓝、白菜和芥菜，以及大豆、豆腐、菜豆和豌豆等豆类食物。种子也是很好的钙源。想想看，一杯全脂牛奶含有大约280毫克的钙，一杯煮熟的菠菜或两汤匙芝麻酱也含有同样多的钙。要用植物性钙代替动物性钙，一个简单的办法就是喝植物奶，很多植物奶的钙含量与乳制品大致相同。

无论吃什么，维生素D都很难仅通过饮食获取。它被称为"阳光维生素"并非没有原因，当我们的皮肤暴露在阳光下时，我们的身体就会利用胆固醇制造维生素D。检查一下你的维生素D水平，如果很低，就表明你有了医生的病假证明，可以预订你一直想要的热带假期了！否则，你可以储备富含维生素D的食物或服用补充剂（在下一章讨论）。

关于乳制品，我还要做最后一点说明。很多人猜测，奶牛饲料中的生长因子中的激素残留在乳制品里，可能会导致人体内长肿瘤。虽然乳制品可能诱发乳腺癌的风险还没有定论，但你还是应该选择不含生长激素的有机乳制品，这一点很重要。此外，山羊奶或绵羊奶也比牛奶更容易消化。

褪黑素促进睡眠

信不信由你，有的食物含有睡眠激素——褪黑素。开心果是地球上褪黑素含量最丰富的食物。吃一大把开心果，相当于睡前服用了褪黑素补充剂。这种小食也是纤维、维生素 B_6 和一些必需氨基酸的重要来源。一些蘑菇（特别是大褐菇）及很多发芽的种子和小扁豆中也含有褪黑素。小麦、大麦和燕麦同样是很好的褪黑素来源，葡萄、黑樱桃和草莓亦然。想象一下，晚餐沙拉配以发芽的小扁豆、烤蘑菇和开心果，甜点是草莓冰糕。你的雌激素组会因此爱上你，也许那天晚上你就不用靠数羊入眠了。

应避免摄入的食物

每当有人问我通过饮食促进大脑健康的最重要秘诀是什么，我都一定会给出同样的答案：不要吃加工食品。在美国、加拿大和英国，人们每天消耗的热量有近一半来自加工食品，其中许多不仅是加工食品，而且是超加工食品。这意味着他们每天吃的近一半食物已经不再是最初的状态，而是发生了显著变化，加入了最有害的盐、糖、脂肪、添加剂、防腐剂、人工色素和香料。超加工食品经过了多重加工（挤压、成型、碾磨等），添加了大量的化学物质，还经过了精加工。市场上的白面包、包装糕点、零食；工业化生产的糖果和甜点；工业化生产的油炸和预制食品；所有快餐，包括但不限于软饮料、甜苏打饮料和含糖饮料；加工肉类和冷切肉；加工干酪；人造黄油、起酥油和猪油；方便面和速溶汤粉；冷冻或易保存的食物；大多数瓶装调味品、酱料和奶油；薯片、巧克力、糖果、冰激凌、甜早餐麦片、包装好的汤、鸡块、汉堡、热狗（不幸的是，这个清单可以写满一本书）……所有这些都是加工食品或超加工食品。具体取决于你的购物地点，超市可能会出售更多的加工食品和超加工食品，而不是未经加工或仅经最低限度加工的食品。在第 17 章中，我们将讨论识别这些食品中的有毒成分以免受到伤害的具体技巧。

现在，我只想说，你吃的超加工食品越多，饮食的整体营养质量就会越差，你的健康状况也会越糟糕。世界癌症研究基金会和美国癌症研究所指出，全世界可能有 1/3 的癌症是由超加工食品导致的。[52] 加工食品，尤其是含盐零食和加工肉类，也被认为是 45% 的心脏病、卒中和糖尿病致死的罪魁祸首。[53] 在评估了800 多项研究后，世界卫生组织（WHO）认定加工肉类也会致癌，[54] 就像吸烟和石棉一样。加工肉类指用盐处理、腌渍、发酵、烟熏或以其他方式加工以增强风味和延长保存时间的肉类，如在熟食柜台、超市或三明治店出售的大多数午餐肉。加工肉类还包括市场销售的熟火腿、烤牛肉、火鸡、鸡肉、腊肠和热狗等。

减少酒精、咖啡因和辛辣食物的摄入量

更年期饮食中危机四伏。众所周知，某些饮食（主要是辛辣食物和酒精，以及咖啡、茶或能量饮料中的咖啡因）会加重那些讨厌的更年期症状。因为每个女性都是不同的个体，所以重要的是让你的味蕾发挥侦探的作用，注意这些饮食是否会引发或加重你的症状，是的话就尝试减少或避免摄入这些饮食。

一般来说，辛辣食物会让你感到身体发热，或者让你的潮热再次出现。酒精也会加重潮热，虽然许多人认为喝酒可以助眠，但它可能也是导致你午夜醒来的罪魁祸首。此外，虽然每天喝 5 盎司①红酒可能有保护心脏的功效，但适量饮用也是控制乳腺癌风险的关键。

现在，我们来谈谈咖啡因。尽管很多人都喜欢在上午喝咖啡提神，但值得注意的是，咖啡因可能会带来双重麻烦——它会加剧潮热，也会对睡眠产生负面影响。咖啡因需要 12 个小时才能离开你的身体系统，所以为什么不限制自己每天只喝一杯，而且在中午之前饮用呢？有趣的是，与普遍看法相反，现煮的意式浓缩咖啡对更年期症状的影响实际上比美式咖啡更温和。因为意式浓缩咖啡的提取时间较短，这意味着它含有的咖啡因比美式咖啡少。你可以晚点再谢我！

---

① 1 液体盎司≈28.4 毫升。——编者注

说真的，多喝水

说到什么饮料最健康，我能给你的建议就是多喝水。考虑到水对大脑的重要性，我在之前的书里用了整整一章来介绍这种非凡的物质。此外，适当补水对激素健康和更年期来说同样重要。下面是多喝水的益处：

- 在任何年龄，即使轻微脱水也会引发头晕、神志不清、疲劳和严重的脑雾。[55] 及时补充水分，可以缓解这些更年期的常见症状。
- 保持体内水分充足，有助于促进激素的分泌和平衡。
- 适当补水有助于调节体温，减轻潮热。
- 适当补水也是阴道润滑的关键，这个方法在绝经后会派上用场。
- 喝水有助于消化、循环和排毒，确保身体机能达到最佳状态，对抗炎症。
- 补水对于保持关节健康、减少不适、缓解强直至关重要。
- 喝水有助于皮肤和头发保持水分，增强弹性，降低干燥程度。

虽然听起来似乎有些奇怪，但水的类型和质量确实很重要。要知道，水不仅仅是水。我们的身体、大脑和激素系统不只是需要一些潮湿的物质。确切地说，我们需要的是天然矿物质、盐和电解质兼备的天然水。饮用泉水、矿泉水或过滤后保留了电解质的自来水，是最好的补水方式。纯净水、苏打水和塞尔脱兹（含汽）矿泉水都不行，因为它们不含任何的水合营养。苏打饮料（可乐或其他类似的饮料）本就不是水，还会对你的卵巢造成伤害，因为它会增加排卵障碍性不孕的风险。[56]

另一种聪明的补水方法是通过食物补水。1 盎司富含水分的水果或蔬菜相当于 1 盎司被营养物（纤维、植物营养物和抗氧化剂）包围的水。想想萝卜、西瓜、黄瓜、草莓、番茄、水田芥、苹果、芹菜、甜瓜、生菜、桃子和花椰菜，这些水果和蔬菜都能让你快速补水！

正念饮食

肥胖盛行催生了完整的减肥产业。目前备受关注的是间歇性禁食，一言以蔽之，就是进食和不进食交替进行，或者在特定时间段摄入较少的热量。它对减肥和稳定体重的效果可能比其他饮食方式强，还能减少炎症和心脏病的发病风险。[57] 因此，间歇性禁食也常被推荐给更年期妇女。

我来说说我的看法。首先，虽然人们对实验动物进行了严谨的限时喂养研究，但间歇性禁食对人类健康有益的科学证据比你想象的还要有限。[58] 对人类进行的研究样本量很小，并且关注的是非常特定的人群，主要是患有或未患糖尿病的超重个体及接受过良好训练的运动员。其次，这种做法有几种流行变体。它们与科学毫无关系，而是源于人们对中断禁食期间或者在一天剩余的时间里应该吃什么、不应该吃什么这个问题的个人看法。这些计划中有很多近乎无稽之谈。最后，与针对男性的研究相比，针对女性间歇性禁食的研究仍然很有限。关于更年期女性间歇性禁食的研究就更少了，甚至也没有在动物身上做过这样的研究，所以最好警惕那些头条文章。

在世界上的许多地方，有一种"禁食"已经存在了好几百年（不是上千年的话），而且既可行又明智。它叫睡觉。世界上最健康的饮食方式都是在傍晚吃一顿清淡的餐食，然后晚间不再吃东西，因为这是你应该放松下来睡觉的时间。等到第二天起床，通常是10~12个小时后，你享用一顿营养均衡的早餐，为开始新的一天做好准备。

归根结底，无论目标是什么，只有让饮食习惯发生有利于健康的、可持续的长期变化，才是成功的饮食方式。我认为，我们的饮食观十分重要，甚至比具体的饮食计划还要重要。在这方面，做出明智的食物选择和全天坚持正念饮食都是关键所在。正念饮食源于更广泛的正念哲学，这是一种在多种文化和宗教中流传了数百年的做法。正念饮食利用你的身体和情感感官来体验和享受你的食物选择，它鼓励你选择既能满足口腹之欲又有充足营养的食物。我们大多数人都很忙碌，来去匆匆，即使是狼吞虎咽地吃饭，也会坐到屏幕前。如果我们进食时放慢速度，更专注一点，会怎么样？这样的话，我们就会知道自己什么时候真的饿了，而不是已经吃得太饱了。这也有助于缓解消化问题，如腹胀和胃灼热——这是你的身体对你只用17秒就吞下那块香辣馅饼的报复。西方国家的饮食观大多从一开始就倾向于吃得过多，所以多关注当下的饮食体验也有助于提高你的饮食质量。与此同时，它可以让我们更有效地控制渴望，减少压力性进食，并在必要时减肥。

总之，说到更年期的饮食选择，关键是要秉持注重平衡、营养、可持续的饮食观。不要沉迷于时尚饮食或限制饮食方式，而是优先考虑摄入天然食物，适当补充水分，大量食用植物性食物。各种水果、蔬菜、全谷物、精益蛋白质和健康脂肪是提供必要营养，以维持激素健康和整体健康的关键。虽然注意食物的分量和热量摄入很重要，但倾听身体发出的饥饿和饱腹信号也同样重要。过于严格或僵化的饮食方式可能会导致剥夺感，或者破坏身体与食物之间的健康关系，因此应该避免这样做。记住，没有放之四海皆准的更年期营养饮食方式。通过采取明智的饮食方式，你可以在绝经过渡期及之后滋养你的身体、大脑和激素，控制你体内的"恒温器"，让你对当下和未来生活充满热情与信心。

第 15 章
补充剂和植物性补充剂

植物的力量

虽然长期以来HRT（激素替代治疗）一直是更年期症状的标准治疗方法，但对其风险的担忧写就了一部断断续续的应用史。其间的磕磕碰碰，加上人们重新燃起了对草药治疗和补充剂用于促进激素健康的兴趣，导致"自然解决方案"急剧增加。因此，在工业化国家，多达一半的女性现在依靠植物性补充剂来应对更年期。[1]

一般来说，补充剂可以分为植物性补充剂（如大豆提取物、黑升麻和人参）和非植物性补充剂（如维生素和矿物质）。植物性补充剂通常又分为具有和不具有雌激素作用的两类，后者更适合担心乳腺癌风险的妇女。从古至今，世界各地的每一种文化都使用各种各样的植物作为满足其药用需求的基础。一些草本植物被用来治疗潮热，包括黑升麻、当归、月见草、人参、亚麻籽、红三叶草、圣约翰草（贯叶连翘）和野山药。还有一些植物，如玛咖和淫羊藿，被用来促进性欲；柠檬薄荷、缬草和西番莲则通常被推荐用于治疗绝经过渡期的失眠、焦虑和疲劳。虽然其中有些制剂有科学证据支持，但有些制剂并没有。例如，用于缓解潮热的野山药乳霜在临床研究中没有显示出任何效果，植物雌激素补充剂（食物中的一种更浓缩、更有效的植物雌激素）则具有显著的积极作用。[2] 可能的话，人们应该尝试后者而避免使用前者，所以请查看我对每种补充剂的说明。

在进入正题之前，我再提醒一句。许多人把补充剂视为捷径，以回避饮食需求，一旦补充剂不能达成目标，他们就会感到沮丧。所以请记住，营养补充剂本质上是一种补充手段，它们不能取代健康的饮食或生活方式。

另一个要考虑的因素是，补充剂不受美国食品和药物管理局等联邦监管机构的审查。与处方药不同，它们不能保证疗效或安全性。因为不受监管，也就没有人仔细核查补充剂中是否含有其所列活性成分，以及这些成分的含量是否达标。因此，选择标准化制剂势在必行。为了确定某种制剂是否为标准化制剂，你需要查看它列出的有效成分占比。例如，在决定购买银杏补充剂之前，你要确保提取物中含有一定比例（通常为 25%）的银杏黄酮糖苷，这是这种草本植物的活性成分。

在美国，还有一个办法可以确保你买到的是高质量、洁净的膳食补充剂，那就是选择经过美国药典（USP）委员会膳食补充剂认证计划或美国消费者实验室（ConsumerLab.com）测试的产品。最后，虽然大多数补充剂和草药产品副作用的风险都比较低，但有些可能会与处方药发生相互作用或有禁忌证，如下所述。

植物性补充剂

● 黑升麻

黑升麻（学名总序类叶升麻、总状升麻，*Actaea racemosa*，*Cimicifuga racemosa*）属于毛茛科，是被研究得最广泛的适用于更年期女性的草本植物之一。几百年来，美洲土著女性一直用黑升麻来缓解痛经和更年期症状。检验这种植物的临床试验中，只有大约一半的使用者报告它能减少潮热，可见其效果并不稳定。[3]尽管如此，这种毛茛似乎在减缓轻度至中度盗汗和情绪波动方面仍有特效。[4]在德国，黑升麻被批准用于缓解经前不适和更年期症状，如潮热、心悸、紧张、易怒、睡眠不安、眩晕和抑郁。

虽然还有待进一步研究，但黑升麻似乎没有雌激素效应。[5]因此，它可能会对癌症患者有所帮助。

用　　途：缓解潮热。

功效的科学依据：中等。

剂　　　量：每天 40 毫克标准提取物。由于缺乏长期安全性
研究，至多可用 6 个月。

注意事项：虽然黑升麻的耐受性很好，但它会引起头痛。
有罕见的肝损伤情况的报告。

● 圣洁莓

与它的名字所暗示的意思相反，圣洁莓（学名异叶蔓荆，
Vitex trifolia var. subtrisecta）常被推荐用于提高生育能力和缓解
更年期的某些症状。不过，虽然圣洁莓似乎有促进激素平衡的
作用，[6] 但临床试验尚未显示出它在缓解更年期症状方面有稳定
效果。

用　　　途：改善各种因素导致的更年期症状。

功效的科学依据：低等。

剂　　　量：每天 200~250 毫克。

注意事项：一般耐受性良好，但它可能会与某些药物发生
相互作用，如避孕药、用于治疗帕金森病或精
神病的药物。

● 当归

中医利用当归（*Angelica sinensis*）治疗痛经、月经不调和更
年期潮热，已有 1 200 多年的历史了。不过，很少有研究测试它
的真实功效。迄今为止，临床试验并未显示出它有缓解潮热的效

果。[7]（补充说明：中医专家指出，这些试验中使用的制剂与他们在实践中使用的不同。）

用　　途：缓解潮热。

功效的科学依据：低等。

剂　　量：每天不超过 150 毫克。

注意事项：可能会干扰抗凝血药，如华法林、肝素或阿司匹林。

● 月见草

月见草油源于有花植物月见草（*Oenothera biennis*）的种子。这种油富含 ω–6 脂肪酸，常被推荐用于治疗潮热，[8] 尽管临床试验表明它并不比安慰剂更有效。不过，它与维生素 E 联合使用，可能有助于缓解乳房疼痛。[9]

用　　途：缓解潮热。

功效的科学依据：低等。

剂　　量：每天 2~6 克。

注意事项：一般耐受性良好，可能会增强洛匹那韦（艾滋病治疗药物）的效果。

● 人参根和玛咖根

人参根被认为是一种"适应原"草本植物，意思是它能增强我们对外部和内部压力源的抵抗力，从而支持我们的身心健康。传统医学认为人参（*Panax ginseng*）和玛咖根（印加萝卜，别名秘鲁人参，学名*Lepidium meyenii*）可以提高注意力，改善性功能，激发性欲。一篇对多项随机对照试验的系统综述指出，人参可以缓解更年期抑郁症和情绪低落的症状，同时增强性欲，维持整体健康。[10] 尽管人参在这些方面取得了成功，但它并不能稳定地缓解血管舒缩症状，[11] 也不能稳定地提升记忆力或注意力。

用　　途：改善情绪和增强性欲。

功效的科学依据：中等。

剂　　量：每天 400 毫克标准提取物。由于缺乏长期安全性研究，至多可用 6 个月。

注意事项：一般耐受性良好。失眠是最常见的副作用，所以最好在午前服用它们。其他潜在的副作用包括引起月经问题、乳房疼痛、心率加快、血压升高或降低、头痛和消化问题。人参还可能会干扰抗凝血药，如华法林、肝素或阿司匹林。

● 　卡瓦胡椒

卡瓦胡椒（学名醉椒木，*Piper methysticum*）是太平洋岛屿上的一种辣椒。卡瓦胡椒补充剂虽然可以在一定程度上缓解焦虑，但并没有被证实能缓解潮热。

用　　途：缓解潮热和焦虑。

功效的科学依据：低等。

剂　　　量：每天 50~250 毫克。

注意事项：美国食品和药物管理局已经发布了关于卡瓦胡椒的警告，因为它可能会损害肝脏。它还会引起消化失调、头痛和头晕。

● 植物雌激素

植物雌激素是谷物、大豆、蔬菜和某些草本植物中的类雌激素物质，在人体内起到弱雌激素的作用。最常见的植物雌激素补充剂是从大豆和红三叶草中提取的异黄酮类物质，亚麻籽也经常被推荐使用。一篇对 21 项临床试验的系统综述指出，植物雌激素可以减少潮热的次数和频率，缓解阴道干燥问题。[12] 不过，实际效果取决于所用植物雌激素的类型，如下所述。

大豆异黄酮

一些大豆异黄酮补充剂（如大豆分离蛋白、富含异黄酮的大豆提取物或异黄酮胶囊）可以有效缓解轻度至中度围绝经期潮热。[13] 例如，一项针对 60 名绝经后期女性的研究，对大豆异黄酮补充剂和激素替代治疗缓解潮热的效果进行了比较。参与者服用大豆异黄酮 16 周后，潮热减少了 50%；[14] 而接受激素替代治疗的人的潮热减少了 46%。虽然还需要更多的研究来证实这些结果，但大豆异黄酮也可能对骨矿物质密度有积极影响，从而降低骨质疏松症的发病风险。[15] 不过，它们对缓解盗汗、失眠或抑郁没有效果。需要记住的是，大豆的影响因遗传背景而异，只有30%~50%的西方女性从中受益。[16]大豆异黄酮主要有三种：金雀异黄素、大豆素和*S*–雌马酚。

用　　途：缓解潮热。

功效的科学依据：中等。

剂　　量：每天 40~80 毫克。由于缺乏长期安全性研究，至多可用 6 个月。

注意事项：一般耐受性良好。最常见的副作用是胃肠道问题。目前的证据表明，患过癌症或有癌症风险的女性摄入大豆及其制品是安全的，但大豆异黄酮补充剂对她们是否安全仍不确定。由于担心过量食用，专业协会不支持使用大豆异黄酮补充剂。

红三叶草异黄酮

红三叶草（学名红车轴草，*Trifolium pratense*）是被研究得最广泛的有益更年期健康的草本植物之一。一些系统综述认为，红三叶草异黄酮对缓解白天发作的潮热没有稳定效果，但它可能有助于缓解盗汗，特别是对绝经后期女性来说。例如，一项针对109 名绝经后期女性的临床试验表明，每天服用 80 毫克红三叶草异黄酮并持续 90 天，平均可减少 73% 的盗汗。[17]

用　　途：缓解盗汗。

功效的科学依据：中等。

剂　　　量：每天 80 毫克。红三叶草提取物用于临床研究已
　　　　　　有 3 年，表明了显著的安全性。

注意事项：红三叶草对乳腺癌或子宫内膜癌患者的安全性
　　　　　　尚未确定。

亚麻籽

亚麻籽是木脂素（植物雌激素活性的多酚前体）的良好来
源，还含有 ω–3 脂肪酸和纤维。由于木脂素存在于种子的细胞
壁中，只有新鲜研磨的亚麻籽才能成功地释放出这些营养素。没
有证据表明亚麻籽有助于缓解潮热，[18] 不过它能支持消化健康，
对胆固醇水平可能也有积极的影响。

用　　　途：缓解潮热。

功效的科学依据：低等。

剂　　　量：每天 25 克（2 汤匙）研磨后的种子。

注意事项：一般耐受性良好。最常见的副作用是消化失调，
　　　　　　如腹胀、恶心和腹泻。

● 红景天

红景天（*Rhodiola rosea*）是一种生长在欧洲和亚洲寒冷高
海拔地区的适应原草本植物。人们习惯用它来提高耐力，消除疲
劳和倦怠。虽然有关这种植物的研究很少，但有一些证据表明，

红景天可能有助于平衡应激激素皮质醇，同时调节血糖水平。[19]
结合定期锻炼，它可能有助于稳定更年期的脂肪代谢。对于某些
女性，它还能加快减肥速度。

用　　途：缓解压力、疲劳，调节代谢活动。

功效的科学依据：低等。

剂量：每天 100 毫克。

注意事项：6~12 周内一般耐受性良好。可能的副作用包括
　　　　　头晕、口干或唾液分泌过多。

● 贯叶连翘

贯叶连翘（*Hypericum perforatum*）是一种有花植物，早在
古希腊时期就已经被用于欧洲传统医学了。它可以治疗焦虑、易
怒、失眠和抑郁，而且不会影响激素平衡。与安慰剂相比，贯叶
连翘对缓解轻度至中度焦虑和抑郁有效，效果似乎与抗抑郁药
（具体来说是 SSRI 类药物）差不多。[20] 基于这些发现，一些专业
协会认为贯叶连翘是短期缓解轻度抑郁症状和围绝经期及绝经后
情绪变化的可行选择。[21]

用　　途：围绝经期的焦虑、情绪变化及抑郁症状。

功效的科学依据：高等。

剂　　量：每天 900 毫克，不超过 12 周。

注意事项：贯叶连翘可与多种药物发生相互作用，应谨慎
　　　　　使用。这些药物包括华法林、肝素、阿司匹林

等抗凝血药，地高辛（调节心律药物），抗惊厥
药（治疗脑病发作和癫痫的药物），抗抑郁药
（尤其是SSRI或SNRI类药物），环孢素（免疫抑
制药物），艾滋病药物，美沙酮，口服避孕药，
及一些抗癌药物。

● 蒺藜

蒺藜（*Tribulus terrestris*）也常被称为"植物伟哥"，可用于
增强和改善男性的性功能，[22] 但它可能也对绝经后期女性有帮助。
这种植物含有甾体皂苷，其结构与雌激素相似，可以转化为较弱
的雄激素，类似于脱氢表雄酮。

用　　途：缓解性欲减退。

功效的科学依据：低等。

剂　　量：每天 250~1 500 毫克。

注意事项：小剂量使用通常是安全的。它与处方药之间的
　　　　　相互作用还没有结论，因此需谨慎使用。

● 缬草根

缬草（*Valeriana officinalis*）有草药茶和片剂两种形式，可
能有助于改善睡眠。无论是单独使用还是与柠檬薄荷或西番莲结
合使用，都可以改善绝经后期女性的睡眠质量 [23]——有助于入睡
和保持睡眠，可以减少夜间醒来的次数。至少需要持续使用 4 周

才能看到效果。

用　　途：支持睡眠。

功效的科学依据：中等。

剂　　量：起始剂量 400 毫克，睡前 1 小时服用。酊剂用量
为 2~5 滴管。

注意事项：一般耐受性良好。可能会导致头痛、头晕、胃
部不适，部分人群在使用后的第二天上午感到疲劳。

非植物性补充剂

● B 族维生素

细胞代谢、激素分泌、心血管健康和神经系统的健康都对 B
族维生素有强烈需求，尤其是维生素 B_{12}（钴胺素）、B_6（吡哆
醇）、B_9（叶酸）和 B_5（泛酸）。虽然没有一致性证据表明它们
有助于缓解潮热，但 B 族维生素可能有助于减轻压力，[24] 降低骨
质疏松症和骨折的发生概率。

维生素 B_{12} 对大脑健康来说非常重要，尤其是老年人。虽然
我们的肠道细菌也能制造少量的 B_{12}，但大部分 B_{12} 只能通过我们
的饮食获取。如果你遵循严格的植物性饮食，不吃任何动物性食
物，那么无论你的更年期状况如何，补充维生素 B_{12} 都是必不可
少的。如果你的年龄在 50 岁以上，或者你患有胃炎、胃酸减少、
克罗恩病或乳糜泻，又或者你正在服用降糖药、抗酸药或避孕

药，就应该咨询医生是否需要检测你的 B 族维生素水平。所有这些情况都会对你的 B 族维生素水平产生负面影响。如果服用补充剂 3~4 周后你血浆中的 B 族维生素水平仍没有改善，那么你可能需要尝试服用甲基化 B 族维生素（甲基钴胺素和甲基叶酸）。

用　　途：缓解压力和支持认知功能。

功效的科学依据：中高等。

剂　　量：用于支持认知功能时，维生素 B_{12} 500 微克，叶酸 600~800 微克，维生素 B_6 10~50 毫克，每日随食物服用；用于缓解压力时，添加 100 毫克维生素 B_5。

注意事项：一般耐受性良好。与药物没有已知的相互作用。

● 钙和维生素 D

钙和维生素 D 被广泛推荐用于绝经后维护骨骼健康。可能的话，钙最好来自高钙食物，如菠菜、花椰菜、羽衣甘蓝、西蓝花、酸奶、杏仁和带骨鱼罐头。如果单靠饮食不能摄入足够的钙，那么你可能需要补钙。维生素 D 可以帮助身体吸收钙，可能也会缓解阴道干燥状况。我们的主要维生素 D 来源是太阳。不过，出于各种原因，许多人缺乏维生素 D，所以服用补充剂可能对他们有好处。

用　　途：维护骨骼健康。

功效的科学依据：高等。

剂　　量：每天通过各种来源（仅通过饮食或饮食与补充
剂结合）共摄取 1 200 毫克钙和 800~1 000 国际
单位（IU）的维生素D。

注意事项：一般耐受性良好。钙会降低阿司匹林、左甲状
腺素（一种甲状腺药物）和一些抗生素的功效。

● 镁

镁是一种重要的矿物质，可支持神经功能和肌肉功能，同
时在调节睡眠方面起着重要作用。虽然镁补充剂对睡眠的影响并
不稳定，但有很多围绝经期和绝经后期女性报告说，服用镁补充
剂后她们的失眠有所缓解。[25]

用　　途：支持睡眠。

功效的科学依据：低等。

剂　　量：每次不超过 3 克柠檬酸镁，睡前一小时服用。也
可以使用镁霜。

注意事项：一般耐受性良好。镁可能会导致稀便和腹泻，
还会降低阿司匹林和左甲状腺素（一种甲状腺
药物）的功效。

● 褪黑素

褪黑素是大脑产生的一种激素，有助于控制睡眠周期。褪
黑素补充剂可以帮助入睡，是失眠患者常用的助眠剂。如果你经

常在半夜醒来，可以试试褪黑素缓释制剂。

用　　途：支持睡眠。

功效的科学依据：高等。

剂　　量：每次 1~3 毫克片剂，睡前服用，连续使用不得超过 2 周。最大剂量为 6 毫克。

注意事项：按推荐剂量短期使用一般是安全的。可能会与镇静剂发生相互作用。

● *ω*–3 脂肪酸补充剂

富含 *ω*–3 脂肪酸的鱼油有抗炎作用，对心脏和大脑有好处。越来越多的证据表明，*ω*–3 脂肪酸补充剂可能有助于减少盗汗，[26] 以及缓解与更年期有关的抑郁情绪。[27] 尽管临床试验的结果并不总是一致，但补充 *ω*–3 脂肪酸也可以减少脑萎缩、改善情绪和记忆力，还有可能降低痴呆的发病风险。

用　　途：缓解盗汗，支持认知功能。

功效的科学依据：低等（盗汗）；中高等（情绪和认知）。

剂　　量：每日服用含有 500~1000 毫克 DHA 和 300~500 毫克 EPA 的高纯度 *ω*–3 鱼油或海藻油。

注意事项：与华法林、肝素等抗凝血药会发生中等程度的相互作用。过量服用 *ω*–3 脂肪酸补充剂会导致出血和瘀伤。

● 维生素 E

维生素 E（生育酚）是一种脂溶性维生素，在人体内起到抗氧化剂的作用，同时可以支持免疫功能。一些临床试验表明，连续 4 周补充维生素 E 可使潮热减少。[28] 维生素 E 还与乳腺癌患者的潮热减少 35%~40% 有关。[29]

用　　途：缓解潮热。

功效的科学依据：中高等。

剂　　量：每天 800 国际单位的混合生育酚复合物（含有 α、β、γ 和 δ-生育酚）。

注意事项：与华法林、肝素等抗凝血药会发生中等程度的相互作用。如果你患有心脏病或糖尿病等疾病，那么每天的维生素 E 摄入量不要超过 400 国际单位。

第 16 章
减压和睡眠卫生

驱散迷雾：减轻压力，把睡眠视为头等大事

我们这个压力倍增的社会过分推崇生产力，很自然地把它看得比睡眠和休息还重。在开启职业生涯或开始攀爬成功阶梯时，很多人甚至产生了睡眠会阻碍我们前行的错觉，因此兢兢业业，试图向自己和世界证明我们只需要一点点睡眠。难怪数以百万计的人几乎一直处于慢性压力和睡眠不足的状态。

女性正在品尝时代的苦果，一边是神奇女侠般不切实际的期望，另一边是伴侣、母亲、照护者和积极的社会成员等非常接地气的角色。因此，女性报告的压力水平比男性高得多，[1]这种差异在她们 45 岁左右达到顶峰。在这个阶段，很多女性既要努力攀登事业阶梯，同时也要应对家庭责任的冲击，因此她们发现"你可以搞定一切"的宣传并不像人们说的那样好。我们中有太多的人早已不堪忍受多重角色的重压，往往还得不到足够的认可、补偿或支持。在中年这个超负荷的阶段，女性对自己的照顾本应多一些，而不是少一些。但事实上，由于责任的碾压和疲劳的折磨，我们几乎没有时间去做这些事。

通常，直到生活打我们一个措手不及，让我们疲惫不堪或者疾病缠身，我们才不得不重新调整自己与睡眠及情绪的关系。此时，我们会怀着应有的尊敬，重新做好这两件事，同时接受没有它们我们就无法好好生活的事实。很多女性会在更年期到来后领悟到这一人生教训。

应激、睡眠和更年期

应激或者说压力有点儿神秘，它分为急性和慢性两种。急性应激是对迫在眉睫的危险或高压事件的短暂反应，源于大脑保护我们的本能。例如，发生交通事故时，你的肾上腺素飙升，你猛踩刹车以避免撞车。但如今普遍存在的慢性应激是一种更为隐蔽的压力，有时程度较低，但持续不断。它源于日常生活中重复发生的事情：通勤，交通堵塞，长时间坐在屏幕前工作，日程安排过满，不停地打字，看新闻，马不停蹄的节奏和现代生活的待办事项清单。这种慢性应激会日复一日、时时刻刻地窃取我们的健康储备，慢慢地耗损我们的身体系统。

不知不觉之中，这种隐形消耗已经成为一种文化常模。然而，它会持续不断地妨碍我们，削弱我们的恢复力。如果我们的身体承受了超出其能力范围的负担，数年之后（无须等上几十年），这就会不可避免地对我们的身体、情感和心理造成全面损害。但重要的是，我们必须认识到，慢性应激会不断破坏激素平衡。

这是皮质醇（我们的头号应激激素）与我们的性激素共同作用的结果。身体依靠同一种分子（孕烯醇酮）来制造性激素和应激激素，因此有时它必须从中选择一个幸运儿。当你处于急性应激状态时，你的身体会"窃取"一些用于产生雌激素的孕烯醇酮，以制造出更多的皮质醇来应对危机。这没什么大不了的，等到一切都平静下来，你的身体就会减少分泌皮质醇，恢复分泌雌激素。不过，这里有一个隐患。如果你长期处于应激状态，你的皮质醇水平就会长时间居高不下。在这个过程中，你的性激素供应会长期承受压力，孕烯醇酮窃取过程被延长。激素的这些变化又会引发潮热、焦虑，甚至可能导致抑郁。此外，更年期本身有可能成为你生活中的慢性应激源，特别是在得不到照护的情况下，具体取决于你是如何对待它的。皮质醇不断产生、性激素持续消耗的恶性循环随之而来，进一步加重更年期症状，然后……我们就真的遇上麻烦了。我们会发现自己脾气暴躁、疲惫不堪或者行事冲动。我们会感到空虚、懒散，无法集中思绪。钥匙不见了，名字想不起来了，约会也错过了。你突然发现，即使在你最需要睡眠的时候，睡眠也几乎成了一种奢望。

如果这种情况持续很长时间，就必然会出问题。越来越多的科学研究表明，长期应激和睡眠不足会对身体造成可怕的损害。它们是导致多种大大小小疾病的主要因素，要么会降低你患普通感冒或感染其他病原体后的恢复能力，[2] 要么会增加你患心脏病、癌症甚至痴呆的风险。举个例子：脑成像研究表明，对女性来说，高压生活可能会导致她们到 50 岁时记忆力减退 [3]、大脑萎缩；没有足够时间恢复的话，还会导致疼痛、炎症和整体生活质量下降。因此，虽然遇到压力是很自然的事，难以入睡也时有发生，但这两种情况都不应该成为你生活的常态。当情况变得艰难时，强者需要学聪明一点儿。我要强调的是，要想思维清晰、身体健康，你就要努力减少压力并把睡眠视为头等大事。值得庆幸的是，一些经过科学验证的工具被证明对女性尤为有效，既能帮助她们控制压力，又能改善她们的睡眠质量。

更年期的身心干预

我们用肥皂洗手，用牙膏刷牙，用洗发水洗头。然而，我们没有用来维护心理健康的工具。我认为，对女性来说，心理就像身体的其他部分一样重要且因人而异，但大多数人都没有保护它的工具。就像我们希望通过饮食、运动并在必要时借助药物来照顾自己的身体一样，现在是时候制订同样的计划，去守护我们的思维能力及保持平静的心情了。

虽然很多应激源无法消除，但我们可以学习并掌握控制应激反应的方法，减少它对我们身心的有害影响，甚至调整我们第一时间做出的反应。要迎接生活的挑战并重新感受自信、平衡与和谐，这些应对技巧必不可少。同时，某些身心工具和练习还可以促进激素平衡，减轻更年期症状，因此对那些有意回避使用药物的人来说特别有用。最重要的是，请记住自我照顾不是自私行为，你自己也很重要。毕竟，空杯子倒不出水。

瑜伽

自古以来，世界各地发展和演变出了多种多样的瑜伽。大多数瑜伽练习都包括：身体姿势或动作序列，有意识地调节呼吸，以及提高当下意识和幸福感的正念技巧。一些研究和临床试验表明，连续练习瑜伽至少 12 周，对改善更年期的心理症状（尤其是疲劳）有积极影响。[4] 练习瑜伽的女性往往会发现应激和失眠的症状减缓，[5] 生活质量提高，[6] 潮热、泌尿和阴道问题也有所减轻。

冥想和正念减压

几千年来，世界各地的文化都用冥想来养护身体、心理和情绪健康。我们早已知道这种方法可以调节负责担忧、思考和感受的脑区活动，保护我们免受压力负荷过重的影响。[7]

人们研究最多的更年期放松技巧之一是正念减压治疗（MBSR）。这种治疗结合各种各样的练习，如正念冥想、瑜伽和接受并培养对当下的觉知。在一项针对110名围绝经期和绝经后期妇女的临床试验中，正念减压治疗显著改善了她们的整体生活质量和睡眠质量，减轻了她们的压力和焦虑。[8]令人吃惊的是，对一些女性来说，结合使用正念减压治疗和认知疗法，预防抑郁症复发的效果竟然和抗抑郁药差不多。[9]你没听错，脑海里的思想活动可以起到像处方药那样强的作用。

另一个不错的选择是克尔坦奎亚冥想（Kirtan Kriya），它是一种来自昆达里尼瑜伽传统的吟唱冥想。克尔坦奎亚冥想要求配合手印发出特定的声音：Saa、Taa、Naa、Maa，每天只需练习12分钟。要知道，这种做法已经被证明可以在短短8周内减少炎症，同时改善记忆力、睡眠质量和思维清晰度。[10]那么，如何练习克尔坦奎亚冥想呢？双腿交叉坐在地板上，或者坐在椅子或沙发上。颈后部挺直，下巴微收。想象有一根绳子将你的头顶轻轻地向上拉。双手放在膝盖上，掌心向上。准备好了之后，开始吟唱"Saa、Taa、Naa、Maa"。用拇指触碰食指时吟唱Saa，拇指触碰中指时吟唱Taa，拇指触碰无名指时吟唱Naa，拇指触碰小指时吟唱Maa。每次练习12分钟，顺序如下：

大声吟唱 2 分钟；

低声吟唱 2 分钟；

无声吟唱 4 分钟；

再低声吟唱 2 分钟；

再大声吟唱 2 分钟。

完成后，吸气，同时伸展手臂。然后呼气，同时放下手臂，放松。最后，双手合十。如果你喜欢边听音乐边冥想，Spotify、YouTube 等网站上有播放清单。如果你想自己制作播放清单，可以试试像 Insight Timer 这样的应用程序，它可以帮你利用柔和的声音定时，让你知道什么时候该转换吟唱方式。

总之，冥想和正念训练可以帮你减轻压力、焦虑和抑郁症状。就像运动一样，如何冥想是个人的喜好。冥想有许多不同的形式和方法，甚至还有这方面的应用程序（如 Headspace 或 Calm），重要的是找到最适合你的。然后，把它当作一种运动，锻炼出一种属于你的新力量。

催眠

催眠是一种通过集中注意力、心理意象和暗示进入深度放松状态，从而改善身心健康的治疗方法。这里的暗示指播下积极的种子，以缓解我们面临的困难或不适。催眠已经被包括北美更年期协会在内的几个专业机构推荐用于治疗更年期症状，因为它可以减少潮热，而且风险很小。[11] 一些针对乳腺癌幸存者的随机对照临床试验显示，仅进行 5 次催眠治疗就能使潮热的严重程度和频率降低 69%。[12] 对于没有乳腺癌病史的女性，催眠也能减少50%~74%的潮热（效果之佳令人瞩目），[13] 同时还能改善睡眠质量和激发性欲。

怎么找到催眠专家呢？查询你所在国家的临床催眠协会，寻找专门治疗更年期症状、化疗引起的脑雾或其他症状的催眠治疗师。如果你住在美国，可以在美国临床催眠学会（ASCH）的网站上查找相关信息。

认知行为疗法

认知行为疗法（CBT）是一种以行动为导向的心理干预，它会帮助人们找到处理问题的实用方法，还会为我们提供有效的应对技巧和策略。这种治疗结合了教育、动机面询、放松和有节奏的呼吸等策略，因此它可能是一种有用的方法，可以解决各种各样的问题，改善整体健康。认知行为疗法被北美更年期协会推荐用于治疗潮热、更年期抑郁症和其他症状。[14] 虽然它不一定能降低潮热的频率，但它可以减轻潮热的强度和不适感。要找到附近的专家，你可以登录你所在国家主要专业协会的网站，查看经过认证的从业者名录。例如，在美国，要查找经认证的认知行为治疗师的详细信息，可以登录美国认知与行为心理学委员会的网站。在英国，你可以登录英国认知行为治疗师注册网站。

节奏呼吸法和放松训练

生物反馈、按摩等放松技巧都已经被用来治疗更年期症状。在一些临床试验中，这些技巧降低了潮热的频率，减轻了压力和疲劳。虽然这些研究不像瑜伽、催眠和认知行为疗法研究那样严谨，但要了解它对你的影响，没有比亲自尝试更好的方法了。例如，节奏呼吸或腹式呼吸是一种缓慢、平静的呼吸方式，可以用来平静你的身体和情绪反应。膈肌（或称横膈）位于肺的正下方，在肺和胃之间形成一道屏障。从胃部或膈肌下方呼吸可以增加肺容量，这样我们就能吸入更多的氧气，也能起到显著的镇静作用。如果经常练习，节奏呼吸法可以帮助你放松，还有可能缓解潮热。每天 3 次，每次 20 分钟，效果最佳。如果你觉得自己没有足够的时间，那么一开始每天练习 10~15 分钟即可。当潮热袭来时，你可以立即试一试这个方法，并持续练习 5 分钟。

它的做法真的很简单：

从腹部吸气，慢慢地从 1 数到 5；
呼气，慢慢地从 1 数到 5。

针灸

针灸是中医的核心方法之一。施针者以轻柔的压力，或用头发丝那么细的针刺激身体上标志着经脉（一种能量通道）的特定部位（穴位），以治疗疾病、消除疼痛。虽然目前用针灸缓解更年期症状的证据还很有限，但如果施针者的技术高明，针灸就有可能满足患者寻求无药物替代方案的需求。

芳香疗法

芳香疗法，或称精油疗法，即使用天然提取的芳香植物精华来解决各种生理和心理失衡问题。一些有香味的精油，如薰衣草和马鞭草精油，被认为可以减少焦虑，促进身心放松。虽然芳香疗法可能有助于缓解压力和焦虑，但目前还没有足够的证据表明它可以独立治疗更年期症状。

其他减压方法

说出来

大脑在我们的应激反应中扮演着重要角色，它通过调节皮质醇和肾上腺素这两种激素的分泌来发挥作用。当压力袭来时，皮质醇和肾上腺素会让你的血压和心率升高，这可能会促使你挥出拳头或者转身逃跑。这是众所周知的人类在面对危险（包括日常的压力源）时的或战或逃反应，男女都是如此。然而，女性大脑的运作方式与男性有所不同。研究表明，当皮质醇和肾上腺素充斥血液时，女性的大脑会释放出一种"爱情激素"——催产素，让她们能够平静地面对风暴。

科学家认为，催产素的释放可能解释了为什么女性在应激状态下会产生照顾、亲近的独特反应，而不是战斗或逃跑反应。[15]这种反应可能在很久以前就已经演化出来了，当时我们的祖先还生活在狩猎采集社会。鉴于女性在怀孕、哺乳或照顾老幼时不便战斗或逃跑，她们形成了独特的危险应对方式。危急关头，她们会更加关心自己的孩子（照顾），同时与其他女性协作（亲近），以确保每个人都能存活下去。这种反应变成了我们的一种本能：当压力袭来时，我们会向他人发出协助防御请求，尤其是在保护自己的孩子时，我们会与其他照顾者建立联系。

如何利用它来解决更年期问题呢？当潮热迫使你脱掉一件又一件衣服，或者你不记得来超市买什么时，你可能会对任何一个同你一样汗流浃背或健忘的女性产生一种亲近感。你也可以从那些经历过更年期并已成功度过这个阶段的人身上寻求安慰。和其他女性谈论你的更年期症状，开开玩笑，建立起友情，让你知道自己并不孤单，并相信那些讨厌的症状不会永远持续下去。不管是朋友、妈妈、导师，还是超市里那位看起来很友好的女士，你都可以和他们谈谈你的经历。这不仅会让你感受到支持、恢复正常状态、建立姐妹情谊，还可能让你收获一些实用的建议，如"一定要多穿些衣服"和"千万别穿合成纤维内衣"。

组建你的支持团队

拥有支持性人际网络是一个非常好的抗压策略，所以你可以想想在这个人生阶段，你需要什么样的支持来帮助你成为最好的自己，就像在其他任何阶段一样。除了找一些有爱心的朋友或家人聊天，你还需要一个好的家庭医生或妇产科医生，以便和他们轻松地讨论所有具体的更年期问题。此外，"更年期导师"也必不可少，很多人都可以轻松地扮演这个角色。所以，想想你需要什么样的支持。发挥团队的力量，坚持下去，你就会取得胜利！希望本书也能对你起到支持作用。

如果可能，你还可以从一些医疗保健专业人员那里得到额外的帮助。并不是每个人在所有时候都需要这些帮助，但如果你确实需要有人帮助你解决某个特定问题，下面这些都是你可能用得上的资源：

- 如果你感到沮丧或焦虑，可以考虑与你的家庭医生或心理健康专家（心理学专家、治疗师或精神病学专家）谈谈你的感受。

- 更年期指导师或咨询师可以指导你应对这个过渡阶段的各种复杂情况，还能为你提供一些资源，比如推荐医生、瑜伽老师、针灸师等。
- 理疗师可以在减轻关节疼痛、盆底康复等方面为你提供帮助。
- 体育教练可以帮助你安全有效地运动，例如，拳击教练可以帮助你消除愤怒和沮丧情绪，瑜伽教练可以帮助你恢复内心平静。
- 营养学家或饮食专家可以帮助你制订既美味又健康的饮食计划（关于应优先考虑哪些具体食物的问题，可参考本书第 14 章）。

最后，面对每个人都可用的任何资源，我建议你选用那些经过科学验证的帮助和技术，无论是 DIY（自己动手做）还是由专业人士提供。很多时候，宝贵的时间和金钱都被浪费在了我们随意选用的工具、补充剂或声称可以应对更年期症状的小熊软糖上。虽然不是每个人都需要或有机会得到一大批医生和专家的支持，但我们都可以善用那些经过测试的指南和专业知识，这也是本书关注的内容。

整个社会都在关注我们醒着的时候吃什么、喝什么、做什么以保持健康，却没有注意到睡眠比我们以为的还要重要。虽然一些关于我们到底应该睡多长时间的研究没有给出明确的答案，但每晚睡 8 小时左右对于减压和身心恢复至关重要。不幸的是，忙碌的生活导致睡前放松也变成了一项任务，睡整觉更成了一项挑战。养成一个你喜欢的、有利于放松（而不是刺激）的就寝习惯，可以帮助你获得更好的睡眠质量，保持就寝习惯会提示你的身体和大脑进入睡眠状态。这里有一些方法有助于你养成良好的睡眠习惯，放松下来，美美地睡一觉吧。

● 调暗灯光

褪黑素是脑垂体产生的一种天然激素。当褪黑素水平上升时，它会向大脑发出信号，告诉大脑该休息了。而灯光会降低褪黑素水平，我们身体的演化建立在晚上睡觉、早晨醒来的基础上，所以在睡前一小时左右调暗灯光可以引导你的大脑安静下来。让卧室一团漆黑或只留一点光亮，可以有效地帮助你保持睡眠。如果光线不可避免，你可以试试戴眼罩。

● 检查温度，营造睡眠氛围

入睡时，体温会略微下降。如果房间太热，身体就无法按照所需排出热量，导致你更难入睡。要让卧室保持凉爽舒适，最佳温度大约是 20 摄氏度，这样的温度还可以预防潮热。穿轻质棉睡衣也有助于身体保持合适的温度。

创造吸引你睡觉的氛围也很重要。切记，不要把卧室变成不适合休息的场所！柔和的灯光、舒适的枕头、温暖的毯子、让人心情舒缓的颜色、整洁的空间，所有这些都可以把你的卧室变成睡眠圣地，一个与外界隔绝、专门用于休息和放松的空间。确保你的房间很安静，否则就创造一个白噪声背景来帮助你入睡。如果伴侣弄出来的动静或者鼾声使你本已脆弱的睡眠无法维持，就戴上耳塞。

- ● 跟手机说晚安

虽然每个人都很难告别手机、平板电脑、电脑和电视，但这些设备的屏幕发出的蓝光会让你保持清醒。这种暗示不仅仅是心理上的，也是物理现实。蓝光会抑制褪黑素分泌（这种激素就是身体的催眠曲），同时会增加皮质醇和肾上腺素的分泌，而皮质醇和肾上腺素会一刻不停地唤醒你，让你保持清醒。与此同时，让这两种激素在不恰当的时间达到峰值会扰乱你的整体平衡，在更年期堪比玩火。定时停用这些设备可以促使你的大脑发出让身心放松下来的信号。至少在睡前一小时对你的手机、电脑和电视说晚安，这个承诺代表你保证让睡眠回到你的医疗保健阵容中。如果你觉得查看邮件和短信的诱惑可能会让你失去控制，那就把手机调到飞行模式或夜间模式，跟全世界说晚安吧。如果你是习惯在夜间使用电子设备的失眠康复者，可以考虑服用褪黑素或其他睡眠补充剂来帮助重新建立睡眠习惯。我们在第 15 章讨论过这方面的内容。

● 保持有利于睡眠的节律

在睡眠这件事上，你的身体喜欢依赖节律。每天在同一时间睡觉和起床就能满足它的这个愿望。如果你在半夜醒来，对自己友好一点。不要开灯或者将灯光调暗，慢慢地把注意力转向让你放松的事情，比如，进行睡眠冥想，听舒缓的音乐，或者听音量调小且不太有趣的有声读物。如果要使用夜灯，可以选择柔和的琥珀色灯光，不要打开明亮的灯。

● 写到纸上

清除大脑里的垃圾！在睡觉前写下你的想法可以帮助你放松下来。记下明天要做的事情，记下你感激的事情，或者记录你一天的生活，为晚上的睡眠消除障碍。有一次，我丈夫给我带了一小盒解忧娃娃作为纪念品。解忧娃娃是产自危地马拉的手工娃娃，灵感源于玛雅传说。那里的孩子会在晚上把他们担忧的一个个问题告诉这些小娃娃，然后把它们放在枕头下，帮助他们卸下心头的包袱。据说，他们这样做是因为他们相信到了早上，这些娃娃就会为新的一天带来新的智慧。对成年人来说，一个漂亮的记事本就可以了。

● 正念时刻

　　还有一个办法是，通过睡眠冥想来释放一天的压力。从睡前只冥想几分钟开始，逐渐增加到 15 分钟或 20 分钟，甚至更长时间。最大的好处是你不需去听课，甚至不需要离开家。你需要的只是找到一个安静的地方坐下来平静心神。如果你正在寻找入门指导，可以试试 Headspace 和 Calm 之类的应用程序，它们都有免费试用期。你也可以在 Spotify 和 YouTube 网站上找到更多的选择，更不用说有声书了。其中，我最喜欢的是拉姆德什·考尔的《静止之旅》（有声书）、杰克·康菲尔德的《初学者的冥想书》和乔·卡巴金的《正念》（后两本书有多种形式）。

　　如果你不喜欢冥想，你也许会喜欢音乐。就像摇篮曲一样，舒缓的音乐可以让你在把注意力集中于旋律和节奏的同时悄然入睡。有的音乐甚至有助于降低你的心率，减缓你的呼吸。舒缓的曲调最好，每分钟 60 拍左右的节奏就很适合。创建一个你最心仪的播放列表，帮助你放松或倾听大自然的声音，如海浪声或夜间蟋蟀的鸣叫声。

● 尽可能避免服用安眠药

　　用非处方助眠药、苯二氮䓬类药物和抗组胺药（如深受很多女性喜爱的苯海拉明）来解决睡眠问题，效果很差。虽然在一段时间内它们或许能让你入睡，但它们不会永远有效，还会引发其他问题。在服用这些药物之前，你可以善用你的工具清单，先试试建立良好的睡眠习惯、减压、运动、健康饮食和补充剂等方法。如果问题持续存在，某些针对更年期症状的处方药（如激素替代治疗或低剂量抗抑郁药）可能比处方安眠药更有效。此外，你可以考虑咨询睡眠治疗师，他们可以帮助你制定最好的应对方案。

第 17 章
毒素和雌激素干扰物

干扰激素的化学物质

　　听到环境毒素，我们往往会想到核电站、冒烟的工厂甚至是野火。然而，事情的真相比这些更复杂。这种极其严重的短期空气污染很容易被发现并促使我们采取针对性行动，而所谓的背景水平（污染）始终不变并且缺乏监测，导致数百万人很容易受到潜在的伤害。

　　有毒物质从各个源头进入大气，继而进入我们呼吸的空气。众所周知，来自供暖设备、工业机械、发电厂、内燃机和汽车的工业排放气体对健康有害，但大多数毒素都是在附近的地方产生的，并通过家用产品、化妆品甚至是食物，被我们不知不觉地吸收了。这些毒素几乎无所不在，可能比你想象的还要多。它们存在于储存食物、水及很多可食用和可吸收产品所用的塑料中。它们也存在于种植食物时使用的除草剂、杀虫剂和激素制剂中。由于农业和制造业的污染，它们出现在我们的生活用水中，而衣服、汽车、玩具和家居用品中有阻燃剂。

在过去的 70 年里，有近 10 万种新的化学物质通过我们的食物和生活用水被释放到环境中。[1] 这些化学物质中至少有 85% 从未被测试过是否会影响人体健康，因此它们的安全系数是未知的。在那些已被测试的化学物质中，有多达 800 种已知或疑似会对我们的健康（尤其是激素平衡）产生负面影响。[2]

这些物质被称为内分泌干扰物（EDC），或叫激素干扰物。正如其名字暗示的那样，它们会严重破坏你的激素平衡。EDC 是一种化学污染物，它们可以通过模仿你体内的天然激素潜入你的身体，扰乱你的细胞之间想要交流的信息。很多 EDC 会模仿雌激素，被称为外源性雌激素。我们可以把它们想象成雌激素的邪恶双胞胎。EDC 会向雌激素受体发送混乱的信息，导致整个生殖系统的激素失衡，造成青春期早熟、流产、不孕、子宫内膜异位症，甚至是某些癌症。[3] 更糟糕的是，它们很容易被吸收，致使进入你体内的外源性雌激素的浓度远高于自体雌激素，这会破坏内分泌系统的功能，同时也会伤害神经系统。在这一点上说得过于具体会让人难以接受，但这些化学物质中有数百种对你的大脑也有毒害作用。[4] 就在近些年，空气污染已经成为公认的健康危害，也是新近发现的卒中和痴呆的风险因素！[5] 此外，还有很多化学毒素也引起了类似的担忧。

对这一主题的严谨研究仍在进行中，我们目前已知的是：

- 少量的激素干扰物就会损害我们的健康。即使是低水平的外源性雌激素暴露，也会对儿童和女性造成严重的毒性伤害，尤其是孕妇。[6] 许多婴儿出生时体内就已经存在数百种有毒的环境化学品。美国儿科学会建议限制婴童接触环境污染物和环境化学品，尤其是塑料。[7]

- 破坏激素的化学物质被储存在我们的身体脂肪中。女性的脂肪组织比男性多，所以女性体内积累的毒素水平更高。[8] 其中，乳房组织中的毒素浓度最高，这与乳腺癌的风险增加有关。

- 这些毒素的累积效应即使不会持续一生，也会持续数年。

- 很多化学制品会在环境中残留数十年。例如，滴滴涕（DDT）在 1972 年被美国禁用，但至今土壤中仍有这种农药残留。我们还发现，在滴滴涕被全面禁用很久之后出生的人，血液中也有这种物质。另一类可以持续存在数百年的典型化学物质就是我们都知道的塑料。

- 污染物通过生物蓄积过程，在生物体中聚集。这意味着每当你接触到这些物质时，它们在你体内的含量就会增加。并不是只有人类面临着这种境况，动物体内也存在毒素。牲畜的情况尤其令人担忧，因为它们体内储存的毒素最终会污染我们食用的肉类和乳制品。

总的来说，有数千种我们经常接触的物质会严重破坏我们的激素平衡，其中危害最大的有：

- 香烟烟雾。它不仅含有尼古丁、砷、1,3–丁二烯和一氧化碳，还含有亚硝胺、醛类和会增加各种癌症风险的其他化学物质。
- 双酚A（BPA）。塑料瓶、塑料容器、隔热衬里、罐头食品的内衬、塑料器皿和杯子等塑料制品中都含有这种成分。
- 邻苯二甲酸盐。软塑料，如乙烯基地板、浴帘、食品包装、儿童使用的饭盒、玩具和出牙嚼器，以及香水和身体护理产品中都含有这种成分。
- PFOA（全氟辛酸）和PTFE（聚四氟乙烯）。大部分炊具的衬里和涂层中都含有这种成分，加热时会将其释放出来。
- 溴系和有机磷系阻燃剂。地毯、泡沫家具、地板蜡、指甲油、衣服和其他纺织品中都含有这种成分。
- 杀虫剂和农药。杀虫喷雾剂、白蚁防治药物、草坪和花园护理药剂、跳蚤和蜱虫防治处理药剂中都含有这种成分。

减少生活中环境污染物的方法

作为个体，我们无法做到始终不接触任何毒素，也不能凭一己之力解决环境健康方面的政策问题。然而，改变始于我们自己，始于我们如何生活和养育孩子。这种责任的重要性可能令人生畏，但将这样一项艰巨的任务分成几个部分会对我们有所帮助。我们如果退后一步，每天从关注生态健康的角度去做一些小的选择，或许就会发现有可能取得一些进展。虽然有些选择可能很昂贵，如电动汽车和太阳能电池板，但也有很多选择并不需要多大的投入。

无论如何都应该戒烟

尽管人们对与吸烟有关的癌症、肺病和心脏病的认识有所提高，但吸烟仍然是世界范围内持续存在的公共卫生问题。仅在美国，死于吸烟的人数就比死于艾滋病、毒品、酒精、车祸和枪击的人数加起来还要多。[9]直到今天，仍有大约20%的（近6 000万）美国人吸烟，每年有8 800万非吸烟者（包括儿童）接触二手烟和三手烟。[10]

吸烟的负面影响有很多。但大多数人并没有意识到，除了众所周知的危害，香烟对我们的激素平衡也会产生严重的不良影响。事实上，没有任何一种生活方式对卵巢造成的伤害比吸烟大。考虑这样一个事实：吸烟的年轻女性发生痛经和不孕的风险明显高于不吸烟的同龄女性。[11]原因之一是尼古丁会抑制人体将睾酮转化为雌激素的能力，增加了卵巢提供雌激素的难度。因此，吸烟会加重激素相关症状。在更年期，吸烟会加剧让人避之不及的那些症状，与不吸烟的女性相比，吸烟女性的潮热、焦虑、情绪波动和失眠症状都更严重，也发生得更频繁。[12]

此外，吸烟会使雌激素水平下降得更快，导致更年期提前。一生中抽 100 支（5 包）香烟的女性，在 40 多岁时绝经的概率比不吸烟的女性高 26%。[13] 因此，我们正在讨论的这个习惯会加剧更年期症状，让更年期提前，以及让我们无法享受到雌激素的有益作用。这是一场双输的赌博，不仅如此，吸烟还会增加接受激素替代治疗的女性患心脏病的风险。

不幸的是，即使你不吸烟，但如果你经常暴露于二手烟，那么上面讨论的所有风险也会降临在你身上。远离二手烟，并鼓励你周围的人戒烟，这对保护每个人的健康来说都无比重要。戒烟和避免被动吸烟可以显著改善一个人的整体健康，振奋情绪，增加精力，改善睡眠。面对这些重要的激励因素，任何人都应该难以拒绝吧。

很多医疗保健专业人士认为，永久戒烟可能需要将行为疗法和药物疗法结合使用。烟碱替代疗法（NRT）、认知行为疗法（我们在前一章中讨论过）、具有缓解焦虑作用的抗抑郁药及运动和针灸都有帮助。美国癌症协会、美国肺脏协会和美国国家癌症研究所也提供了在线资源和咨询支持。同时要记住，富含抗氧化剂的健康饮食（需要的话，还可以补充一些维生素 C 和维生素 E）对吸烟者、戒烟者和被动吸烟者来说是非常重要的。

净化室内空气

购买室内空气净化器肯定物有所值。如果你在家里会接触香烟烟雾，或者你住在交通繁忙的地区或工业区，那就更是如此了。此外，由于房屋建筑材料、家具和电子产品中含有大量的毒素，家用清洁剂、杀虫剂、洗护用品和化妆品中也含有数百种化学物质，因此你家的室内空气可能和室外空气一样受到了污染。

家中放一些盆栽植物也有助于减少室内污染。一些常见的植物可以减少挥发性有机物（VOC），如甲醛、二甲苯、甲苯、苯、氯仿、氨和丙酮，而这些化合物在很多家庭中都很常见。天然的植物帮手包括虎尾兰、吊兰、和平百合和绿萝等。

使用环保家庭清洁产品

我们使用的家庭清洁产品会在所有表面产生残留，继而污染我们的床上用品和家居内饰，以及我们呼吸的空气。我们无时无刻不在摄入、吸入和吸收这些化学品。环保的家庭清洁产品可能价格更高，但即便是传统的连锁超市现在也有销售。曾经的独立品牌现在也可以在连锁超市和当地超市里买到，而且价格合理。你还可以自制清洁产品，这比从商店里买的更便宜。醋和小苏打就能产生令人吃惊的效果！

让家里多一些绿色

织物保护剂和阻燃剂是沙发、椅子、地毯和其他家居装饰物包含的两类危害程度极大的内分泌干扰物。坚持使用木材、金属、未经处理的天然纤维和其他环保的家居内饰，以尽可能减少接触这两类有害物质。同样重要的是，穿着要健康。很多衣服和睡衣（特别是那些含合成纤维的衣服和睡衣）都含有某些阻燃剂，它们是我们已知的内分泌干扰物。因此，尽量选择棉和未经处理的天然纤维，有潮热症状的女性更应该如此，因为合成纤维织物会让你出汗更多。

清洁食物和水

鉴于大多数人每天至少吃三顿饭，因此注意我们的食物选择是避免污染的一项必不可少的内容。仅在我们的食物中就发现了超过 1.4 万种干扰激素平衡的化学品。到目前为止，超加工食品是导致我们化学品负荷超标的主要因素，因为这些产品使用了大量添加剂、增稠剂、乳化剂和合成防腐剂，以增强风味、美化外观、改善质地或延长保质期。

此外，我们已经知道在用于水果和蔬菜的常规农药中，有多达 25% 的农药会破坏雌激素水平，更不用说我们尚未测试的很多其他农药了。商业饲养动物的奶制品和肉制品也可能含有污染物，因为动物饲料中混有各种各样的化学品，以促使这些动物长得更大、更快。

你如果不确定一种食物是否可以安全食用，可遵循以下两条基本规则：

● 查看配料表

最常见、最有害的食品添加剂包括：高果糖玉米糖浆，氢化和部分氢化脂肪，味精，人工合成食用色素（如食用蓝色 1 号、食用红色 3 号、食用红色 40 号、食用黄色 5 号和食用黄色 6 号），硝酸钠，胶（古尔胶和黄原胶），角叉聚糖（卡拉胶），以及苯甲酸钠。尽量避免摄入这些添加剂。真正可以安全食用的防腐剂有抗坏血酸（维生素 C）、柠檬酸、维生素 E（生育酚）和磷酸钙。

● 尽可能购买有机食品和本地产品

选择购买有机食品，可以防止我们接触到农药、除草剂、抗生素和本地食品供应中包含的多种其他化学品，还可以防止我们通过进口农产品和肉类接触到来自其他国家的化学品。有机农作物的种植过程通常不使用合成农药、化肥或辐射（用于杀死细菌），用有机饲料饲养的动物不含抗生素或合成生长激素。

我知道，受到经济和渠道方面的限制，我们并不总能买到有机食品，只能尽力而为。是的，健康食品比不健康食品贵，这是不公平的。然而，并非所有食物都必须是有机的。美国环境工作组（EWG）会提供关于哪些食品中农药含量最高的最新信息，当你选择何时购买有机食品、何时购买传统食品时，可以参考这些信息。目前，"12 大脏食品"（EWG列出的易污染食品名录）包括苹果、芹菜、浆果、桃子、菠菜和羽衣甘蓝，所以选购这些食品时，你也许应该购买有机产品。"15 大清洁食品"包括牛油果、卷心菜、玉米、菠萝等，它们受到农药的影响最小，所以你可以不买有机产品。吃其他蔬菜瓜果之前，用清水冲洗可以稀释残留农药，削皮也可以。

就动物性食物而言，需要购买有机产品的类别是肉类和奶制品。其中，受污染最严重的产品是牛肉和羊肉，还有牛奶。鸡肉、火鸡肉和鸭肉比较安全。你如果吃鱼，就要确保是汞含量很低的鱼，如凤尾鱼、大西洋鲭鱼、鲇鱼、蛤蜊、螃蟹、比目鱼、黑线鳕、鲻鱼、鳕鱼和鲑鱼。虽然海鲜没有政府制定的有机标准，但野生鱼类比养殖鱼类更健康、更安全。冷冻或罐装的野生鱼比新鲜的鱼便宜，而且营养价值相当。

玻璃是新型塑料

减少你每天从塑料中吸收的内分泌干扰物数量，对于保持激素平衡至关重要。根据官方资料，把塑料从你的生活中清除出去，特别是从你的食物来源中剔除，是很有必要的。把下面这些东西替换掉，你就可以轻松消除冰箱和食品柜里的大部分塑料：

- 使用玻璃或不锈钢储存容器和玻璃罐。选用这类容器是一项很好的投资，因为你可以长时间重复使用它们。你可以在沃尔玛、塔吉特百货公司或亚马逊网站上买到价格合适的这类容器。

- 把塑料水瓶也换掉。不要用塑料瓶或聚苯乙烯泡沫塑料瓶来装水，要用玻璃瓶或不锈钢瓶。重复使用玻璃水瓶是一种经济实惠的替代塑料瓶的方法。越来越多的咖啡厅倾向于用你自带的环保容器为你提供服务。

- 扔掉不粘锅，改用铸铁、不锈钢、钢化玻璃或搪瓷材质的锅具。

- 避免吃用软性塑料包装的食物（如奶酪和冷切肉）或用塑料容器储存的食物。

- 永远不要用塑料容器加热食物。如果用微波炉烹制或加热塑料容器中的食物，BPA和其他微塑料就会直接渗入你的食物。

- 避免购买装在塑料容器里的热外卖。变通的办法是点冷食，如寿司。如果你点了热食，就要尽快将食物从塑料容器中取出。

- 条件允许的话，可以批量购买食物，并用自己的布袋盛放和储存。

- 购买用可回收或可重复使用的玻璃容器包装的家用产品（包括洗洁精、护肤品在内的所有日用品）。使用玻璃罐作为分装容器，并购买更便宜的散装产品再装到罐子里。

精心挑选你的个人护理产品

市售的个人护理产品和化妆品大多含有毒成分，洗发水、除臭剂、防晒霜和润肤霜等洗护用品也是如此。学会阅读成分标签，避免已知的特别有害的成分。如果你不确定，可以访问EWG的Skin Deep网站或"安全化妆品运动"网站，充分了解哪些公司的产品成分洁净并遵守环保政策。很多应用程序提供的安全评分可以让你迅速了解具体信息，轻松做出选择。

如果全面升级个人护理产品让你不知所措，那就先换掉覆盖皮肤最大表面积的产品，如沐浴露和润肤霜。你涂在皮肤上的护理产品有60%会被皮肤吸收，最终进入你的血液，所以首先要注意这些东西。纯净美妆运动日益成为主流，并且选择层出不穷。此外，还有很多DIY的选择。例如，你可以尝试在晚上用椰子油卸妆，只需在眼睛、脸部和嘴唇上滴几滴，揉开后再用软布擦掉即可。太神奇了！

最后，把大量污染物从你的生活中清除出去并不像乍听上去的那么难。做日常选择时多用点心，你不仅可以显著地净化你和你爱的人所处的环境，还可以为减少我们这颗美丽星球上的碳足迹尽一份力量。记住，我们要做长远打算。

第18章
积极心态的力量

更年期再思考

我丈夫40岁那年，Facebook（脸书）用一则购买闪亮新车的广告向他致意。而到我40岁的时候，我打开的是一则保妥适[①]的广告。

我们这个社会认为，上了年纪的男性就像一瓶珍藏的葡萄酒，年头越久，价值就越高。这种拥抱衰老的方式非常好，对吧？不过，请注意性别差异。如果是上了年纪的女性，人们的观点就会有所不同。年龄不会增加我们女性的吸引力，相反，我们这瓶成熟的葡萄酒通常会被当作醋。当前和一直以来的社会习俗，都让女性感受到了在性别和老年生活问题上，双重标准带给我们的刺痛。对女性来说，我们的文化似乎为我们设定了一个截

[①] 保妥适（Botox）是一种注射用A型肉毒毒素，常用于面部除皱。——编者注

止日期，一旦过了这个日期我们的价值就会下降。我们一直认为，到了中年，女性就过了她们的人生巅峰期。客观地看，这条指令很难让人当真，尤其是与同一时期男性受到的热情欢迎相比。但这些信息一直存在，并融入了营销活动，以或微妙或明显的方式点缀着我们的文化修辞。

在对更年期的错误认识中，这种双重标准表现得比以往任何时候都更加明显。长期以来，绝经一直被视为死亡前的一种状态，以及女性走向衰老的转折点。狭隘（而且通常厌恶女性）的标准，选择性地将我们的价值及女性特质与我们的生育能力联系在一起。就在不久前，当我们到达这扇大门时，这个男性主导的社会发出的信息仍然是一句简短的"就此结束"。我们一直觉得没人想听我们的故事；我们中的一些人甚至有可能认为，这是一个过于尴尬、难以启齿的故事。与此同时，更年期被理解为一种缺陷，一种以症状、治疗方法和整体健康丧失为主要表现的综合征。更年期的医学用语就是这种偏见的反映。正如女性健康倡导者珍·冈特博士在《更年期宣言》一书中指出的那样："人们常说卵巢已经丧失了产生卵子的能力，但从未有人用失败或疲劳来描述阴茎。"

衡量女性的标准往往是我们不能也不该奢望控制的东西，无论是我们的年龄、体形的各处细节，还是我们的月经状况。但是，这些测量数据都不能反映出你是谁或你是由什么组成的。只有你的经历、思想、行动和成就，才是能反映你的精神和内心的有价值的指标。关于中年，唯一值得记住的衡量标准就是能精准地表现其含义的"中"字。如果在这一人生阶段开始时，你对自己的大脑和身体所能达到的成就和已经达到的成就怀有深深的敬意，就说明你已经做好准备去迎接即将到来的更丰富、更充实的岁月。

我希望前面的章节能让你了解自己的身体和大脑在中年和更年期是如何变化的，并感谢它们在这个过程中表现出了明智的适应性。了解什么是更年期的问题、什么不是，知道有很多办法可用，可以让你在这个过渡阶段少一些不适，甚至在能力和信心增强后少受一些折磨。事实上，更年期是你开启生活新篇章的绝佳时机，可以让你创造出一个健康、内心充实、有活力的升级版自己。其中的决定性因素是什么？答案是你的心态。

Konenki

西方女性在进入更年期之后，就会受到铺天盖地的指责：没有吸引力、不快乐、无用，诸如此类。从四面八方（电视、广告、同事，甚至是面临同样挑战的盟友——其他更年期女性）传来一条清楚直白的信息：你已经完成了使命，现在准备退场吧。

甚至在我们使用的语言中，快速处理这个问题的冲动也有所体现。在英语中，"menopause"（更年期）这个词可以直译为"每月停止"，意思是月经停止。除了表明我们的经期结束，这个词本身并没有赋予这个人生阶段更重要的意义。因此，你以后得靠自己了。

特别令人吃惊的是，我发现绝经没有给我们带来任何成就感，也没有提升我们的地位。相反，无论是在东方还是在西方，有很多社会都将这一里程碑事件视为女性人生新阶段的开始，甚至会将她们推上一个受人尊崇的位置。有趣的是，在更尊重老年人的社会中，年长的女性被认为更睿智、更优秀，报告的烦人更年期症状也少得多。[①][1] 在全球范围内，文化地位的提升也与更年期生活更轻松相辅相成。

例如，日语中用来表示更年期的词是"konenki"。从字面上翻译，"ko"的意思是更新和再生，"nen"的意思是年，"ki"的意思是季节。日本人把我们害怕的东西（更年期）定义为一种更漫长的精神转变过程，而经期的结束只是其中的一个因素。据报道，只有大约25%的日本女性发生过更年期潮热，[2] 这个比例比美国人低得多。出人意料的是，畏寒是日本女性更常见的症状，肩膀僵硬和肩周炎是日本女性最讨厌的症状。[3]

同样，印度的一些社区将更年期的经历与自由和解放联系在一起。那里的更年期女性抱怨最多的问题不是潮热，而是视力下降。[4] 在一些伊斯兰、非洲和其他地区的土著社会，更年期也被视为一个受欢迎的过渡阶段；此时女性不再受性别角色的严格

---

① 免责声明：这些发现并不适用于上述文化背景下的所有女性。毫无疑问，这些人群也会表现出丰富的多样性。

限制，可以享受更大的社交自由。事实上，绝经后期女性的地位提升了，她们经常担任社区领袖。再举一个例子，绝经后社会地位也有所提高的玛雅农村女性声称她们没有任何更年期症状。不过，她们往往会提早进入更年期（44岁左右），而且和其他更年期女性一样，她们的雌激素水平会下降。最后，美洲土著女性对更年期没有任何怨言。她们把这个过渡过程视为一种中性或积极的经历，认为更年期只是"一个年岁增长的过程，就像树木的年轮"。这是我听过的关于更年期的最贴切的比喻。

这可能是因为其他文化不像西方国家这样鼓励女性大胆表达她们的不适，也可能是生活方式、饮食和气候保护她们不受更年期的影响，还有可能是思想对身体的影响超过了我们已有的认知。或许以上原因兼有，甚至还有其他原因。虽然更年期症状的生物学解释肯定是站得住脚的，但更年期绝不仅仅受激素影响。潮热等症状不是必然现象，这个事实告诉我们，对于自己的更年期体验，我们确实有超乎想象的影响力。也许最重要的消息是，只要愿意，我们就可以在需要的时候享有现代医学带来的好处，还可以通过不同文化的视角来看待更年期，并把它视为对我们非常有利的心理时期。

利用精神力量跨越更年期

大量研究表明，总体上积极的人生观（包括欣然接受衰老过程）是老年人身体健康和精神幸福的一个强效预测因子。[5] 这凸显了我们的期望和信念在塑造实际结果方面所起的作用（无论我们有什么样的遗传特征和生物学机制）。拒绝人们对更年期的负面刻板印象，可以让我们体验到有所追求带来的满足感，让我们勇于挑战社会规范，欣然接受这个人生阶段对我们的深远影响。更年期的体验不仅仅与我们体内发生的变化有关；我们自己的态度，以及朋友、家人和社会的观点，都会影响我们的体验。我们内心的语言也很重要。很多女性并不是天生就害怕更年期，而是因为她们知道更年期意味着什么。这个故事不是我们写的，但我们要活在其中，我们也确实活在其中。

研究表明，在女性的身体症状、对更年期的看法和她在这个过渡阶段的实际体验之间，存在着直接的双向联系。[6] 例如，出现频繁且严重的潮热及其他破坏性症状的女性往往态度更消极（这是可以理解的），在更年期到来之前就忧心忡忡的女性往往也会在整个更年期出现更严重的症状。[7] 如果把更年期看作一种疾病，我们就会把这段时间看作"患病期"，认为这是一段身患疾病、等待康复的时间。

另一方面，对更年期持积极态度的女性通常陈述的症状较轻，过渡得也比较顺利。同样值得考虑的是，有数据显示，对于潮热发生次数相同的两名女性，这些症状带给她们的痛苦程度可能截然不同。一个人可能会因此觉得压力很大，而另一个人可能根本不把它当回事。这种差别可能是心理或情感健康的差异造成的。[8] 例如，整体健康状况较好、建立了有效的应对机制或拥有更强大支持系统的女性，往往在应对更年期症状时表现出更强的适应能力。这进一步证明了心态和支持系统的重要性。事实上，那些欣然接受而不是抗拒更年期（乃至整个衰老过程）的人，往往会发现自己比以往任何时候都更轻松也更自信了。

你的想法决定你的未来

每个人都会透过自己独特的镜头去看待生活，而这个镜头是用我们对自己、生活和周围环境的所有假设和期望打造而成的。我们的视角会影响我们对现实的感知，影响我们的思考、感受乃至生理反应。安慰剂效应就是一个非常有趣的例子。这个众所周知的科学现象表明，如果一个人觉得自己服用某种药物后好一些了，那么他的状况通常真的会好转，即使这种药物实际上无效。事实上，研究表明，多达30%~40%的临床试验参与者在仅服用安慰剂（一种糖丸）之后，如果他们相信这对自己有帮助，他们的症状就能得到显著改善。

到目前为止，没有任何问题。但现在，让我们想一想反安慰剂效应。与安慰剂效应相反，反安慰剂效应是人们对药物或其潜在副作用的负面预期。在临床试验中，如果参与者不知道他们服用的是安慰剂，并且认为自己可能会受到有害的影响，那么这种实际上无效的糖丸确实可能会在他们身上产生不良的副作用。

所有这些都清楚地表明我们的思想有多强大，我们的预期会影响我们的实际体验。

我们如何在更年期应用这种机制呢？嗯，如果你担心更年期会是一段灾难性的经历，或者担心它会让你备感痛苦，那么你可能会更加关注你的症状，感觉症状越发严重，这甚至会削弱治疗效果。相反，如果你认为更年期只是一个人生阶段，尽管过程可能会有一些曲折，但过了这个阶段就没事了，你的更年期体验可能就会好得多。因此，心态很重要。关注我们的信念系统是有回报的。把这些信念放到显微镜下，探索它们的起源，确定它们传递的信息是否有道理，并观察它们对你的影响。明智地判断它们是在支持你的需求还是让你走向失败，这可能会起到决定性作用。最重要的是，很多信念并不是普遍真理，了解这一点或许能彻底改变我们对更年期的认识，并在陷入消极的惯性思维之前及时刹车。[9]你可以将更年期视为一个结束点，也可以将其视为一个起始点。无论你如何选择，它都将是你的一段人生经历。

如何培养积极的心态

整个认知疗法领域都是基于这样一个观点：你的想法会影响你的感觉，你可以通过练习和坚持来改变消极的想法和信念。你的每一个想法都会影响你的感受和你对现实的认知，而你是对自己的想法拥有最终决定权的人。你不用考虑社会的意见、家庭的标签或他人的经历，你可以厘清自己的想法，然后做出最终的决定，并通过这些决定改变你的现状。

在日常生活中，我们都面临着各种各样的挑战，其中有很多可能让我们无能为力。然而，如何看待我们手中的牌，并且打好它，才是决定一切的关键。我们不一定能镇定自若地做到这一点，但必须打开我们的视野并有意识地去这样做。通过理解、适应和改变心态，我们可以改善健康，减少压力，更好地应对生活中的挑战，包括更年期的挑战。

注意自我对话

你的大脑无时无刻不在进行内部对话。如果你花点时间偷听一下自己内心的对话，那么你可能会因为对话的语气和内容而感到惊讶。你是否曾经发现，自己遇到任何特定情况都会在心里预演最糟糕的结果，并告诉自己不能或不应该做某事，或者因为自己做过某件事情而忧心忡忡？你如果在出现潮热或睡眠质量不佳时偷听你脑海中的这些对话，就会发现那个声音非常刺耳。你听到它在说什么？它是在鼓励你还是在打击你？它是支持你渡过难关，还是批评你不够坚强、不够优秀甚至一无是处？

驾驭自我对话，对很多人来说都是最困难的事情之一，但也是最重要的事情之一。积极的自我对话改善专注力和调节情绪的效果已经得到充分证明，因此发展这种技能不仅是体育运动中提高成绩的核心课程，[10] 也是大多数心理治疗和正念疗法的核心内容。[11] 认知行为疗法、叙事心理学和神经科学都认为，意识到某种态度和信念具有破坏性，可以改善自我对话。在发现这样的态度和信念之后，寻找更积极的（有时是更准确的）与之相反的证据，可以推动自我对话朝着更有成效的方向转变。下面是一些培养积极的自我对话的重要措施：

- 选择一个口号或者一句肯定自己的话。在体育运动中，要创造更积极的自我对话，有一种办法是选择一个在具有挑战性的情况下使用的口号。它可以是一个简单的肯定句，如"我能做到"；也可以是一条指导性的建议，如"吸气，呼气"。任何你能接受并容易记住的简单、积极的句子，都有可能开启一条新的道路，尤其是在你面临挑战的时候。

- 在多种场景下加强练习。一旦你养成了不假思索地重复这句话的习惯，就可以扩展自我对话，以便在任何情况下你都能找到熟悉的肯定性语句。例如，出现潮热时，你可以说"我知道该怎么做，我能行"、"坚持住，这个也会过去的"，或者练习我们在第 16 章中讨论过的腹式深呼吸。

- 用第三人称同自己对话。有时候我们都需要一句鼓舞士气的话。有谁比你自己更适合充当鼓励者呢？例如，在网球单打比赛中，你可以想象自己正在接受这样的指导，因为网球单打比赛与更年期一样，有时难免会有孤军作战的感觉。在艰难的时候退一步，用教练的语气对自己说"加油！我相信你可以"或者"深呼吸，我支持你"。

- 养成仁爱之心。我们都会不时地对自己的身体失去耐心，把身体上的痛苦、生病、不舒服或改变得不够快归咎于身体。感到沮丧或紧张时，你可以把你的身体想象成一个小孩、亲密好友或任何需要帮助的人，并充分利用你希望付出爱和提供支持的冲动。记住，你的身体是爱你的。为了让你茁壮成长，你全身的每一个细胞都在不知疲倦、日复一日地工作。你应该感谢你的身体多年来为你做的一切，并在它最需要你的时候回报它。

不要担心自我修复的事

尽管嘴上说得很严重，但你内心并没有崩溃。更年期是女性人生中不可避免的一部分。虽然那些症状并不是什么令人愉悦的东西，但现在我们可以通过治疗或调整生活方式进行干预，这段旅程也就变得不那么坎坷了。如果你对使用药物或尝试认知行为疗法感兴趣，就和你的医生一起制定最适合你的方案。与此同时，一定要记住，你也可以相信自己的身体，让它用自己的方式恢复正常。

笑起来

俗话说，笑是最好的良药。这听起来很简单，但笑这种身体行为，即使不带任何情绪，也与人体内复杂的化学变化有关。笑既可以减轻压力，又能提高疼痛耐受性。[12] 笑能有效促进内啡肽的释放，激活神经递质血清素——这是你身体自产的抗抑郁药。它还具有抗炎作用，有助于保护心脏。

记录你的经历

编写你自己的用户手册。你是最了解自己的专家。如果出现了一种困扰你的症状，你可以跟踪记录它，看看它是否表现出某种规律。例如，你可能会发现，每次喝完咖啡你的睡眠就会受到影响，或者每次你看新闻时潮热就会悄然来袭。通过不偏不倚地观察和记录表面现象，去了解你身体的自然节奏和反应。追踪线索，并找到缓解症状的办法。

善用你的情绪

和青春期一样，更年期也是激素分泌旺盛的时期，随之而来的是情绪和身体的相应变化。不过，与 15 岁时的你不同，你现在已经是成年人了，能够"代谢"出现的那些感觉（而不是让它们"代谢"你）。悲伤时，你可能会看到承认或放弃某些东西的机会。怒火燃起时，它可能会给你一个暗示，让你知道是什么在请求你提供保护、划定界限或予以提倡。恐惧涌上心头时，看看你在哪个方面需要安慰或支持。利用你的情绪来更多地了解你自己，更好地指导你的选择。

感恩不是陈词滥调

虽然我们需要通过练习才能看到杯子里的水是半满的而不是半空的，但必须记住杯子也是可以再装满水的。养成抗压心态的一种好方法是记录身边的好事情，我们可以称之为感恩日记。我启动了家庭感恩日记计划：每天吃晚饭的时候，我们一家人都会想出 1~3 件值得感恩的事情。这样做的目的是列举生活中好的事情、经历或人，并沉浸在随之而来的积极情绪中。我觉得它能让我们的杯子重新装满水。这里有一些关于如何记感恩日记的建议：

- 要具体。"我感谢我的丈夫，昨天在我不舒服的时候，他给我端来了热汤"，这比"我感谢那些热汤"更有效。
- 追求深度而非广度。详细阐述你感激的人或事，这比简单列出多个条目更有分量。
- 关注人。关注那些令你感激的人，这比一一列举令你感激的事情更有效。

- 试试做减法，而不只是做加法。考虑如果生活中没有某些人或某些事会怎么样，而不是只记录所有好的事物。感谢你避开的或者被你扭转的不利局面，不要把好运视为理所当然。

- 把美好的事物视为礼物。把生活中美好的事物看作你收到的礼物，可以防止你把它们视为理所当然。好好享受你收到的礼物吧。

- 珍惜令你吃惊的事情。记录意想不到或令你吃惊的事情，因为这些往往会激发出更纯粹的感激之情。

做一株多年生植物，还是一年生植物？

"中年"是一个过时的词，应该被淘汰，而且这样做的理由很充分。传统上，成为中年女性，或者更糟糕的是成为更年期女性，意味着你的人生已经到了一个截止日期，之后你可能会迅速衰亡。西方社会想打消你的疑虑，让你不必担心，因为没有人关注。事实上，它们承诺，从此以后你肯定会完全隐形。在一个看重青春而不是智慧或经验的社会里，你被认为是无关紧要的，你应该渐渐消失在夕阳下。在很多文明中，更年期妇女都被"扫地出门"了。

我们有责任抛弃这种不合时宜的悲观言论。我们不需要接受那些陈旧的社会规范，它们规定什么时候应该结束我们的生活，并判断我们的价值是什么。老年生活已今非昔比。虽然变老是生命中不可避免的事实，但变老的过程正在快速演变，它再也不能决定我们是谁及我们的行为有何特点。变老并不等于老朽，也不等于脆弱或软弱。大多数女性都清楚，无论是在 40 多岁、50 多岁还是更为年长的任何年龄段，我们都不能放弃自己。我们并非都处于危机之中，也不一定有兴趣去过安静的幕后生活，去织毛衣或做馅饼。无论处在什么年龄段，我们都有勇气和信心追随自己的激情，勇敢地迈出下一步。我们选择做什么，完全取决于我们自己。

当我听到"perennial"（多年生）这个词被用来表示"中年"或"老年"时，我被打动了。这个词字面上的意思是无限期的或永远持续的，非常适合用来形容无视年龄标签、永远蓬勃发展、始终保有自我价值的新一代。"多年生"的人活在当下，了解世界上正在发生的事情，与各种各样的人（包括同龄人和非同龄人）交往。这意味着保持好奇心、创造力和对冒险的热情，即使世界告诉你的并非如此。

没有人会忽视多年生的人。

我不知道你会怎么想，但我认为做个多年生的人，要好过认为自己每天都是一年生植物般的人这种陈旧的想法。我们在中老年取得的最终成就，与我们在此之前取得的成就同等重要。考虑到我们已经取得的成就，这句话的含义十分丰富。无论什么时候，我们都应该保持积极的心态，过上有质量的生活，这不仅会影响我们的幸福感和成就感，还会为我们的女儿们和周围的世界树立榜样。

为此，我们必须对性别年龄歧视说不，并通过断然拒绝歧视，将更年期从预定的听天由命状态中解放出来。我们不会随着老年的到来而别扭、尴尬地消失。从根本上说，是时候甩掉这个生命阶段承受的污名，粉碎这个要消灭一半人类的企图了。

让我们想象这样一个社会，在那里你不会因为是更年期女性就遭到忽视，而是会受到关注、重视和赞美。想象这样一种文化，它允许女性在和平和尊重中接受自己的各种状态。尽管与古老的指令相悖，但我们是一股不可小视的、集体的公共力量。在这一章即将结束的时候，让我们把目光投向更美好的明天，到那时我们会有越来越多的可靠信息，以及为所有年龄段女性量身定制的医疗保健方案。我希望，无论是在科学的象牙塔内，还是在咖啡桌旁的女性之间，关于更年期的讨论都将继续下去。希望所有文化背景下的女性都能找到方法，去拥抱并追逐这个过渡阶段的意义和目标，与此同时，我们每个人都会给生命之树添上理所应当的一圈年轮。

最后，让我们回到本书开头的那个问题。你会在更年期失去理智吗？不，你会得到一个全新的大脑。

致　谢

对于所有投入和支持，使本书得以面世的个人和团体，我致以最深切的感谢。

感谢艾弗里/企鹅兰登书屋的编辑卡罗琳·萨顿，以及她杰出的助手、编辑、设计和公关团队，尤其是安妮·科斯莫斯基和法林·施吕塞尔，你们的指导意见和专业知识是无价的。

再次感谢我的作品经纪人卡廷卡·马特森，是你支持了我的梦想，并引导我一步一步实现了它。

衷心感谢我在威尔康奈尔医学院/纽约长老会医院的女性大脑计划和阿尔茨海默病预防项目的团队。没有你们，本书的调研工作就不可能完成。特别感谢我们的主任马修·E. 芬克博士，他给了我启动这个项目的机会。感谢项目的众多内部和外部合作者。敬谢威尔康奈尔医学院妇产科、生物医学成像中心和生物统计部门的尚泰尔·威廉斯、苏珊·洛布－泽特林博士和叶莲娜·哈夫吕李克博士，以及意大利佛罗伦萨大学核医学系的阿尔贝托·普皮博士和瓦伦丁娜·贝尔蒂博士。如果没有美国国立卫生研究院/国家老龄研究所、玛丽亚·施赖弗女性阿尔茨海默病运动、治愈阿尔茨海默病基金会的慷慨资助，以及众多捐助者为我们的项目提供慈善支持，我们的研究就不可能落地生根。

衷心感谢我的朋友和导师罗伯塔·迪亚斯·布林顿博士，她是更年期研究领域真正的开拓者。她的智慧、知识和支持为我的整个职业生涯提供了无穷无尽的帮助。

非常感谢玛丽亚·施赖弗，她坚定不移的聪慧和倡导对我们的工作具有无比宝贵的价值，一如既往地激励我们做得更多、更好。她为我的书所作的序言真的是双重的祝福。非常感谢一直支持玛丽亚团队的桑迪·格莱斯廷，热情和效率是她非凡性格的一种证明。

非常感谢世界各地的多位朋友和同事，你们的知识、经验和对女性健康的热情支持不断激励着我。你们的观点对形成本书的思想发挥了宝贵的作用。感谢所有为同龄人挺身而出、挑战社会规范、帮助打破围绕更年期和女性大脑健康的禁忌的人，你们的勇气和努力正在创造一个新世界，在这个世界里，女性在生命的各个阶段都会得到赞美和理解。

感谢韦罗妮卡·沃森、杰西·亨普尔、埃文·亨普尔和凯尔的反馈与洞见。你们的敏锐、细致入微的方法，有助于确保这本书反映了这个群体的不同经历和观点。我的私人助理梅根·豪森为写作过程做了有条理的安排。苏珊·韦里利·迪蒂本质上就如同我在美国的姐姐，她的专业知识赋予书稿温度、风格和连贯性。

最后但肯定同样重要的是，我非常感谢我的家人对我坚定不移的爱和支持。我的父母安吉拉和布鲁诺，向我灌输了努力工作和奉献的价值；我的丈夫凯文是我最重要的啦啦队队长、宣传员和永不停歇的动力源；还有我们的女儿莉莉，我希望在她生活的未来，所有女性都会得到尊重、支持和钦佩。

我打从心底里感谢你们所有人。

参考文献

第 1 章

1. U.S. Census Bureau, "QuickFacts: United States," https:// www.census. gov/ quickfacts/ fact/ table/ US/ LFE046219.

2. Mindy S. Christianson, Jennifer A. Ducie, Kristiina Altman, et al., "Menopause Education: Needs Assessment of American Obstetrics and Gynecology Residents," *Menopause* 20, no. 11 (2013): 1120–25.

3. Lisa Mosconi, Valentina Berti, Crystal Quinn, et al., "Sex Differences in Alzheimer Risk: Brain Imaging of Endocrine vs Chronologic Aging," *Neurology* 89, no. 13 (2017): 1382– 90.

4. Lisa Mosconi, Valentina Berti, Jonathan Dyke, et al., "Menopause Impacts Human Brain Structure, Connectivity, Energy Metabolism, and Amyloid-Beta Deposition," *Scientific Reports* 11 (2021), article 10867.

第 2 章

1. Charles Darwin, *The Descent of Man, and Selection in Relation to Sex* (London: John Murray, 1871).

2. George J. Romanes, "Mental Differences of Men and Women," *Popular Science Monthly* 31 (1887).

3. Larry Cahill, "Why Sex Matters for Neuroscience," *Nature Reviews*

Neuroscience 7 (2006): 477–84.

4. Grace E. Kohn, Katherine M. Rodriguez, and Alexander W. Pastuszak, "The History of Estrogen Therapy," *Sexual Medicine Reviews* 7, no. 3 (2019): 416–21.

5. Susan Mattern, *The Slow Moon Climbs: The Science, History, and Meaning of Menopause* (Princeton, NJ: Princeton University Press, 2019).

6. Rodney J. Baber and J. Wright, "A Brief History of the International Menopause Society," *Climacteric* 20, no. 2 (2017): 85–90.

7. Kohn, Rodriguez, and Pastuszak, "The History of Estrogen Therapy."

8. Robert A. Wilson, *Feminine Forever* (New York: M. Evans, 1966).

9. Bruce S. McEwen, Stephen E. Alves, Karen Bulloch, and Nancy Weiland," Ovarian Steroids and the Brain: Implications for Cognition and Aging," *Neurology* 48, suppl. 7 (1997): 8S–15S.

10. E. L. Kinney, J. Trautmann, J. A. Gold, et al., "Underrepresentation of Women in New Drug Trials," *Annals of Internal Medicine* 95, no. 4 (1981): 495–99.

11. Ellen Pinnow, Pellavi Sharma, Ameeta Parekh, et al., "Increasing Participation of Women in Early Phase Clinical Trials Approved by the FDA," *Women's Health Issues* 19, no. 2 (2009): 89–93.

12. Tracey J. Shors, "A Trip Down Memory Lane About Sex Differences in the Brain," *Philosophical Transactions of the Royal Society B: Biological Sciences* 371, no. 1688 (2016): 20150124.

13. Aneela Rahman, Hande Jackson, Hollie Hristov, et al., "Sex and Gender Driven Modifiers of Alzheimer's: The Role for Estrogenic Control Across Age, Race, Medical, and Lifestyle Risks," *Frontiers in Aging Neuroscience* 11 (2019): 315.

14. Lisa Mosconi, *The XX Brain* (New York: Avery, 2020).

15. J. Hector Pope, Tom P. Aufderheide, Robin Ruthazer, et al., "Missed Diagnoses of Acute Cardiac Ischemia in the Emergency Department," *New England Journal of Medicine* 342, no. 16 (2000): 1163–70.

16. Lanlan Zhang, Elizabeth A. Reynolds Losin, Yoni K. Ashar, et al., "Gender Biases in Estimation of Others' Pain," *Journal of Pain* 22, no. 9 (2021): 1048–59.

第 3 章

1. Soibán D. Harlow, Margery Gass, Janet E. Hall, et al., "Executive Summary of the Stages of Reproductive Aging Workshop + 10: Addressing

the Unfinished Agenda of Staging Reproductive Aging," *Journal of Clinical Endocrinology and Metabolism* 97, no. 4 (2012): 1159–68.

2. Patrizia Monteleone, Giulia Mascagni, Andrea Giannini, Andrea Genazzani, et al., "Symptoms of Menopause—Global Prevalence, Physiology and Implications," *Nature Reviews Endocrinology* 14, no. 4 (2018): 199–215.

3. Monteleone, Mascagni, Giannini, Genazzani, et al., "Symptoms of Menopause—Global Prevalence, Physiology and Implications."

4. Monteleone, Mascagni, Giannini, Genazzani, et al., "Symptoms of Menopause—Global Prevalence, Physiology and Implications."

5. Margaret Lock, "Menopause in Cultural Context," *Experimental Gerontology* 29 (1994): 307–317.

6. Elizabeth Casiano Evans, Kristen A. Matteson, Francisco J. Orejuela, et al., "Salpingo- Oophorectomy at the Time of Benign Hysterectomy: A Systematic Review," *Obstetrics and Gynecology* 128, no. 3 (2016): 476– 85.

7. Evans, Matteson, Orejuela, et al., "Salpingo- Oophorectomy at the Time of Benign Hysterectomy: A Systematic Review."

8. ACOG Committee Opinion no. 701, "Choosing the Route of Hysterectomy for Benign Disease," *Obstetrics and Gynecology* 129, no. 6 (2017): e155–e159.

9. ACOG Committee Opinion no. 701, "Choosing the Route of Hysterectomy for Benign Disease."

10. William H. Parker, Michael S. Broder, Eunice Chang, et al., "Ovarian Conservation at the Time of Hysterectomy and Long-Term Health Outcomes in the Nurses' Health Study," *Obstetrics & Gynecology* 113, no. 5 (2009): 1027–37.

11. ACOG Committee Opinion no. 701, "Choosing the Route of Hysterectomy for Benign Disease."

12. Parker, Broder, Chang, et al., "Ovarian Conservation at the Time of Hysterectomy and Long-Term Health Outcomes in the Nurses' Health Study."

13. Stephanie S. Faubion, Julia A. Files, and Walter A. Rocca, "Elective Oophorectomy: Primum Non Nocere," *Journal of Women's Health* (Larchmont) 25, no. 2 (2016): 200–202.

第 4 章

1. Patrizia Monteleone, Giulia Mascagni, Andrea Giannini, et al., "Symptoms

of Menopause—Global Prevalence, Physiology and Implications," *Nature Reviews Endocrinology* 14, no. 4 (2018): 199–215.

2. Monteleone, Mascagni, Giannini, Genazzani, et al., "Symptoms of Menopause—Global Prevalence, Physiology and Implications."

3. Monteleone, Mascagni, Giannini, Genazzani, et al., "Symptoms of Menopause—Global Prevalence, Physiology and Implications."

4. Ping G. Tepper, Maria M. Brooks, John F. Randolph Jr., et al., "Characterizing the Trajectories of Vasomotor Symptoms Across the Menopausal Transition," *Menopause* 23, no. 10 (2016): 1067–74.

5. Monteleone, Mascagni, Giannini, Genazzani, et al., "Symptoms of Menopause—Global Prevalence, Physiology and Implications."

6. Rebecca C. Thurston, Yuefang Chang, Emma Barinas-Mitchell, et al., "Physiologically Assessed Hot Flashes and Endothelial Function Among Midlife Women," *Menopause* 25, no. 11 (2018): 1354–61.

7. Rebecca C. Thurston, Howard J. Aizenstein, Carol A. Derby, et al., "Menopausal Hot Flashes and White Matter Hyperintensities," *Menopause* 23, no. 1 (2016): 27–32.

8. Katherine M. Reding, Peter J. Schmidt, and David R. Rubinow, "Perimenopausal Depression and Early Menopause: Cause or Consequence?" *Menopause* 24, no. 12 (2017): 1333–35.

9. Adam J. Krause, Eti Ben Simon, Bryce A. Mander, et al., "The Sleep-Deprived Human Brain," *Nature Reviews Neuroscience* 18, no. 7 (2017): 404–18.

10. NIH State-of-the-Science Panel, "National Institutes of Health State-of-the-Science Conference Statement: Management of Menopause-Related Symptoms," *Annals of Internal Medicine* 142 (2005): 1003–13.

11. Eric Suni and Nilong Vyas, "How Is Sleep Different for Men and Women?" National Sleep Foundation, updated March 7, 2023, https:// www. sleepfoundation.org / how- sleep-works/how-is-sleep-different-for-men-and-women.

12. Anjel Vahratian, "Sleep Duration and Quality Among Women Aged 40–59, by Menopausal Status," National Center for Health Statistics Data Brief No. 286, September 2017, https:// www.cdc.gov/ nchs/ products/ databriefs / db286. htm.

13. Martin R. Cowie, "Sleep Apnea: State of the Art," *Trends in*

来吧，更年期！

Cardiovascular Medicine 27, no. 4 (2017): 280–89.

14. Cowie, "Sleep Apnea: State of the Art."

15. Gail A. Greendale, Arun S. Karlamangla, and Pauline M. Maki, "The Menopause Transition and Cognition," *JAMA* 323, no. 15 (2020): 1495–96.

16. Ellen B. Gold, Barbara Sternfeld, Jennifer L. Kelsey, et al., "Relation of Demographic and Lifestyle Factors to Symptoms in a Multi-Racial/Ethnic Population of Women 40–55 Years of Age," *American Journal of Epidemiology* 152, no. 5 (2000): 463–73.

17. Pauline M. Maki and Victor W. Henderson, "Cognition and the Menopause Transition," *Menopause* 23, no. 7 (2016): 803–805.

18. Gail A. Greendale, M-H. Huang, R. G. Wight, et al., "Effects of the Menopause Transition and Hormone Use on Cognitive Performance in Midlife Women," *Neurology* 72, no. 21 (2009): 1850–57.

19. Dorene M. Rentz, Blair K. Weiss, Emily G. Jacobs, et al., "Sex Differences in Episodic Memory in Early Midlife: Impact of Reproductive Aging," *Menopause* 24, no. 4 (2017): 400–408.

20. Jan L. Shifren, Brigitta U. Monz, Patricia A. Russo, et al., "Sexual Problems and Distress in United States Women: Prevalence and Correlates," *Obstetrics & Gynecology* 112, no. 5 (2008): 970–78.

21. Shifren, Monz, Russo, et al., "Sexual Problems and Distress in United States Women: Prevalence and Correlates."

22. Shifren, Monz, Russo, et al., "Sexual Problems and Distress in United States Women: Prevalence and Correlates."

23. Nancy E. Avis, Sarah Brockwell, John F. Randolph, et al., "Longitudinal Changes in Sexual Functioning as Women Transition Through Menopause: Results from the Study of Women's Health Across the Nation," *Menopause* 16, no. 3 (2009): 442–52.

第 5 章

1. Lisa Yang, Alexander N. Comninos, and Waljit S. Dhillo, "Intrinsic Links Among Sex, Emotion, and Reproduction," *Cellular and Molecular Life Sciences* 75, no. 12 (2018): 2197–210.

2. Eugenia Morselli, Roberta de Souza Santos, Alfredo Criollo, et al., "The

Effects of Oestrogens and Their Receptors on Cardiometabolic Health," *Nature Reviews Endocrinology* 13, no. 6 (2017): 352–64.

3. Stavros C. Manolagas, Charles A. O'Brien, and Maria Almeida, "The Role of Estrogen and Androgen Receptors in Bone Health and Disease," *Nature Reviews Endocrinology* 9, no. 12 (2013): 699–712.

4. Morselli, Santos, Criollo, et al., "The Effects of Oestrogens and Their Receptors on Cardiometabolic Health."

5. Jamaica A. Rettberg, Jia Yao, and Roberta Diaz Brinton, "Estrogen: A Master Regulator of Bioenergetic Systems in the Brain and Body," *Frontiers in Neuroendocrinology* 35, no. 1 (2014): 8–30.

6. Deena Khan and S. Ansar Ahmed, "The Immune System Is a Natural Target for Estrogen Action: Opposing Effects of Estrogen in Two Prototypical Autoimmune Diseases," *Frontiers in Immunology* 6 (2015): 635.

7. Claudia Barth, Arno Villringer, and Julia Sacher," Sex Hormones Affect Neurotransmitters and Shape the Adult Female Brain During Hormonal Transition Periods," *Frontiers in Neuroscience* 9 (2015): 37.

8. Sandra Zárate, Tinna Stevnsner, and Ricardo Gredilla, "Role of Estrogen and Other Sex Hormones in Brain Aging. Neuroprotection and DNA Repair," *Frontiers in Aging Neuroscience* 9 (2017): 430.

9. Lisa Mosconi, Valentina Berti, Jonathan Dyke, et al., "Menopause Impacts Human Brain Structure, Connectivity, Energy Metabolism, and Amyloid-Beta Deposition," *Scientific Reports* 11 (2021): article 10867.

10. Mosconi, Berti, Dyke, et al., "Menopause Impacts Human Brain Structure, Connectivity, Energy Metabolism, and Amyloid-Beta Deposition."

第 6 章

1. T. Beking, R. H. Geuze, M. van Faassen, et al., "Prenatal and Pubertal Testosterone Affect Brain Lateralization," *Psychoneuroendocrinology* 88 (2018): 78–91.

2. Larry Cahill, "Why Sex Matters for Neuroscience," *Nature Reviews Neuroscience* 7, no. 6 (2006): 477–84.

3. Robin Gibb and Bryan Kolb, eds., *The Neurobiology of Brain and Behavioral Development,* 1st ed. (Boston: lsevier, 2017).

来吧，更年期！

4. Sarah-Jayne Blakemore, "The Social Brain in Adolescence," *Nature Reviews Neuroscience* 9, no. 4 (2008): 267–77.

5. Jay N. Giedd, Jonathan Blumenthal, Neal O. Jeffries, et al., "Brain Development During Childhood and Adolescence: A Longitudinal MRI Study," *Nature Neuroscience* 2, no. 10 (1999): 861–63.

6. Sarah-Jayne Blakemore and Trevor W. Robbins, "Decision- Making in the Adolescent Brain," *Nature Neuroscience* 15 (2012): 1184–91.

7. Blakemore, "The Social Brain in Adolescence."

8. Giedd, Blumenthal, Jeffries, et al., "Brain Development During Childhood and Adolescence: A Longitudinal MRI Study."

9. Nitin Gogtay, Jay N. Giedd, Leslie Lusk, et al., "Dynamic Mapping of Human Cortical Development During Childhood Through Early Adulthood," *PNAS* 101, no. 21 (2004): 8174–79.

10. Cecilia I. Calero, Alejo Salles, Mariano Semelman, and Mariano Sigman, "Age and Gender Dependent Development of Theory of Mind in 6-to 8-Years Old Children," *Frontiers in Human Neuroscience* 7 (2013): 281.

11. Simon Baron-Cohen, Rebecca C. Knickmeyer, and Matthew K. Belmonte, "Sex Differences in the Brain: Implications for Explaining Autism," *Science* 310, no. 5749 (2005): 819–23.

12. Sandra Bosacki, Flavia Pissoto Moreira, Valentina Sitnik, et al., "Theory of Mind, Self-Knowledge, and Perceptions of Loneliness in Emerging Adolescents," *Journal of Genetic Psychology* 181, no. 1 (2020): 14–31.

13. Baron-Cohen, Knickmeyer, and Belmonte, "Sex Differences in the Brain: Implications for Explaining Autism."

14. C. S. Woolley and B. S. McEwen, "Estradiol Mediates Fluctuation in Hippocampal Synapse Density During the Estrous Cycle in the Adult Rat," *Journal of Neuroscience* 12, no. 7 (1992): 2549–54.

15. Claudia Barth, Christopher J. Steele, Karsten Mueller, et al., "In-Vivo Dynamics of the Human Hippocampus Across the Menstrual Cycle," *Scientific Reports* 6, no. 1 (2016): 32833.

16. Manon Dubol, C. Neill Epperson, Julia Sacher, et al., "Neuroimaging the Menstrual Cycle: A Multimodal Systematic Review," *Frontiers in Neuroendocrinology* 60 (2021): 100878.

17. Pauline M. Maki, Jill B. Rich, and R. Shayna Rosenbaum, "Implicit

Memory Varies Across the Menstrual Cycle: Estrogen Effects in Young Women," *Neuropsychologia* 40, no. 5 (2002): 518–29.

18. Kimberly Ann Yonkers, P. M. Shaughn O'Brien, and Elias Eriksson, "Premenstrual Syndrome," *Lancet* 371, no. 9619 (2008): 1200–10.

19. Tomáš Paus, Matcheri Keshavan, and Jay N. Giedd, "Why Do Many Psychiatric Disorders Emerge During Adolescence?" *Nature Reviews Neuroscience* 9 (2008): 947–57.

20. L. J. Baker and P. M. S. O'Brien, "Premenstrual Syndrome (PMS): A Peri-Menopausal Perspective," *Maturitas* 72, no. 2 (2012): 121–25.

21. Yonkers, O'Brien, and Eriksson, "Premenstrual Syndrome."

22. David I. Miller and Diane F. Halpern, "The New Science of Cognitive Sex Differences," *Trends in Cognitive Science* 18, no. 1 (2014): 37–45.

23. Martin Asperholm, Sanket Nagar, Serhiy Dekhtyar, and Agneta Herlitz, "The Magnitude of Sex Differences in Verbal Episodic Memory Increases with Social Progress: Data from 54 Countries Across 40 Years," *PLoS One* 14, no. 4 (2019): e0214945.

24. Sara N. Burke and Carol A. Barnes, "Neural Plasticity in the Ageing Brain," *Nature Reviews Neuroscience* 7 (2006): 30–40.

25. Elseline Hoekzema, Erika Barba-Müller, Cristina Pozzobon, et al., "Pregnancy Leads to Long-Lasting Changes in Human Brain Structure," *Nature Neuroscience* 20, no. 2 (2017): 287–96.

26. Hoekzema, Barba-Müller, Pozzobon, et al., "Pregnancy Leads to Long-Lasting Changes in Human Brain Structure."

27. Hoekzema, Barba-Müller, Pozzobon, et al., "Pregnancy Leads to Long-Lasting Changes in Human Brain Structure."

28. Eileen Luders, Florian Kurth, Malin Gingnell, et al., "From Baby Brain to Mommy Brain: Widespread Gray Matter Gain After Giving Birth," *Cortex* 126 (2020): 334–42.

29. M. Kaitz, A. Good, A. M. Rokem, and A. I. Eidelman, "Mothers' Recognition of Their Newborns by Olfactory Cues," *Developmental Psychobiology* 20, no. 6 (1987): 587–91.

30. Megan Galbally, Andrew James Lewis, Marinus van Ijzendoorn, and Michael Permezel, "The Role of Oxytocin in Mother-Infant Relations: A Systematic Review of Human Studies," *Harvard Review of Psychiatry* 19, no. 1

(2011): 1–14.

31. Oliver J. Bosch, Simone L. Meddle, Daniela I. Beiderbeck, et al., "Brain Oxytocin Correlates with Maternal Aggression: Link to Anxiety," *Journal of Neuroscience* 25, no. 29 (2005): 6807–15.

32. Peter M. Brindle, Malcolm W. Brown, John Brown, et al., "Objective and Subjective Memory Impairment in Pregnancy," *Psychological Medicine* 21, no. 3 (1991): 647–53.

33. Ashleigh J. Filtness, Janelle MacKenzie, and Kerry Armstrong, "Longitudinal Change in Sleep and Daytime Sleepiness in Postpartum Women," *PLoS One* 9, no. 7 (2014): e103513.

34. Sasha J. Davies, Jarrad AG Lum, Helen Skouteris, et al., "Cognitive Impairment During Pregnancy: A Meta-Analysis," *Medical Journal of Australia* 208, no. 1 (2018): 35–40.

35. Hoekzema, Barba-Müller, Pozzobon, et al., "Pregnancy Leads to Long-Lasting Changes in Human Brain Structure."

36. Helen Christensen, Liana S. Leach, and Andrew Mackinnon, "Cognition in Pregnancy and Motherhood: Prospective Cohort Study," *British Journal of Psychiatry* 196, no. 2 (2010): 126–32.

37. Ellen W. Freeman, "Treatment of Depression Associated with the Menstrual Cycle: Premenstrual Dysphoria, Postpartum Depression, and the Perimenopause," *Dialogues in Clinical Neuroscience* 4, no. 2 (2002): 177–91.

38. Katherine L. Wisner, Barbara L. Parry, and Catherine M. Piontek, "Clinical Practice. Postpartum Depression," *New England Journal of Medicine* 347, no. 3 (2002): 194–99.

39. Ian Brockington, "A Historical Perspective on the Psychiatry of Motherhood," in A. Riecher-Rössler and M. Steiner, eds., *Perinatal Stress, Mood and Anxiety Disorders: From Bench to Bedside*, Bibliotheca Psychiatrica No. 173 (Basel, Switzerland: Karger Publishers, 2005), 1–6.

第 7 章

1. Rebecca C. Thurston, James F. Luther, Stephen R. Wisniewski, et al., "Prospective Evaluation of Nighttime Hot Flashes During Pregnancy and Postpartum," *Fertility and Sterility* 100, no. 6 (2013): 1667–72.

2. Katherine E. Campbell, Lorraine Dennerstein, Mark Tacey, and Cassandra E. Szoeke, "The Trajectory of Negative Mood and Depressive Symptoms over Two Decades," *Maturitas* 95 (2017): 36–41.

3. Lotte Hvas, "Positive Aspects of Menopause: A Qualitative Study," *Maturitas* 39, no. 1 (2001): 11–17.

4. Social Issues Research Centre, "Jubilee Women. Fiftysomething Women— Lifestyle and Attitudes Now and Fifty Years Ago," http:// www.sirc.org/ publik/ jubilee_women.pdf.

5. Arthur A. Stone, Joseph E. Schwartz, Joan E. Broderick, and Angus Deaton, "A Snapshot of the Age Distribution of Psychological Well-Being in the United States," *PNAS* 107, no. 22 (2010):9985–90.

6. Campbell, Dennerstein, Tacey, and Szoeke, "The Trajectory of Negative Mood and Depressive Symptoms over Two Decades."

7. Nancy E. Avis, Alicia Colvin, Arun S. Karlamangla, et al., "Change in Sexual Functioning over the Menopausal Transition: Results from the Study of Women's Health Across the Nation (SWAN)," *Menopause* 24, no. 4 (2017): 379–90.

8. Campbell, Dennerstein, Tacey, and Szoeke, "The Trajectory of Negative Mood and Depressive Symptoms over Two Decades."

9. Lotte Hvas, "Menopausal Women's Positive Experience of Growing Older," *Maturitas* 54, no. 3 (2006): 245–51.

10. Mara Mather, Turhan Canli, Tammy English, et al., "Amygdala Responses to Emotionally Valenced Stimuli in Older and Younger Adults," *Psychological Science* 15, no. 4 (2004): 259–63.

11. Alison Berent-Spillson, Courtney Marsh, Carol Persad, et al., "Metabolic and Hormone Influences on Emotion Processing During Menopause," *Psychoneuroendocrinology* 76 (2017): 218–25.

12. Ed O'Brien, Sara H. Konrath, Daniel Grühn, and Anna Linda Hagen, "Empathic Concern and Perspective Taking: Linear and Quadratic Effects of Age Across the Adult Life Span," *Journals of Gerontology, Series B, Psychological Sciences and Social Sciences* 68, no. 2 (2013): 168–75.

13. Cornelia Wieck and Ute Kunzmann, "Age Differences in Empathy: Multidirectional and Context-Dependent," *Psychology and Aging* 30, no. 2 (2015): 407–19.

14. James K. Rilling, Amber Gonzalez, and Minwoo Lee, "The Neural Correlates of Grandmaternal Caregiving," *Proceedings of the Royal Society B: Biological Sciences* 288, no. 1963 (2021): 20211997.

第 8 章

1. Alan A. Cohen, "Female Post-Reproductive Lifespan: A General Mammalian Trait," *Biological Reviews of the Cambridge Philosophical Society* 79, no. 4 (2004): 733–50.

2. Hillard Kaplan, Michael Gurven, Jeffrey Winking, et al., "Learning, Menopause, and the Human Adaptive Complex," *Annals of the New York Academy of Sciences* 1204 (2010): 30–42.

3. Kristen Hawkes, "Human Longevity: The Grandmother Effect," *Nature* 428, no. 6979 (2004): 128–29.

4. Mike Takahashi, Rama S. Singh, and John Stone, "A Theory for the Origin of Human Menopause," *Frontiers in Genetics* 7 (2016): 222.

5. Kristen Hawkes, James F. O'Connell, Nicholas Blurton-Jones, et al., "Grandmothering, Menopause, and the Evolution of Human Life Histories," *PNAS* 95, no. 3 (1998): 1336–39.

6. Michael A. Cant and Rufus A. Johnstone, "Reproductive Conflict and the Separation of Reproductive Generations in Humans," *PNAS* 105, no. 14 (2008): 5332–36.

7. Sarah Blaffer Hrdy and Judith M. Burkart, "The Emergence of Emotionally Modern Humans: Implications for Language and Learning," *Philosophical Transactions of the Royal Society B: Biological Sciences* 375 (2020): 20190499.

第 9 章

1. F. Grodstein, J. E. Manson, G. A. Colditz, et al., "A Prospective, Observational Study of Postmenopausal Hormone Therapy and Primary Prevention of Cardiovascular Disease," *Annals of Internal Medicine* 133, no. 12 (2000): 933–41.

2. Jacques E. Rossouw, Garnet L. Anderson, Ross L. Prentice, et al., "Risks and Benefits of Estrogen Plus Progestin in Healthy Postmenopausal Women:

Principal Results from the Women's Health Initiative Randomized Controlled Trial," *JAMA* 288, no. 3 (2002): 321–33.

3. Garnet L. Anderson, Howard L. Judd, Andrew M. Kaunitz, et al., "Effects of Estrogen Plus Progestin on Gynecologic Cancers and Associated Diagnostic Procedures: The Women's Health Initiative Randomized Trial," *JAMA* 290, no. 13 (2003): 1739–48.

4. Sally A. Shumaker, Claudine Legault, Stephen R. Rapp, et al., "Estrogen Plus Progestin and the Incidence of Dementia and Mild Cognitive Impairment in Postmenopausal Women: The Women's Health Initiative Memory Study: A Randomized Controlled Trial," *JAMA* 289, no. 20 (2003): 2651–62.

5. Garnet L. Anderson, Marian Limacher, Annlouise R. Assaf, et al., "Effects of Conjugated Equine Estrogen in Postmenopausal Women with Hysterectomy: The Women's Health Initiative Randomized Controlled Trial," *JAMA* 291, no. 14 (2004): 1701– 12.

6. Andrea Z. LaCroix, Rowan T. Chlebowski, JoAnn E. Manson, et al., "Health Outcomes After Stopping Conjugated Equine Estrogens Among Postmenopausal Women with Prior Hysterectomy: A Randomized Controlled Trial," *JAMA* 305 (2011): 1305–14.

7. Chrisandra L. Shufelt and JoAnn E. Manson, "Menopausal Hormone Therapy and Cardiovascular Disease: The Role of Formulation, Dose, and Route of Delivery," *Journal of Clinical Endocrinology and Metabolism* 106, no. 5 (2021): 1245– 1254.

8. Shufelt and Manson, "Menopausal Hormone Therapy and Cardiovascular Disease: The Role of Formulation, Dose, and Route of Delivery."

9. Rossouw, Anderson, Prentice, et al., "Risks and Benefits of Estrogen Plus Progestin in Healthy Postmenopausal Women: Principal Results from the Women's Health Initiative Randomized Controlled Trial."

10. Shufelt and Manson, "Menopausal Hormone Therapy and Cardiovascular Disease: The Role of Formulation, Dose, and Route of Delivery."

11. Roberta Diaz Brinton, "The Healthy Cell Bias of Estrogen Action: Mitochondrial Bioenergetics and Neurological Implications," *Trends in Neurosciences* 31, no. 10 (2008): 529–37.

12. John H. Morrison, Roberta D. Brinton, Peter J. Schmidt, and Andrea C. Gore, "Estrogen, Menopause, and the Aging Brain: How Basic Neuroscience Can

Inform Hormone Therapy in Women," *Journal of Neuroscience* 26, no. 41 (2006): 10332–48.

13. Shelley R. Salpeter, Ji Cheng, Lehana Thabane, et al., "Bayesian Meta-Analysis of Hormone Therapy and Mortality in Younger Postmenopausal Women," *American Journal of Medicine* 122, no. 11 (2009): 1016–1022. e1011.

14. JoAnn E. Manson, Aaron K. Aragaki, Jacques E. Rossouw, et al., "Menopausal Hormone Therapy and Long-Term All-Cause and Cause-Specific Mortality: The Women's Health Initiative Randomized Trials," *JAMA* 318 (2017): 927–38.

15. NAMS 2022 Hormone Therapy Position Statement Advisory Panel, "The 2022 Hormone Therapy Position Statement of the North American Menopause Society," *Menopause* 29, no. 7 (2022): 767–94.

16. Anderson, Limacher, Assaf, et al., "Effects of Conjugated Equine Estrogen in Postmenopausal Women with Hysterectomy: The Women's Health Initiative Randomized Controlled Trial."

17. LaCroix, Chlebowski, Manson, et al., "Health Outcomes After Stopping Conjugated Equine Estrogens Among Postmenopausal Women with Prior Hysterectomy: A Randomized Controlled Trial."

18. NAMS 2022 Hormone Therapy Position Statement Advisory Panel, "The 2022 Hormone Therapy Position Statement of the North American Menopause Society."

19. Collaborative Group on Hormonal Factors in Breast Cancer, "Type and Timing of Menopausal Hormone Therapy and Breast Cancer Risk: Individual Participant Meta-Analysis of the Worldwide Epidemiological Evidence," *Lancet* 394, no. 10204 (2019): 1159–68.

20. Roger A. Lobo, "Hormone-Replacement Therapy: Current Thinking," *Nature Reviews Endocrinology* 13, no. 4 (2017): 220–31.

21. Lobo, "Hormone- Replacement Therapy: Current Thinking."

22. NAMS 2022 Hormone Therapy Position Statement Advisory Panel, "The 2022 Hormone Therapy Position Statement of the North American Menopause Society."

23. "Joint Position Statement by the British Menopause Society, Royal College of Obstetricians and Gynaecologists and Society for Endocrinology on Best Practice Recommendations for the Care of Women Experiencing

the Menopause," https:// www.endocrinology.org/ media/ d3pbn14o/ joint-position-statement-on-best-practice-recommendations-for-the-care-of-women-experiencing-the-menopause.pdf.

24. NAMS 2022 Hormone Therapy Position Statement Advisory Panel, "The 2022 Hormone Therapy Position Statement of the North American Menopause Society."

25. NAMS 2022 Hormone Therapy Position Statement Advisory Panel, "The 2022 Hormone Therapy Position Statement of the North American Menopause Society."

26. NAMS 2022 Hormone Therapy Position Statement Advisory Panel, "The 2022 Hormone Therapy Position Statement of the North American Menopause Society."

27. NAMS 2022 Hormone Therapy Position Statement Advisory Panel, "The 2022 Hormone Therapy Position Statement of the North American Menopause Society."

28.NAMS 2022 Hormone Therapy Position Statement Advisory Panel, "The 2022 Hormone Therapy Position Statement of the North American Menopause Society."

29. NAMS 2022 Hormone Therapy Position Statement Advisory Panel, "The 2022 Hormone Therapy Position Statement of the North American Menopause Society."

30. David R. Rubinow, Sarah Lanier Johnson, Peter J. Schmidt, et al., "Efficacy of Estradiol in Perimenopausal Depression: So Much Promise and So Few Answers," *Depression & Anxiety Journal* 32, no. 8 (2015): 539–49.

31. Pauline M. Maki and Erin Sundermann, "Hormone Therapy and Cognitive Function," *Human Reproduction Update* 15, no. 6 (2009): 667–81.

32. Steven Jett, Eva Schelbaum, Grace Jang, et al., "Ovarian Steroid Hormones: A Long Overlooked but Critical Contributor to Brain Aging and Alzheimer's Disease," *Frontiers in Aging Neuroscience* 14 (2022): 948219.

33. Jett, Schelbaum, Jang, et al., "Ovarian Steroid Hormones: A Long Overlooked but Critical Contributor to Brain Aging and Alzheimer's Disease."

34. Erin S. LeBlanc, Jeri Janowsky, Benjamin K. S. Chan, and Heidi D. Nelson, "Hormone Replacement Therapy and Cognition: Systematic Review and Meta-Analysis," *JAMA* 285 (2001): 1489–99.

35. Brinton, "The Healthy Cell Bias of Estrogen Action: Mitochondrial Bioenergetics and Neurological Implications."

36. Lon S. Schneider, Gerson Hernandez, Ligin Zhao, et al., "Safety and Feasibility of Estrogen Receptor-Beta Targeted PhytoSERM Formulation for Menopausal Symptoms: Phase 1b/ 2a Randomized Clinical Trial," *Menopause* 26 (2019): 874–84.

第 10 章

1. Rebecca Glaser and Constantine Dimitrakakis, "Testosterone Therapy in Women: Myths and Misconceptions," *Maturitas* 74, no. 3 (2013): 230–34.

2. Glaser and Dimitrakakis, "Testosterone Therapy in Women: Myths and Misconceptions."

3. Rakibul M. Islam, Robin J. Bell, Sally Green, et al., "Safety and Efficacy of Testosterone for Women: A Systematic Review and Meta-Analysis of Randomised Controlled Trial Data," *Lancet Diabetes & Endocrinology* 7, no. 10 (2019): 754–66.

4. NAMS 2022 Hormone Therapy Position Statement Advisory Panel, "The 2022 Hormone Therapy Position Statement of the North American Menopause Society," *Menopause* 29, no. 7 (2022): 767–94.

5. NAMS 2022 Hormone Therapy Position Statement Advisory Panel, "The 2022 Hormone Therapy Position Statement of the North American Menopause Society."

6. Susan R. Davis, Sonia L. Davison, Maria Gavrilescu, et al., "Effects of Testosterone on Visuospatial Function and Verbal Fluency in Postmenopausal Women: Results from a Functional Magnetic Resonance Imaging Pilot Study," *Menopause* 21 (2014): 410–14.

7. Susan R. Davis and Sarah Wahlin-Jacobsen, "Testosterone in Women— The Clinical Significance," *Lancet Diabetes & Endocrinology* 3, no. 12 (2015): 980–92.

8. Davis and Wahlin-Jacobsen, "Testosterone in Women—The Clinical Significance."

9. Davis and Wahlin-Jacobsen, "Testosterone in Women—The Clinical Significance."

10. A. M. Kaunitz, "Oral Contraceptive Use in Perimenopause," *American Journal of Obstetrics & Gynecology* 185, suppl. 2 (2001): S32–37.

11. July Guerin, Alexandra Engelmann, Meena Mattamana, and Laura M. Borgelt, "Use of Hormonal Contraceptives in Perimenopause: A Systematic Review," *Pharmacotherapy* 42 (2022): 154– 64.

12. Kaunitz, "Oral Contraceptive Use in Perimenopause."

13. Charlotte Wessel Skovlund, Lina Steinrud Mørch, Lars Vedel Kessing, and Øjvind Lidegaard, "Association of Hormonal Contraception with Depression," *JAMA Psychiatry* 73, no. 11 (2016): 1154–62.

14. Jett, Malviya, Schelbaum, et al., "Endogenous and Exogenous Estrogen Exposures: How Women's Reproductive Health Can Drive Brain Aging and Inform Alzheimer's Prevention."

15. "Nonhormonal Management of Menopause-Associated Vasomotor Symptoms: 2015 Position Statement of the North American Menopause Society," *Menopause* 22, no. 11 (2015): 1155–72; quiz 1173–74.

16. David R. Rubinow, Sarah Lanier Johnson, Peter J. Schmidt, et al., "Efficacy of Estradiol in Perimenopausal Depression: So Much Promise and So Few Answers," *Depression & Anxiety Journal* 32, no. 8 (2015): 539–49.

17. James A. Simon, David J. Portman, Andrew M. Kaunitz, et al., "Low-Dose Paroxetine 7.5 mg for Menopausal Vasomotor Symptoms: Two Randomized Controlled Trials," *Menopause* 20, no. 10 (2013): 1027–35.

18. "Nonhormonal Management of Menopause-Associated Vasomotor Symptoms: 2015 Position Statement of the North American Menopause Society."

19. JoAnn V. Pinkerton, Ginger Constantine, Eunhee Hwang, and Ru-Fong J. Cheng; Study 3353 Investigators, "Desvenlafaxine Compared with Placebo for Treatment of Menopausal Vasomotor Symptoms: A 12-Week, Multicenter, Parallel-Group, Randomized, Double-Blind, Placebo-Controlled Efficacy Trial," *Menopause* 20, no. 1 (2013): 28–37.

20. Ellen W. Freeman, Katherine A. Guthrie, Bette Caan, et al., "Efficacy of Escitalopram for Hot Flashes in Healthy Menopausal Women: A Randomized Controlled Trial," *JAMA* 305, no. 3 (2011): 267–74.

21. Samuel Lederman, Faith D. Ottery, Antonio Cano, et al., "Fezolinetant for Treatment of Moderate to Severe Vasomotor Symptoms Associated with Menopause (SKYLIGHT 1): A Phase 3 Randomized Controlled Study," *Lancet*

401 (2023): 1091– 1102.

22."Nonhormonal Management of Menopause-Associated Vasomotor Symptoms: 2015 Position Statement of the North American Menopause Society."

23. "Nonhormonal Management of Menopause-Associated Vasomotor Symptoms: 2015 Position Statement of the North American Menopause Society."

24. "Nonhormonal Management of Menopause-Associated Vasomotor Symptoms: 2015 Position Statement of the North American Menopause Society."

第 11 章

1. Farin Kamangar, Graça M. Dores, and William F. Anderson, "Patterns of Cancer Incidence, Mortality, and Prevalence Across Five Continents: Defining Priorities to Reduce Cancer Disparities in Different Geographic Regions of the World," *Journal of Clinical Oncology* 24, no. 14 (2006): 2137–50.

2. Monica Arnedos, Cecile Vicier, Sherene Loi, et al., "Precision Medicine for Metastatic Breast Cancer—Limitations and Solutions," *Nature Reviews Clinical Oncology* 12, no. 12 (2015): 693–704.

3. Arnedos, Vicier, Loi, et al., "Precision Medicine for Metastatic Breast Cancer—Limitations and Solutions."

4. Ursula A. Matulonis, Anil K. Sood, Lesley Fallowfield, et al., "Ovarian Cancer," *Nature Reviews Disease Primers* 2 (2016): 16061.

5. Elizabeth Casiano Evans, Kristen A. Matteson, Francisco J. Orejuela, et al., "Salpingo- Oophorectomy at the Time of Benign Hysterectomy: A Systematic Review," *Obstetrics and Gynecology* 128, no. 3 (2016): 476–85.

6. Evans, Matteson, Orejuela, et al., "Salpingo- Oophorectomy at the Time of Benign Hysterectomy: A Systematic Review."

7. Steven Jett, Niharika Malviya, Eva Schelbaum, et al., "Endogenous and Exogenous Estrogen Exposures: How Women's Reproductive Health Can Drive Brain Aging and Inform Alzheimer's Prevention," *Frontiers in Aging Neuroscience* 14 (2022): 831807.

8. Michiel de Ruiter, Liesbeth Reneman, Willem Boogerd, et al., "Late Effects of High-Dose Adjuvant Chemotherapy on White and Gray Matter in Breast Cancer Survivors: Converging Results from Multimodal Magnetic Resonance Imaging," *Human Brain Mapping* 33, no. 12 (2012): 2971–83.

9. Jeffrey S. Wefel, Shelli R. Kesler, Kyle R. Noll, and Sanne B. Schagen, "Clinical Characteristics, Pathophysiology, and Management of Noncentral Nervous System Cancer-Related Cognitive Impairment in Adults," *CA: A Cancer Journal for Clinicians* 65, no. 2 (2015): 123–38.

10. Wefel, Kesler, Noll, and Schagen, "Clinical Characteristics, Pathophysiology, and Management of Noncentral Nervous System Cancer-Related Cognitive Impairment in Adults."

11. Wilbert Zwart, Huub Terra, Sabine C. Linn, and Sanne B. Schagen, "Cognitive Effects of Endocrine Therapy for Breast Cancer: Keep Calm and Carry On?," *Nature Reviews Clinical Oncology* 12, no. 10 (2015): 597–606.

12. Zwart, Terra, Linn, and Schagen, "Cognitive Effects of Endocrine Therapy for Breast Cancer: Keep Calm and Carry On?"

13. Gregory L. Branigan, Maira Soto, Leigh Neumayer, et al., "Association Between Hormone-Modulating Breast Cancer Therapies and Incidence of Neurodegenerative Outcomes for Women with Breast Cancer," *JAMA Network Open* 3 (2020): e201541–e201541.

14. Branigan, Soto, Neumayer, et al., "Association Between Hormone-Modulating Breast Cancer Therapies and Incidence of Neurodegenerative Outcomes for Women with Breast Cancer."

15. NAMS 2022 Hormone Therapy Position Statement Advisory Panel, "The 2022 Hormone Therapy Position Statement of the North American Menopause Society," *Menopause* 29, no. 7 (2022): 767–94.

16. "Joint Position Statement by the British Menopause Society, Royal College of Obstetricians and Gynaecologists and Society for Endocrinology on Best Practice Recommendations for the Care of Women Experiencing the Menopause," https:// www.endocrinology.org/ media/ d3pbn14o/ joint-position-statement-on-best-practice-recommendations-for-the-care-of-women-experiencing-the-menopause.pdf.

17. NAMS 2022 Hormone Therapy Position Statement Advisory Panel, "The 2022 Hormone Therapy Position Statement of the North American Menopause Society."

18. "Joint Position Statement by the British Menopause Society, Royal College of Obstetricians and Gynaecologists, and Society for Endocrinology on Best Practice Recommendations for the Care of Women Experiencing the

Menopause."

19. NAMS 2022 Hormone Therapy Position Statement Advisory Panel, "The 2022 Hormone Therapy Position Statement of the North American Menopause Society."

20. NAMS 2022 Hormone Therapy Position Statement Advisory Panel, "The 2022 Hormone Therapy Position Statement of the North American Menopause Society."

21. Lon S. Schneider, Gerson Hernandez, Liqin Zhao, et al., "Safety and Feasibility of Estrogen Receptor-Beta Targeted PhytoSERM Formulation for Menopausal Symptoms: Phase 1b/ 2a Randomized Clinical Trial," *Menopause* 26 (2019): 874–84.

22. NAMS 2022 Hormone Therapy Position Statement Advisory Panel, "The 2022 Hormone Therapy Position Statement of the North American Menopause Society."

23. Joanne Kotsopoulos, Jacek Gronwald, Beth Y. Karlan, et al., "Hormone Replacement Therapy After Oophorectomy and Breast Cancer Risk Among *BRCA1* Mutation Carriers," *JAMA Oncology* 4, no. 8 (2018): 1059–66.

第 12 章

1. Jaime M. Grant, Lisa A. Mottet, Justin Tanis, et al., *Injustice at Every Turn: A Report of the National Transgender Discrimination Survey* (Washington: National Center for Transgender Equality and National Gay and Lesbian Task Force, 2011).

2. Grant, Mottet, Tanis, et al., *Injustice at Every Turn: A Report of the National Transgender Discrimination Survey.*

3. Sam Winter, Milton Diamond, Jamison Green, et al., "Transgender People: Health at the Margins of Society," *Lancet* 388, no. 10042 (2016): 390–400.

4. Karen I. Fredriksen-Goldsen, Loree Cook-Daniels, Hyun-Jun Kim, et al., "Physical and Mental Health of Transgender Older Adults: An At-Risk and Underserved Population," *Gerontologist* 54, no. 3 (2014): 488–500.

5. Winter, Diamond, Green, et al., "Transgender People: Health at the Margins of Society."

6. Michael S. Irwig, "Testosterone Therapy for Transgender Men," *Lancet*

Diabetes & Endocrinology 5, no. 4 (2017): 301–11.

7. Hilleke E. Hulshoff Pol, Peggy T. Cohen-Kettenis, Neeltje E. M. Van Haren, et al., "Changing Your Sex Changes Your Brain: Influences of Testosterone and Estrogen on Adult Human Brain Structure," *European Journal of Endocrinology* 155, no. 1 (2006): S107–S114.

8. Leire Zubiaurre-Elorza, Carme Junque, Esther Gómez-Gil, and Antonio Guillamon, "Effects of Cross-Sex Hormone Treatment on Cortical Thickness in Transsexual Individuals," *Journal of Sexual Medicine* 11, no. 5 (2014): 1248–61.

9. Giancarlo Spizzirri, Fábio Luis Souza Duran, Tiffany Moukel Chaim-Avancini, et al., "Grey and White Matter Volumes Either in Treatment-Naïve or Hormone-Treated Transgender Women: A Voxel-Based Morphometry Study," *Scientific Reports* 8, no. 1 (2018): 736.

10. Maiko Schneider, Poli M. Spritzer, Luciano Minuzzi, et al., "Effects of Estradiol Therapy on Resting-State Functional Connectivity of Transgender Women After Gender-Affirming Related Gonadectomy," *Frontiers in Neuroscience* 13 (2019): 817.

11. Pol, Cohen-Kettenis, Van Haren, et al., "Changing Your Sex Changes Your Brain: Influences of Testosterone and Estrogen on Adult Human Brain Structure"; Zubiaurre-Elorza, Junque, Gómez-Gil, and Guillamon, "Effects of Cross-Sex Hormone Treatment on Cortical Thickness in Transsexual Individuals."

12. Antonio Guillamon, Carme Junque, and Esther Gómez-Gil, "A Review of the Status of Brain Structure Research in Transsexualism," *Archives of Sexual Behavior* 45 (2016): 1615–48.

13. Ai-Min Bao and Dick F. Swaab, "Sexual Differentiation of the Human Brain: Relation to Gender Identity, Sexual Orientation and Neuropsychiatric Disorders," *Frontiers in Neuroendocrinology* 32, no. 2 (2011): 214–26.

14. Rebecca Seguin, David M. Buchner, Jingmin Liu, et al., "Sedentary Behavior and Mortality in Older Women: The Women's Health Initiative," *American Journal of Preventive Medicine* 46, no. 2 (2014): 122–35.

15. Bao and Swaab, "Sexual Differentiation of the Human Brain: Relation to Gender Identity, Sexual Orientation and Neuropsychiatric Disorders."

16. Maria A. Karalexi, Marios K. Georgakis, Nikolaos G. Dimitriou, et al., "Gender- Affirming Hormone Treatment and Cognitive Function in Transgender Young Adults: A Systematic Review and Meta-Analysis,"

Psychoneuroendocrinology 119 (2020): 104721.

17. Karalexi, Georgakis, Dimitriou, et al., "Gender- Affirming Hormone Treatment and Cognitive Function in Transgender Young Adults: A Systematic Review and Meta-Analysis."

第 13 章

1. Natalia Grindler and Nanette F. Santoro, "Menopause and Exercise," *Menopause* 22, no. 12 (2015): 1351–58.

2. Barbara Sternfeld, Hua Wang, Charles P. Quesenberry Jr., et al., "Physical Activity and Changes in Weight and Waist Circumference in Midlife Women: Findings from the Study of Women's Health Across the Nation," *American Journal of Epidemiology* 160, no. 9 (2004): 912–22.

3. Grindler and Santoro, "Menopause and Exercise."

4. Barbara Sternfeld, Aradhana K. Bhat, Hua Wang, et al., "Menopause, Physical Activity, and Body Composition/ Fat Distribution in Midlife Women," *Medicine & Science in Sports & Exercise* 37, no. 7 (2005): 1195–1202.

5. Sternfeld, Bhat, Wang, et al., "Menopause, Physical Activity, and Body Composition/ Fat Distribution in Midlife Women."

6. JiWon Choi, Yolanda Guiterrez, Catherine Gilliss, and Kathryn A. Lee, "Physical Activity, Weight, and Waist Circumference in Midlife Women," *Health Care for Women International* 33, no. 2 (2012): 1086–95.

7. Jing Zhang, Guiping Chen, Weiwei Lu, et al., "Effects of Physical Exercise on Health-Related Quality of Life and Blood Lipids in Perimenopausal Women: A Randomized Placebo-Controlled Trial," *Menopause* 21, no. 12 (2014): 1269–76.

8. Andrés F. Loaiza-Betancur, Iván Chulvi-Medrano, Víctor A. Díaz-López, and Cinta Gómez-Tómas, "The Effect of Exercise Training on Blood Pressure in Menopause and Postmenopausal Women: A Systematic Review of Randomized Controlled Trials," *Maturitas* 149 (2021): 40–55.

9. JoAnn E. Manson, Philip Greenland, Andrea Z. LaCroix, et al., "Walking Compared with Vigorous Exercise for the Prevention of Cardiovascular Events in Women," *New England Journal of Medicine* 347, no. 10 (2002): 716–25.

10. Candyce H. Kroenke, Bette J. Caan, Marcia L. Stefanick, et al., "Effects of a Dietary Intervention and Weight Change on Vasomotor Symptoms in the

Women's Health Initiative," *Menopause* 19, no. 9 (2011): 980–88.

11. Juan E. Blümel, Juan Fica, Peter Chedraui, et al., "Sedentary Lifestyle in Middle-Aged Women Is Associated with Severe Menopausal Symptoms and Obesity," *Menopause* 23, no. 5 (2016): 488–93.

12. Janet R. Guthrie, Anthony M. A. Smith, Lorraine Dennerstein, and Carol Morse, "Physical Activity and the Menopause Experience: A Cross-Sectional Study," *Maturitas* 20, no. 2–3 (1994): 71–80.

13. Tom G. Bailey, N. Timothy Cable, Nabil Aziz, et al., "Exercise Training Reduces the Frequency of Menopausal Hot Flushes by Improving Thermoregulatory Control," *Menopause* 23, no. 7 (2016): 708–18.

14. Maya J. Lambiase and Rebecca C. Thurston, "Physical Activity and Sleep Among Midlife Women with Vasomotor Symptoms," *Menopause* 20, no. 9 (2013): 946–52.

15. Kirsi Mansikkamäki, Jani Raitanen, Clas-Håkan Nygard, et al., "Sleep Quality and Aerobic Training Among Menopausal Women—A Randomized Controlled Trial," *Maturitas* 72, no. 4 (2012): 339–45.

16. Jacobo á Rubio-Arias, Elena Marín-Cascales, Domingo J. Ramos-Campo, et al., "Effect of Exercise on Sleep Quality and Insomnia in Middle-Aged Women: A Systematic Review and Meta-Analysis of Randomized Controlled Trials," *Maturitas* 100 (2017): 49–56.

17. Lily Stojanovska, Vasso Apostolopoulos, Remco Polman, and Erika Borkoles, "To Exercise, or, Not to Exercise, During Menopause and Beyond," *Maturitas* 77, no. 4 (2014): 318–23.

18. Faustino R. Pérez-López, Samuel J. Martínez-Domínguez, Héctor Lajusticia, Peter Chedraui, and the Health Outcomes Systematic Analyses Project, "Effects of Programmed Exercise on Depressive Symptoms in Midlife and Older Women: A Meta-Analysis of Randomized Controlled Trials," *Maturitas* 106 (2017): 38–47.

19. Nikolaos Scarmeas, Jose A. Luchsinger, Nicole Schupf, et al., "Physical Activity, Diet, and Risk of Alzheimer Disease," *JAMA* 302, no. 6 (2009): 627–37.

20. Helena Hörder, Lena Johansson, XinXin Guo, et al., "Midlife Cardiovascular Fitness and Dementia: A 44-Year Longitudinal Population Study in Women," *Neurology* 90, no. 15 (2018): e1298–e1305.

21. Miia Kivipelto, Francesca Mangialasche, and Tiia Ngandu, "Lifestyle

Interventions to Prevent Cognitive Impairment, Dementia and Alzheimer Disease," *Nature Reviews Neurology* 14, no. 11 (2018): 653–66.

22. Mahdieh Shojaa, Simon Von Stengel, Daniel Schoene, et al., "Effect of Exercise Training on Bone Mineral Density in Post-Menopausal Women: A Systematic Review and Meta-Analysis of Intervention Studies," *Frontiers in Physiology* 11 (2020): 652.

23. Rebecca Seguin, David M. Buchner, Jingmin Liu, et al., "Sedentary Behavior and Mortality in Older Women: The Women's Health Initiative," *American Journal of Preventive Medicine* 46 (2014): 122–35.

24. Seguin, Buchner, Liu, et al., "Sedentary Behavior and Mortality in Older Women: The Women's Health Initiative."

25. B. Rockhill, W. C. Willett, J. E. Manson, et al., "Physical Activity and Mortality: A Prospective Study Among Women," *American Journal of Public Health* 91, no. 4 (2001): 578–83.

26. Rockhill, Willett, Manson, et al., "Physical Activity and Mortality: A Prospective Study Among Women."

27. Janet W. Rich-Edwards, Donna Spiegelman, Miriam Garland, et al., "Physical Activity, Body Mass Index, and Ovulatory Disorder Infertility," *Epidemiology* 13, no. 2 (2002): 184–90.

28. Hmwe Kyu, Victoria F. Bachman, Lily T. Alexander, et al., "Physical Activity and Risk of Breast Cancer, Colon Cancer, Diabetes, Ischemic Heart Disease, and Ischemic Stroke Events: Systematic Review and Dose-Response Meta-Analysis for the Global Burden of Disease Study 2013," *BMJ* 354 (2016): i3857.

29. Seth A. Creasy, Tracy E. Crane, David O. Garcia, et al., "Higher Amounts of Sedentary Time Are Associated with Short Sleep Duration and Poor Sleep Quality in Postmenopausal Women," *Sleep* 42, no. 7 (2019): zsz093.

30. Jennifer L. Copeland, Leslie A. Consitt, and Mark S. Tremblay, "Hormonal Responses to Endurance and Resistance Exercise in Females Aged 19–69 Years," *Journals of Gerontology Series A: Biological Sciences and Medical Sciences* 57, no. 4 (2002): B158–165.

31. Bailey, Cable, Aziz, et al., "Exercise Training Reduces the Frequency of Menopausal Hot Flushes by Improving Thermoregulatory Control."

32. Zhang, Chen, Lu, et al., "Effects of Physical Exercise on Health-Related

Quality of Life and Blood Lipids in Perimenopausal Women: A Randomized Placebo-Controlled Trial."

33. Zhang, Chen, Lu, et al., "Effects of Physical Exercise on Health-Related Quality of Life and Blood Lipids in Perimenopausal Women: A Randomized Placebo-Controlled Trial."

34. Kirk I. Erickson, Michelle W. Voss, Ruchika Shaurya Prakash, et al., "Exercise Training Increases Size of Hippocampus and Improves Memory," *PNAS* 108, no. 7 (2011): 3017–22.

35. Verônica Colpani, Karen Oppermann, and Poli Mara Spritzer, "Association Between Habitual Physical Activity and Lower Cardiovascular Risk in Premenopausal, Perimenopausal, and Postmenopausal Women: A Population-Based Study," *Menopause* 20, no. 5 (2013): 525–31.

36. Jennifer S. Rabin, Hannah Klein, Dylan R. Kirn, et al., "Associations of Physical Activity and Beta-Amyloid with Longitudinal Cognition and Neurodegeneration in Clinically Normal Older Adults," *JAMA Neurology* 76 (2019): 1203–10.

37. Stojanovska, Apostolopoulos, Polman, and Borkoles, "To Exercise, or, Not to Exercise, During Menopause and Beyond."

38. Justin C. Strickland and Mark A. Smith, "The Anxiolytic Effects of Resistance Exercise," *Frontiers in Psychology* 5 (2014): 753.

39. Claudia Gil Araujo, Christina Grüne de Souza e Silva, Jari Antero Laukkanen, et al., "Successful 10-Second One-Legged Stance Performance Predicts Survival in Middle-Aged and Older Individuals," *British Journal of Sports Medicine* 56, no. 17 (2022).

40. Gil Araujo, Grüne de Souza e Silva, Laukkanen, et al., "Successful 10-Second One-Legged Stance Performance Predicts Survival in Middle-Aged and Older Individuals."

第 14 章

1. Lisa Mosconi, *Brain Food* (New York: Avery, 2018).

2. Elizabeth Gould, "How Widespread Is Adult Neurogenesis in Mammals?" *Nature Reviews Neuroscience* 8, no. 6 (2007): 481–88.

3. Cinta Valls-Pedret, Aleix Sala-Vila, Mercè Serra-Mir, et al., "Mediterranean

Diet and Age-Related Cognitive Decline: A Randomized Clinical Trial," *JAMA Internal Medicine* 175, no. 7 (2015): 1094–103.

4. Ramon Estruch, Miguel Angel Martínez-González, Dolores Corella, et al., "Effects of a Mediterranean-Style Diet on Cardiovascular Risk Factors: A Randomized Trial," *Annals of Internal Medicine* 145, no. 1 (2006): 1–11.

5. Rui Huo, Tingting Du, Y. Xu, et al., "Effects of Mediterranean-Style Diet on Glycemic Control, Weight Loss and Cardiovascular Risk Factors Among Type 2 Diabetes Individuals: A Meta-Analysis," *European Journal of Clinical Nutrition* 69, no. 11 (2014): 1200–8.

6. Kyungwon Oh, Frank B. Hu, JoAnn E. Manson, et al., "Dietary Fat Intake and Risk of Coronary Heart Disease in Women: 20 Years of Follow-up of the Nurses' Health Study," *American Journal of Epidemiology* 161, no. 7 (2005): 672–79.

7. Weiyao Yin, Marie Löf, Ruoqing Chen, et al., "Mediterranean Diet and Depression: A Population-Based Cohort Study," *International Journal of Behavioral Nutrition and Physical Activity* 18, no. 1 (2021): 153.

8. Estefanía Toledo, Jordi Salas-Salvadó, Carolina Donat-Vargas, et al., "Mediterranean Diet and Invasive Breast Cancer Risk Among Women at High Cardiovascular Risk in the PREDIMED Trial: A Randomized Clinical Trial," *JAMA Internal Medicine* 175 (2015): 1752–60.

9. Gerrie-Cor M. Herber-Gast and Gita D. Mishra, "Fruit, Mediterranean-Style, and High-Fat and – Sugar Diets Are Associated with the Risk of Night Sweats and Hot Flushes in Midlife: Results from a Prospective Cohort Study," *American Journal of Clinical Nutrition* 97, no. 5 (2013): 1092–99.

10. Yashvee Dunneram, Darren Charles Greenwood, Victoria J. Burley, and Janet E. Cade, "Dietary Intake and Age at Natural Menopause: Results from the UK Women's Cohort Study," *Journal of Epidemiology and Community Health* 72, no. 8 (2018): 733–40.

11. Gal Tsaban, Anat Yaskolka Meir, Ehud Rinott, et al., "The Effect of Green Mediterranean Diet on Cardiometabolic Risk; A Randomised Controlled Trial," *Heart* (2020), doi: 10.1136/ heartjnl- 2020-317802.

12. Alon Kaplan, Hila Zelicha, Anat Yaskolka Meir, et al., "The Effect of a High-Polyphenol Mediterranean Diet (Green- MED) Combined with Physical Activity on Age-Related Brain Atrophy: The Dietary Intervention Randomized

Controlled Trial Polyphenols Unprocessed Study (DIRECT PLUS)," *American Journal of Clinical Nutrition* 115, no. 5 (2022): 1270–81.

13. B. R. Goldin, M. N. Woods, D. L. Spiegelman, et al., "The Effect of Dietary Fat and Fiber on Serum Estrogen Concentrations in Premenopausal Women Under Controlled Dietary Conditions," *Cancer* 74, no. 3 suppl. (1994): 1125–31.

14. Ellen B. Gold, Shirley W. Flatt, John P. Pierce, et al., "Dietary Factors and Vasomotor Symptoms in Breast Cancer Survivors: The WHEL Study," *Menopause* 13, no. 3 (2006): 423–33.

15. Russell Knight, Christopher G. Davis, William Hahn, et al., "Livestock, Dairy, and Poultry Outlook: January 2021," http:// www.ers.usda.gov/ publications/ pub- details/?pubid= 100262.

16. Zachary J. Ward, Sara N. Bleich, Angie L. Cradock, et al., "Projected U.S. State-Level Prevalence of Adult Obesity and Severe Obesity," *New England Journal of Medicine* 381 (2019): 2440–50.

17. Miriam Adoyo Muga, Patrick Opiyo Owili, Chien-Yeh Hsu, et al., "Dietary Patterns, Gender, and Weight Status Among Middle-Aged and Older Adults in Taiwan: A Cross-Sectional Study," *BMC Geriatrics* 17 (2017): 268.

18. Candyce H. Kroenke, Bette J. Caan, Marcia L. Stefanick, et al., "Effects of a Dietary Intervention and Weight Change on Vasomotor Symptoms in the Women's Health Initiative," *Menopause* 19, no. 9 (2012): 980–88.

19. Zahra Aslani, Maryam Abshirini, Motahar Heidari-Beni, et al., "Dietary Inflammatory Index and Dietary Energy Density Are Associated with Menopausal Symptoms in Postmenopausal Women: A Cross-Sectional Study," *Menopause* 27, no. 5 (2020): 568–78.

20. Sarah J. O. Nomura, Yi-Ting Hwang, Scarlett Lin Gomez, et al., "Dietary Intake of Soy and Cruciferous Vegetables and Treatment-Related Symptoms in Chinese-American and Non-Hispanic White Breast Cancer Survivors," *Breast Cancer Research and Treatment* 168, no. 2 (2018): 467–79.

21. Herber-Gast and Mishra, "Fruit, Mediterranean-Style, and High-Fat and-Sugar Diets Are Associated with the Risk of Night Sweats and Hot Flushes in Midlife: Results from a Prospective Cohort Study."

22. Elizabeth E. Devore, Jae Hee Kang, Monique M. B. Breteler, and Francine Grodstein, "Dietary Intakes of Berries and Flavonoids in Relation to

Cognitive Decline," *Annals of Neurology* 72, no. 1 (2012): 135–43.

23. Simin Liu, Walter C. Willett, Meir J. Stampfer, et al., "A Prospective Study of Dietary Glycemic Load, Carbohydrate Intake, and Risk of Coronary Heart Disease in US Women," *American Journal of Clinical Nutrition* 71, no. 6 (2000): 1455–61.

24. Matthias B. Schulze, Simin Liu, Eric B. Rimm, et al., "Glycemic Index, Glycemic Load, and Dietary Fiber Intake and Incidence of Type 2 Diabetes in Younger and Middle-Aged Women," *American Journal of Clinical Nutrition* 80, no. 2 (2004): 348–56.

25. James E. Gangwisch, Lauren Hale, Lorena Garcia, et al., "High Glycemic Index Diet as a Risk Factor for Depression: Analyses from the Women's Health Initiative," *American Journal of Clinical Nutrition* 102, no. 2 (2015): 454–63.

26. Martha Clare Morris, Christy C. Tangney, Yamin Wang, et al., "MIND Diet Associated with Reduced Incidence of Alzheimer's Disease," *Alzheimer's & Dementia* 11, no. 9 (2015): 1007–14.

27. James E. Gangwisch, Lauren Hale, Marie-Pierre St-Onge, et al., "High Glycemic Index and Glycemic Load Diets as Risk Factors for Insomnia: Analyses from the Women's Health Initiative," *American Journal of Clinical Nutrition* 111 (2020): 429–39.

28. Song He, Hao Li, Zehui Yu, et al., "The Gut Microbiome and Sex Hormone-Related Diseases," *Frontiers in Microbiology* 12 (2021): 711137.

29. James M. Baker, Layla Al-Nakkash, and Melissa M. Herbst-Kralovetz, "Estrogen- Gut Microbiome Axis: Physiological and Clinical Implications," *Maturitas* 103 (2017): 45–53.

30. Marcus J. Claesson, Ian B. Jeffery, Susana Conde, et al., "Gut Microbiota Composition Correlates with Diet and Health in the Elderly," *Nature* 488, no. 7410 (2012): 178–84.

31. Claesson, Jeffery, Conde, et al., "Gut Microbiota Composition Correlates with Diet and Health in the Elderly."

32. Emily R. Leeming, Abigail J. Johnson, Tim D. Spector, Caroline I. Le Roy, "Effect of Diet on the Gut Microbiota: Rethinking Intervention Duration," *Nutrients* 11, no. 12 (2019): 2682.

33. A. A. Franke, L. J. Custer, W. Wang, and C. Y. Shi, "HPLC Analysis of Isoflavonoids and Other Phenolic Agents from Foods and from Human Fluids,"

Proceedings of the Society for Experimental Biology and Medicine 217, no. 3 (1998): 263–73.

34. Valentina Echeverria, Florencia Echeverria, George E. Barreto, et al., "Estrogenic Plants: to Prevent Neurodegeneration and Memory Loss and Other Symptoms in Women After Menopause," *Frontiers in Pharmacology* 12 (2021): 644103.

35. Echeverria, Echeverria, Barreto, et al., "Estrogenic Plants: to Prevent Neurodegeneration and Memory Loss and Other Symptoms in Women After Menopause."

36. M-N. Chen, C-C. Lin, and C-F. Liu, "Efficacy of Phytoestrogens for Menopausal Symptoms: A Meta-Analysis and Systematic Review," *Climacteric* 18, no. 2 (2015): 260–69.

37. Patrizia Monteleone, Giulia Mascagni, Andrea Giannini, et al., "Symptoms of Menopause—Global Prevalence, Physiology and Implications," *Nature Reviews Endocrinology* 14, no. 4 (2018): 199–215.

38. Cheryl L. Rock, Colleen Doyle, Wendy Demark-Wahnefried, et al., "Nutrition and Physical Activity Guidelines for Cancer Survivors," *CA: A Cancer Journal for Clinicians* 62, no. 4 (2012): 243–74.

39. Sarah J. Nechuta, Bette J. Caan, Wendy Y. Chen, et al., "Soy Food Intake After Diagnosis of Breast Cancer and Survival: An In-Depth Analysis of Combined Evidence from Cohort Studies of US and Chinese Women," *American Journal of Clinical Nutrition* 96, no. 1 (2012): 123–32.

40. USDA, "Adoption of Genetically Engineered Crops in the U.S.," https:// www.ers .usda.gov/ data- products/ adoption-of-genetically-engineered-crops-in-the-us / recent- trends-in-ge-adoption. aspx.

41. Oscar H. Franco, Rajiv Chowdhury, Jenna Troup, et al., "Use of Plant-Based Therapies and Menopausal Symptoms: A Systematic Review and Meta-Analysis," *JAMA* 315, no. 23 (2016): 2554–63.

42. Neal D. Barnard, Hana Kahleova, Danielle N. Holtz, et al., "The Women's Study for the Alleviation of Vasomotor Symptoms (WAVS): A Randomized, Controlled Trial of a Plant-Based Diet and Whole Soybeans for Postmenopausal Women," *Menopause* 28, no. 10 (2021): 1150–56.

43. Oh, Hu, Manson, et al., "Dietary Fat Intake and Risk of Coronary Heart Disease in Women: 20 Years of Follow-up of the Nurses' Health Study."

来吧，更年期！

44. Martha Clare Morris and Christine C. Tangney, "Dietary Fat Composition and Dementia Risk," *Neurobiology of Aging* 35, suppl. 2 (2014): S59–S64.

45. Grace E. Giles, Caroline R. Mahoney, and Robin B. Kanarek, "Omega-3 Fatty Acids Influence Mood in Healthy and Depressed Individuals," *Nutrition Reviews* 71 (2013): 727–41.

46. Marlene P. Freeman, Joseph R. Hibbeln, Michael Silver, et al., "Omega-3 Fatty Acids for Major Depressive Disorder Associated with the Menopausal Transition: A Preliminary Open Trial," *Menopause* 18, no. 3 (2011): 279–84.

47. F. B. Hu, M. J. Stampfer, J. E. Manson, et al., "Frequent Nut Consumption and Risk of Coronary Heart Disease in Women: Prospective Cohort Study," *BMJ* 317, no. 7169 (1998): 1341–45.

48. Kay-Tee Khaw, Stephen J. Sharp, Leila Finikarides, et al., "Randomised Trial of Coconut Oil, Olive Oil or Butter on Blood Lipids and Other Cardiovascular Risk Factors in Healthy Men and Women," *BMJ Open* 8, no. 3 (2018): e020167.

49. Maryam S. Farvid, Eunyoung Cho, Wendy Y. Chen, et al., "Dietary Protein Sources in Early Adulthood and Breast Cancer Incidence: Prospective Cohort Study," *BMJ* 348 (2014): g3437.

50. Megan S. Rice, A. Heather Eliassen, Susan E. Hankinson, et al., "Breast Cancer Research in the Nurses' Health Studies: Exposures Across the Life Course," *American Journal of Public Health* 106 (2016): 1592–98.

51. National Heart, Lung, and Blood Institute, "Blood Cholesterol: Causes and Risk Factors," https:// www.nhlbi.nih.gov/ health/ blood- cholesterol/causes.

52. Thibault Fiolet, Bernard Srour, Laury Sellem, et al., "Consumption of Ultra-Processed Foods and Cancer Risk: Results from NutriNet-Santé Prospective Cohort," *BMJ* 360 (2018): k322.

53. Renata Micha, Jose L. Peñalvo, Frederick Cudhea, et al., "Association Between Dietary Factors and Mortality from Heart Disease, Stroke, and Type 2 Diabetes in the United States," *JAMA* 317, no. 9 (2017): 912–24.

54. World Health Organization, IARC Working Group on the Evaluation of Carcinogenic Risks to Humans, *Red Meat and Processed Meat,* https:// monographs.iarc.who.int/ wp-content / uploads/ 2018/ 06/ mono114.pdf.

55. Shaun K. Riebl and Brenda M. Davy, "The Hydration Equation: Update on Water Balance and Cognitive Performance," *ACSM's Health & Fitness Journal*

17, no. 6 (2013): 21–28.

56. Elizabeth E. Hatch, Lauren A. Wise, Ellen M. Mikkelsen, et al., "Caffeinated Beverage and Soda Consumption and Time to Pregnancy," *Epidemiology* 23, no. 3 (2012): 393–401.

57. Chanthawat Patikorn, Kiera Roubal, Sajeesh K. Veettil, et al., "Intermittent Fasting and Obesity-Related Health Outcomes: An Umbrella Review of Meta-Analyses of Randomized Clinical Trials," *JAMA Network Open* 4, no. 12 (2021): e2139558.

58. Rafael de Cabo and Mark P. Mattson, "Effects of Intermittent Fasting on Health, Aging, and Disease," *New England Journal of Medicine* 381 (2019): 2541–51.

第 15 章

1. Paul Posadzki, Myeong Soo Lee, T. W. Moon, et al., "Prevalence of Complementary and Alternative Medicine (CAM) Use by Menopausal Women: A Systematic Review of Surveys," *Maturitas* 75, no. 1 (2013): 34–43.

2. P. A. Komesaroff, C. V. Black, V. Cable, and K. Sudhir, "Effects of Wild Yam Extract on Menopausal Symptoms, Lipids and Sex Hormones in Healthy Menopausal Women," *Climacteric* 4, no. 2 (2001): 144–50.

3. Oscar H. Franco, Rajiv Chowdhury, Jenna Troup, et al., "Use of Plant-Based Therapies and Menopausal Symptoms: A Systematic Review and Meta-Analysis," *JAMA* 315, no. 23 (2016): 2554–63.

4. Francesca Borrelli and Edzard Ernst, "Alternative and Complementary Therapies for the Menopause," *Maturitas* 66, no. 4 (2010): 333–43.

5. Wolfgang Wuttke, Hubertus Jarry, Jutta Haunschild, et al., "The Non-Estrogenic Alternative for the Treatment of Climacteric Complaints: Black Cohosh (Cimicifuga or Actaea racemosa)," *Journal of Steroid Biochemistry and Molecular Biology* 139(2014): 302–10.

6. Franco, Chowdhury, Troup, et al., "Use of Plant-Based Therapies and Menopausal Symptoms: A Systematic Review and Meta-Analysis."

7. Franco, Chowdhury, Troup, et al., "Use of Plant-Based Therapies and Menopausal Symptoms: A Systematic Review and Meta-Analysis."

8. R. Chenoy, S. Hussain, Y. Tayob, et al., "Effect of Oral Gamolenic Acid

from Evening Primrose Oil on Menopausal Flushing," *BMJ* 308, no. 6927 (1994): 501–503.

9. Sandhya Pruthi, Dietlind L. Wahner-Roedler, Carolyn J. Torkelson, et al., "Vitamin E and Evening Primrose Oil for Management of Cyclical Mastalgia: A Randomized Pilot Study," *Alternative Medicine Review* 15, no. 1 (2010): 59–67.

10. Myung-Sunny Kim, Hyun-Ja Lim, Hye Jeong Yang, et al., "Ginseng for Managing Menopause Symptoms: A Systematic Review of Randomized Clinical Trials," *Journal of Ginseng Research* 37, no. 1 (2013): 30–36.

11. Franco, Chowdhury, Troup, et al., "Use of Plant-Based Therapies and Menopausal Symptoms: A Systematic Review and Meta-Analysis."

12. Franco, Chowdhury, Troup, et al., "Use of Plant-Based Therapies and Menopausal Symptoms: A Systematic Review and Meta-Analysis."

13. Franco, Chowdhury, Troup, et al., "Use of Plant-Based Therapies and Menopausal Symptoms: A Systematic Review and Meta-Analysis."

14. Alessandra Crisafulli, Herbert Marini, Alessandra Bitto, et al., "Effects of Genistein on Hot Flushes in Early Postmenopausal Women: A Randomized, Double-Blind EPT-and Placebo-Controlled Study," *Menopause* 11, no. 4 (2004): 400–404.

15. De-Fu Ma, Lin-Qiang Qin, Pei-Yu Wang, and Ryohei Katoh, "Soy Isoflavone Intake Increases Bone Mineral Density in the Spine of Menopausal Women: Meta-Analysis of Randomized Controlled Trials," *Clinical Nutrition* 27, no. 1 (2008): 57–64.

16. Kenneth D. R. Setchell, Nadine M. Brown, Linda Zimmer-Nechemias, et al., "Evidence for Lack of Absorption of Soy Isoflavone Glycosides in Humans, Supporting the Crucial Role of Intestinal Metabolism for Bioavailability," *American Journal of Clinical Nutrition* 76, no. 2 (2002): 447–53.

17. Marcus Lipovac, Peter Chedraui, Christine Gruenhut, et al., "The Effect of Red Clover Isoflavone Supplementation over Vasomotor and Menopausal Symptoms in Postmenopausal Women," *Gynecological Endocrinology* 28, no. 3 (2012): 203–207.

18. An Pan, Danxia Yu, Wendy Demark-Wahnefried, et al., "Meta- Analysis of the Effects of Flaxseed Interventions on Blood Lipids," *American Journal of Clinical Nutrition* 90, no. 2 (2009): 288–97.

19. V. Darbinyan, A. Kteyan, A. Panossian, et al., *Rhodiola Rosea* in Stress

Induced Fatigue—A Double Blind Cross-Over Study of a Standardized Extract SHR-5 with a Repeated Low-Dose Regimen on the Mental Performance of Healthy Physicians During Night Duty," *Phytomedicine* 7, no. 5 (2000): 365–71.

20. Klaus Linde, Michael Berner, Matthias Egger, and Cynthia Mulrow, "St John's Wort for Depression: Meta-Analysis of Randomised Controlled Trials," *British Journal of Psychiatry* 186 (2005): 99–107.

21. Franco, Chowdhury, Troup, et al., "Use of Plant-Based Therapies and Menopausal Symptoms: A Systematic Review and Meta-Analysis."

22. Wenyi Zhu, Yijie Du, Hong Meng, et al., "A Review of Traditional Pharmacological Uses, Phytochemistry, and Pharmacological Activities of *Tribulus terrestris*," *Chemistry Central Journal* J 11, no. 1 (2017): 60.

23. C. Stevinson and E. Ernst, "Valerian for Insomnia: A Systematic Review of Randomized Clinical Trials," *Sleep Medicine* 1, no. 2 (2000): 91–99.

24. Nahid Yazdanpanah, M. Carola Zillikens, Fernando Rivadeneira, et al., "Effect of Dietary B Vitamins on BMD and Risk of Fracture in Elderly Men and Women: The Rotterdam Study," *Bone* 41, no. 6 (2007): 987–94.

25. Jasmine Mah and Tyler Pitre, "Oral Magnesium Supplementation for Insomnia in Older Adults: A Systematic Review & Meta-Analysis," *BMC Complementary Medicine and Therapies* 21, no. 1 (2021): 125.

26. Mina Mohammady, Leila Janani, Shayesteh Jahanfar, and Mahsa Sadat Mousavi, "Effect of Omega-3 Supplements on Vasomotor Symptoms in Menopausal Women: A Systematic Review and Meta-Analysis," *European Journal of Obstetrics & Gynecology and Reproductive Biology* 228 (2018): 295–302.

27. Yuhua Liao, Bo Xie, Huimin Zhang, et al., "Efficacy of Omega-3 PUFAs in Depression: A Meta-Analysis," *Translational Psychiatry* 9, no. 1 (2019): 190.

28. Alisa Johnson, Lynae Roberts, and Gary Elkins, "Complementary and Alternative Medicine for Menopause," *Journal of Evidence-Based Integrative Medicine* 24 (2019): 2515690X19829380.

29. D. L. Barton, C. L. Loprinzi, S. K. Quella, et al., "Prospective Evaluation of Vitamin E for Hot Flashes in Breast Cancer Survivors," *Journal of Clinical Oncology* 16, no. 2 (1998): 495–500.

第 16 章

1. American Psychological Association, "Stress in America Findings," November 9, 2010, https:// www.apa.org/ news/ press/ releases/ stress/ 2010/ national- report.pdf.

2. E. Ron de Kloet, Marian Joëls, and Florian Holsboer, "Stress and the Brain: From Adaptation to Disease," *Nature Reviews Neuroscience* 6, no. 6 (2005): 463–75.

3. Justin B. Echouffo-Tcheugui, Sarah C. Conner, Jayandra J. Himali, et al., "Circulating Cortisol and Cognitive and Structural Brain Measures: The Framingham Heart Study," *Neurology* 91, no. 21 (2018): e1961–e1970.

4. Holger Cramer, Romy Lauche, Jost Langhorst, and Gustav Dobos, "Effectiveness of Yoga for Menopausal Symptoms: A Systematic Review and Meta-Analysis of Randomized Controlled Trials," *Evidence-Based Complementary and Alternative Medicine* 2012 (2012): 863905.

5. Katherine M. Newton, Susan D. Reed, Katherine A. Guthrie, et al., "Efficacy of Yoga for Vasomotor Symptoms: A Randomized Controlled Trial," *Menopause* 21, no. 4 (2014): 339–46.

6. Thi Mai Nguyen, Thi Thanh Toan Do, Tho Nhi Tran, and Jin Hee Kim, "Exercise and Quality of Life in Women with Menopausal Symptoms: A Systematic Review and Meta-Analysis of Randomized Controlled Trials," *International Journal of Environmental Research and Public Health* 17, no. 19 (2020): 7049.

7. Madhav Goyal, Sonal Singh, Erica M. S. Sibinga, et al., "Meditation Programs for Psychological Stress and Well-Being: A Systematic Review and Meta-Analysis," *JAMA Internal Medicine* 174, no. 3 (2014): 357–68.

8. James Francis Carmody, Sybil Crawford, Elena Salmoirago-Blotcher, et al., "Mindfulness Training for Coping with Hot Flashes: Results of a Randomized Trial," *Menopause* 18, no. 6 (2011): 611–20.

9. Zindel V. Segal, Peter Bieling, Trevor Young, et al., "Antidepressant Monotherapy vs Sequential Pharmacotherapy and Mindfulness-Based Cognitive Therapy, or Placebo, for Relapse Prophylaxis in Recurrent Depression," *Archives of General Psychiatry* 67, no. 12 (2010): 1256–64.

10. Dharma Singh Khalsa, "Stress, Meditation, and Alzheimer's Disease Prevention: Where the Evidence Stands," *Journal of Alzheimer's Disease* 48

(2015): 1–12.

11. "Nonhormonal Management of Menopause-Associated Vasomotor Symptoms: 2015 Position Statement of the North American Menopause Society," *Menopause* 22, no. 11 (2015): 1155–72; quiz 1173–74.

12. Alisa Johnson, Lynae Roberts, and Gary Elkins, "Complementary and Alternative Medicine for Menopause," *Journal of Evidence-Based Integrative Medicine* 24 (2019): 2515690X19829380.

13. Gary R. Elkins, William I. Fisher, Aimee K. Johnson, et al., "Clinical Hypnosis in the Treatment of Postmenopausal Hot Flashes: A Randomized Controlled Trial," *Menopause* 20, no. 3 (2013): 291–98.

14. "Nonhormonal Management of Menopause-Associated Vasomotor Symptoms: 2015 Position Statement of the North American Menopause Society."

15. S. E. Taylor, L. C. Klein, B. P. Lewis, et al., "Biobehavioral Responses to Stress in Females: Tend-and-Befriend, Not Fight-or-Flight," *Psychological Review* 107, no. 3 (2000): 411–29.

第 17 章

1. World Health Organization, *State of the Science of Endocrine Disrupting Chemicals 2012,* June 6, 2012, https:// www.who.int/ publications/ i/ item/ 9789241505031.

2. World Health Organization, *State of the Science of Endocrine Disrupting Chemicals 2012.*

3. World Health Organization, *State of the Science of Endocrine Disrupting Chemicals 2012.*

4. P. Grandjean and P. J. Landrigan, "Developmental Neurotoxicity of Industrial Chemicals," *Lancet* 368, no. 9553 (2006): P2167–P2178.

5. Gill Livingston, Jonathan Huntley, Andrew Sommerlad, et al., "Dementia Prevention, Intervention, and Care: 2020 Report of the Lancet Commission," *Lancet* 396, no. 10248 (2020): 413–46.

6. Evanthia Diamanti-Kandarakis, Jean-Pierre Bourguignon, Linda C. Giudice, et al., "Endocrine- Disrupting Chemicals: An Endocrine Society Scientific Statement," *Endocrine Reviews* 30, no. 4 (2009): 293–42.

7. American Academy of Pediatrics Policy Statement, "Food Additives and

Child Health," *Pediatrics* 142, no. 2 (2018): e20181408.

8. Ioannis Manisalidis, Elisavet Stavropoulou, Agathangelos Stavropoulos, and Eugenia Bezirtzoglou, "Environmental and Health Impacts of Air Pollution: A Review," *Frontiers in Public Health* 8 (2020): 14.

9. Manisalidis, Stavropoulou, Stavropoulos, and Bezirtzoglou, "Environmental and Health Impacts of Air Pollution: A Review."

10. "Vital Signs: Disparities in Nonsmokers' Exposure to Secondhand Smoke—United States, 1999–2012," *Morbidity and Mortality Weekly Report* 64 (2015): 103–108. See also https:// www.cdc.gov/ tobacco / data_ statistics/ fact_ sheets/ adult_ data/ cig_ smoking/ index.htm.

11. A. Hyland, K. Piazza, K. M. Hovey, et al., "Associations Between Lifetime Tobacco Exposure with Infertility and Age at Natural Menopause: The Women's Health Initiative Observational Study," *Tobacco Control* 25, no. 6 (2016): 706–14.

12. Ellen B. Gold, Alicia Colvin, Nancy Avis, et al., "Longitudinal Analysis of the Association Between Vasomotor Symptoms and Race/Ethnicity Across the Menopausal Transition: Study of Women's Health Across the Nation," *American Journal of Public Health* 96, no. 7 (2006): 1226–35.

13. Hyland, Piazza, Hovey, et al., "Associations Between Lifetime Tobacco Exposure with Infertility and Age at Natural Menopause: The Women's Health Initiative Observational Study."

第 18 章

1. Mary Jane Minkin, "Menopause: Hormones, Lifestyle, and Optimizing Aging," *Obstetrics and Gynecology Clinics of North America* 46, no. 3 (2019): 501–14.

2. J. A. Winterich and D. Umberson, "How Women Experience Menopause: The Importance of Social Context," *Journal of Women and Aging* 11, no. 4 (1999): 57–73.

3. Winterich and Umberson, "How Women Experience Menopause: The Importance of Social Context."

4. Melissa K. Melby, Debra Anderson, Lynette Leidy Sievert, and Carla Makhlouf Obermeye, "Methods Used in Cross-Cultural Comparisons of

Vasomotor Symptoms and Their Determinants," *Maturitas* 70, no. 2 (2011): 110–19.

5. Susanne Wurm, Manfred Diehl, Anna E. Kornadt, et al., "How Do Views on Aging Affect Health Outcomes in Adulthood and Late Life? Explanations for an Established Connection," *Developmental Review* 46 (2017): 27–43.

6. Beverley Ayers, Mark Forshaw, and Myra S. Hunter, "The Impact of Attitudes Towards the Menopause on Women's Symptom Experience: A Systematic Review," *Maturitas* 65, no. 1 (2010): 28–36.

7. Ayers, Forshaw, and Hunter, "The Impact of Attitudes Towards the Menopause on Women's Symptom Experience: A Systematic Review."

8. Amanda A. Deeks, "Psychological Aspects of Menopause Management," *Best Practice & Research Clinical Endocrinology & Metabolism* 17, no. 1 (2003): 17–31.

9. David S. Yeager, Paul Hanselman, Gregory M. Walton, et al., "A National Experiment Reveals Where a Growth Mindset Improves Achievement," *Nature* 573, no. 7774 (2019): 364–69.

10. Antonis Hatzigeorgiadis, Nikos Zourbanos, Evangelos Galanis, and Yiannis Theodorakis, "Self- Talk and Sports Performance: A Meta-Analysis," *Perspectives on Psychological Science* 6, no. 4 (2011): 348–56.

11. Farid Chakhssi, Jannis T. Kraiss, Marion Sommers-Spijkerman, and Ernst Bohlmeijer, "The Effect of Positive Psychology Interventions on Well-Being and Distress in Clinical Samples with Psychiatric or Somatic Disorders: A Systematic Review and Meta-Analysis,"*BMC Psychiatry* 18, no. 1 (2018): 211.

12. Dexter Louie, Karolina Brook, and Elizabeth Frates, "The Laughter Prescription: A Tool for Lifestyle Medicine," *American Journal of Lifestyle Medicine* 10, no. 4 (2016): 262–67.